J. Reuter, M. Linden, C. Polay-Hehn, S. Sondermann

Psychosomatik in der Hausarztpraxis

Dr. med. Jan Reuter widmet das Buch Selina Yüksel, Lars Lennart Reuter und Flora Sofia Reuter.

Jan Reuter, Michael Linden, Claudia Polay-Hehn,
Stefan Sondermann

Psychosomatik in der Hausarztpraxis

25 Fälle der Psychosomatischen Grundversorgung

1. Auflage

ELSEVIER

Elsevier GmbH, Bernhard-Wicki-Str. 5, 80636 München, Deutschland
Wir freuen uns über Ihr Feedback und Ihre Anregungen an kundendienst@elsevier.com

ISBN 978-3-437-15031-9
eISBN 978-3-437-18260-0

1. Auflage 2024

Wichtiger Hinweis
Die medizinischen Wissenschaften unterliegen einem sehr schnellen Wissenszuwachs. Der stetige Wandel von Methoden, Wirkstoffen und Erkenntnissen ist allen an diesem Werk Beteiligten bewusst. Sowohl der Verlag als auch die Autorinnen und Autoren und alle, die an der Entstehung dieses Werkes beteiligt waren, haben große Sorgfalt darauf verwandt, dass die Angaben zu Methoden, Anweisungen, Produkten, Anwendungen oder Konzepten dem aktuellen Wissensstand zum Zeitpunkt der Fertigstellung des Werkes entsprechen.
Der Verlag kann jedoch keine Gewähr für Angaben zu Dosierung und Applikationsformen übernehmen. Es sollte stets eine unabhängige und sorgfältige Überprüfung von Diagnosen und Arzneimitteldosierungen sowie möglicher Kontraindikationen erfolgen. Jede Dosierung oder Applikation liegt in der Verantwortung der Anwenderin oder des Anwenders. Die Elsevier GmbH, die Autorinnen und Autoren und alle, die an der Entstehung des Werkes mitgewirkt haben, können keinerlei Haftung in Bezug auf jegliche Verletzung und/oder Schäden an Personen oder Eigentum, im Rahmen von Produkthaftung, Fahrlässigkeit oder anderweitig übernehmen.

Für die Vollständigkeit und Auswahl der aufgeführten Medikamente übernimmt der Verlag keine Gewähr.
Geschützte Warennamen (Warenzeichen) werden in der Regel besonders kenntlich gemacht (®). Aus dem Fehlen eines solchen Hinweises kann jedoch nicht automatisch geschlossen werden, dass es sich um einen freien Warennamen handelt.

Bibliografische Information der Deutschen Nationalbibliothek
Die Deutsche Nationalbibliothek verzeichnet diese Publikation in der Deutschen Nationalbibliografie; detaillierte bibliografische Daten sind im Internet über https://www.dnb.de abrufbar.

24 25 26 27 28 5 4 3 2 1

In ihren Veröffentlichungen verfolgt die Elsevier GmbH das Ziel, genderneutrale Formulierungen für Personengruppen zu verwenden. Um jedoch den Textfluss nicht zu stören sowie die gestalterische Freiheit nicht einzuschränken, wurden bisweilen Kompromisse eingegangen. Selbstverständlich sind **immer alle Geschlechter** gemeint.

Planung: Ursula Jahn, München
Projektmanagement: Marion Kraus, München
Satz: STRAIVE, Puducherry/Indien
Druck und Bindung: Drukarnia Dimograf Sp. z o. o., Bielsko-Biała/Polen
Umschlaggestaltung und Titelbild: SpieszDesign, Neu-Ulm

Aktuelle Informationen finden Sie im Internet unter **www.elsevier.de**

Vorwort

Der Hausarzt oder die Hausärztin erfüllt jeden Tag die unterschiedlichsten Aufgaben. Patienten kommen mit vielfältigen Problemen und haben hohe Erwartungen. Alles soll auch noch „bitte schnell erfüllt werden". Manchmal drängt sich das Bild der „eierlegenden Wollmilchsau" auf.

Patienten mit direkten und indirekten psychischen Problemen stellen eine besondere alltägliche Herausforderung für Hausärzte dar. Diese sind für die meisten Patienten mit psychischen Problemen der erste Ansprechpartner. Der Hausarzt nimmt bedeutenden Einfluss auf die psychische Heilung des Hilfesuchenden. Die oft diffusen und komplexen psychischen Probleme nehmen Zeit in Anspruch und nicht immer sind befriedigende Ergebnisse möglich. Dem Hausarzt wird vielfach großes Vertrauen entgegengebracht. Er kennt seine Patienten oft lange Zeit, so dass damit auch ein vertieftes Vertrauen als Grundlage für Behandlungserfolge besteht.

Die hausärztliche Arbeit beginnt nicht mit der Diagnose, sondern der Weg führt von der Klage und dem Leiden des Patienten über Leitsymptome zur Therapie. Die Zahl der vorkommenden und zu behandelnden Krankheiten ist unzählbar und verlangt ein breites und fundiertes Fachwissen. Die Multimorbidität ist die Regel und nicht die Ausnahme. Da ist die oft unentwirrbare psychosomatische Interaktion zwischen körperlichen und psychischen Problemen. Hinzu kommt die Interaktion mit dem Patienten, die auch den Arzt als Person fordert. Patienten haben Erwartungen, die nachvollziehbar und erfüllbar sein können, aber gelegentlich auch zurückgewiesen werden müssen. In jedem Fall steht die medizinische Sorgfalt über Kundenwünschen. Das erfordert auch eine Aufklärung über komplexe Sachverhalte, auch bei Menschen mit begrenzter Bildung. Es müssen gesucht oder von außen aufgezwungen, interdisziplinäre Abstimmungen erfolgen mit vielen Fachkollegen und sonstigen Behandlern, manchmal aber auch mit Scharlatanen. Der Hausarzt ist mal Psychotherapeut und dann auch wieder Berater in allfälligen Lebenssituationen. Letztendlich gilt, dass keine Krankheiten sondern leidende Menschen behandelt werden.

Die hausärztliche und die psychiatrisch-psychotherapeutische Arbeit stehen sich oft sehr nahe. Es geht um die ganzheitliche Erfassung des Menschen und um das Verstehen von menschlichem Leid. Dies hat unmittelbaren Bezug auch zur Behandlung somatischer Erkrankungen. Der „Patient" ist immer ein Leidender (patients). Psychosomatik ist damit unabhängig von dem einschlägigen Facharzttitel die Primärdisziplin der Hausärzte. Dabei ist charakteristisch, dass die Patienten sich mit Klagen und subjektivem Leiden vorstellen. Dies muss kompetent verstanden, differenzialdiagnostisch eingeordnet und dann auch aufgegriffen und ggf. behandelt werden.

Das Buch ist aus der gemeinsamen Arbeit der Hausärzte Dr. Polay-Hehn und Dr. Sondermann, des Psychiaters Dr. Reuter und des Psychosomatikers und Psychotherapeuten Prof. Linden entstanden. Das Werk bietet neue Impulse für die psychosomatische Arbeit in der Hausarztpraxis und die Patientenführung. Die Grundsätze des Curriculums der Weiterbildung in der „Psychosomatischen Grundversorgung" bilden die Landkarte, auf und mit der die einzelnen Fälle vorgestellt werden. Die Inhalte des Curriculums werden mit Alltags-Praxis und Farbe gefüllt, so dass das Buch als direkte Begleitliteratur des Curriculums nutzbar, aber auch für das weitere Arbeiten nützlich ist. Das Werk hält das Wohl des Behandlers genauso im Blick wie das der Patienten. Gelungene psychotherapeutische Arbeit sollte stets beiden Seiten zufrieden stellen.

Das Buch baut auf realen Fallbeispielen auf. Jeder Fall, auch noch so wirr im Verlauf, wird nach einer klaren Struktur analysiert und aufgelöst. Die Motivationen und Symptome der hier vorgestellten Patienten werden entflochten und der eigentliche Behandlungsauftrag klargestellt. Die sich daraus ergebenden Arbeitsschritte werden nach Priorität aufgeführt, mit zusätzlichen Informationen versehen und in ihrer Umsetzung vorgestellt. Die Fälle werden im Verlauf weiter beobachtet und mit thematischen Exkursen ergänzt.

Im vorliegenden Buch werden typische psychosomatische Problemstellungen dargestellt. Warum sollte aber ein Hausarzt noch ein weiteres Buch kaufen (und auch noch lesen) über Aufgaben, die er bereits täglich sehr gut erledigt? Ein Grund könnte sein, dass in diesem Buch ein besonderer Weg in der Darstellung der hausärztlichen Psychosomatik gegangen wird. Es werden Leitsymptome und Leitklagen von Patienten in den Mittelpunkt gestellt und davon ausgehend dann insbesondere psychosomatische Aspekte diskutiert. Die Kasuistiken entstammen dem realen Leben. Sie schildern auch die persönliche Involviertheit der Hausärztin, ihre Erfolge und Misserfolge. Es geht nicht darum perfekte Verläufe zu schilden mit optimalen Ergebnissen. Scheitern gehört auch dazu. Es wird über eine Sammlung kurzweiliger und zugleich repräsentativer Fälle geschildert, anhand derer dann die fachlichen differenzialdiagnostischen Fragen und therapeutischen Überlegungen diskutiert werden. In diesem Sinne unterscheidet sich das vorliegende Buch von vielen anderen. Manche Kasuistiken könnten auch durchaus vertraut zu lesen sein, weil erfahrene Hausärzte den „alltäglichen Wahnsinn“ wieder erkennen können. Die Autoren hoffen, dass das Buch fachlich informativ ist, auch zum Lesen anregt und evtl. auch für den hausärztlichen Leser entlastend wirkt, wenn er sich an der einen oder anderen Stelle wiedererkennt.

Bremerhaven, Berlin, Hamburg, Hövelhof,
im Sommer2024
Jan Reuter, Michael Linden, Claudia Polay-Hehn, Stefan Sondermann

Adressen

Prof. Dr. med. Dipl.-Psych. Michael Linden
Charité Universitätsmedizin Berlin, Medizinische Klinik m. S. Psychosomatik
Hindenburgdamm 30, CBF, Hs IIIA, Rm 13/14
12200 Berlin

Dr. med. Claudia Polay-Hehn
Fachärztin für Allgemeinmedizin
Am Centrumshaus 7
21073 Hamburg

Dr. med. Jan Reuter
Facharzt für Psychiatrie und Psychotherapie, Master of Health Management
Jahnstraße 35
27568 Bremerhaven

Dr. med. Stefan Sondermann
Facharzt für Allgemeinmedizin und Arbeitsmedizin, Notfallmedizin
Allee 41
33161 Hövelhof

Fehler gefunden?

An unsere Inhalte haben wir sehr hohe Ansprüche. Trotz aller Sorgfalt kann es jedoch passieren, dass sich ein Fehler einschleicht oder fachlich-inhaltliche Aktualisierungen notwendig geworden sind.

Sobald ein relevanter Fehler entdeckt wird, stellen wir eine Korrektur zur Verfügung. Mit diesem QR-Code gelingt der schnelle Zugriff.

https://else4.de/978-3-437-15031-9

Wir sind dankbar für jeden Hinweis, der uns hilft, dieses Werk zu verbessern. Bitte richten Sie Ihre Anregungen, Lob und Kritik an folgende E-Mail-Adresse: kundendienst@elsevier.com

Inhaltsverzeichnis

A Beziehungstypen und Interaktionsprobleme

KAPITEL 1 Die Leidensbegleitung

Frau Y., 60 Jahre. Sie erzählte so vor sich hin, während ich ihr Blut abnahm und nebenbei überlegte, ob das Labor-Budget vielleicht doch mit der Antikörperbestimmung überstrapaziert würde. Sie merkte meine gedankliche Abwesenheit und wurde stiller. Ich setzte mich dann noch mal zu ihr, nachdem ich die Blutproben abgelegt hatte. „Sie haben mir doch damals mit der Depression auch so gut helfen können, aber jetzt geht es irgendwie kaum noch weiter". Ihre Hände lagen auf ihrem Schoß und waren sichtbar deformiert. Sie hatte wohl extra lange Ärmel am Pullover, um ihre Hände besser verstecken können. „Inzwischen war ich bei zwei Rheumatologen, beide haben viele Untersuchungen gemacht und nur schädliche Medikamente verschrieben". Frau Y. war sehr unglücklich mit der Situation.

Bei der nächsten Untersuchung, bei der ich ihr die Laborergebnisse mitteilte, die ich für den Rheumatologen hatte erstellen lassen, fragte sie mich allerhand zu den einzelnen Zahlen. Ich konnte ihr nicht zu allen Werten eine befriedigende Antwort geben. Frau Y. war verunsichert. Ich war auch etwas verunsichert und bekam den Gedanken, dass ich vielleicht selbst mehr lernen sollte. Inzwischen war sie nach mehreren frustranen Behandlungsversuchen mit Biologika über 2 Jahre wieder bei Methotrexat angelangt.

Frau Y. erzählte, dass Handarbeiten und Gartenarbeit am meisten durch das Rheuma beeinträchtigt sind, obwohl gerade das die Beschäftigungen seien, die ihr besonders wichtig sind. Sogar kochen falle ihr schwer. Sie fühle sich nutzlos und alt. Auch habe sie Probleme mit der Medikation. Ihre Mutter hatte sie immer vor Schmerzmitteln gewarnt und diese Haltung war immer noch tief verankert. Sie nahm seit drei Jahren 15 mg Mirtazapin was ihr stimmungsmäßig und beim Schlafen gut helfe, auch wenn sie 5 kg zugenommen hatte.

Frau Y. ordnete ihre Gedanken, während sie „ihr Herz ausschüttete". Ich hörte ihr zu und hatte den Eindruck, dass sich zum Ende der wiederholten ca. 10-minütigen Gespräche immer wieder Problemlösungsstrategien ergeben haben. Sie berichtete über ihren Umgang mit ihrem Ehemann, über ihre veränderte Religiosität, Tipps ihrer Freundinnen zum Umgang mit Rheuma in der chinesischen Medizin und auch über ihre guten Koch-Fertigkeiten. Sie schwieg auch immer mal wieder und schien nachzudenken. Nicht alle Gedanken teilte sie mit.

Im letzten Winter, als sie besonders an Schmerzen litt und der Rheumatologe im Urlaub war, hatte sie von diesem „ganz neuen Medikament" gelesen und versprach sich viel davon. Sie forderte sonst nur wenig ein und ich ließ ich mich auf ein Rheuma-Medikament ein, mit dem ich keine Erfahrungen hatte und welches das Budget sicher sprengen würde. Ich hatte für meine Arbeit einige Schwerpunkte gesetzt, Rheuma war eigentlich keins davon. Zwei Wochen später war sie wieder in der Praxis und sehr enttäuscht. Zudem zeigte sich, dass ich sie nicht gut aufgeklärt hatte und auch die Indikation nicht exakt stimmte. Ich war über sie und mich verärgert. „Ihr Kollege hätte das besser gewusst", murmelte sie.

Frau Y. besuchte auf eigene Initiative, nachdem sie mich gefragt hatte, einen Akupunkteur. Auch dort fühlte sie sich recht gut verstanden und „ganzheitlich gesehen". Sie berichtete mir zudem davon, im Internet einige Seiten für Betroffene gefunden zu haben, mit Tipps, die ihr weder der Rheumatologe noch ich aufgewiesen hätten. Sie übereichte mir einige Ausdrucke. Einiges war interessant, anderes war Sternzeichen-assoziiert. Ich versicherte ihr, dass ich zwar ein breites Wissen zu rheumatoiden Erkrankungen habe, aber hinsichtlich neuerer Entwicklungen, insbesondere aus dem Bereich der Biotechnologie, keine ausreichenden Erfahrungen beisteuern könne. Hier sei der Facharzt eindeutig ihr Ansprechpartner. Frau Y. schien das zu verstehen, aber nicht wirklich annehmen zu wollen.

Als sie nach einem Kontrolltermin in einer anderen Sache bei mir war, schilderte sie, dass meine

Offenheit für ihre Anliegen und Gedanken für sie eine sehr hilfreiche Unterstützung waren und sie dadurch immer wieder zu etwas Fassung und friedlicheren Gedanken komme. Frau Y. besuchte weiterhin meine Praxis, obwohl leider keine Besserung und erst recht keine Remission erreichbar waren. Dennoch brauchte sie gerade deswegen eine verstetigte ärztliche Führung.

Diagnose:

- Sero-positive rheumatoide Polyarthritis

Synopsis

Es wird der Verlauf einer chronischen Polyarthritis beschrieben, mit anhaltenden Schmerzen und Einschränkungen im täglichen Leben. Die Patientin sucht Hilfe beim Hausarzt, beim Facharzt, beim Akupunkteur, im Internet und hofft auf Besserung durch eine aufwendige Diagnostik und Therapie. Letztlich ist eine Enttäuschung unvermeidlich. Dies gilt auch für die Behandler, die durch die eigene „Unfähigkeit" verunsichert werden. Dennoch zeigt sich im Verlauf, dass die hausärztliche Basis-Versorgung und langfristig angelegte Begleitung für die Patientin hilfreich sind, auch ohne die Krankheit wesentlich lindern zu können.

Hilfe für die Patientin

Der Patientin können ihre Schmerzen und Alltagsbeeinträchtigungen nicht genommen werden. Daher ist eine Begleitung über lange Zeit notwendig. Supportive Gespräche, Empathie und das Erleben des Patienten „sich verstanden zu fühlen", können viel bewirken. Sie sind ein Boden für die Entwicklung eines funktionalen Krankheitsverständnisses, von eigenen Strategien, für eine Stärkung der Persönlichkeit und die Förderung einer Leidensresilienz. Daher sollte das zugewandte Gespräch geschätzt und bewusst eingesetzt werden.

In komplexen Fällen, die mehrere Behandler und aufwändige Therapie erfordern, ist eine Steuerung und Wegweisung durch einen Behandler, der den Überblick behält, von zentraler Bedeutung. Es ist eine für den Patienten transparente Organisation notwendig, aber auch Ehrlichkeit bezüglich der Grenzen der Behandler und Therapien. Im konkreten Fall gehören zur ersten Hilfe auch die Unterstützung im Umgang mit Schmerzen und Behinderungen, Entwicklung von Selbsthilfe-Strategien einschließlich Hilfen bei der Krankheitsverarbeitung, dem Umgang mit Progredienzängsten, der Vermeidung einer Pathologisierung normaler psychischer Reaktionen und Orientierungshilfe im „Experten-Dschungel".

Hilfe für den Behandler

Die Rheuma-Erkrankung ist ein Beispiel dafür wie Hausärzte durch komplexe und chronische Erkrankungen vielfältig herausgefordert werden. Er muss sowohl fachliche, finanzielle als auch psychische und persönliche Aspekte angemessen umsetzten. Dabei zeigt sich, dass eine klare Haltung zum eigenen Können und ein nüchterner Einsatz der zur Verfügung stehenden Ressourcen unerlässlich sind.

Wichtig ist zu verstehen, dass es durchaus korrekt ist, wenn die Patientin Heilungserwartungen an den Hausarzt hat, auch wenn diese sich nicht als umsetzbar erweisen, so dass der Patient ständig weiter nach anderen Hilfen und Lösungen sucht. Dies ist kein Grund, sich als Arzt narzisstisch gekränkt zu fühlen. Kein Arzt kann alles. Es gibt viele Krankheiten, die nicht behandelbar sind. Das ist enttäuschend für den Arzt und erst recht für den Patienten. Damit muss offen umgegangen werden und es darf kein Grund für einen Beziehungskonflikt sein. Auch wenn der Arzt nicht heilen kann, kann er immer noch helfen!

Exkurs: Die Vielfältigkeit der rheumatoiden Arthritis

Die rheumatoide Arthritis ist eine systemische chronisch-schubförmige Entzündung. Betroffen sind vorwiegend die kleinen Gelenke der Hände und Füße. Die Patienten klagen über Schwellungen und ziehende, reißende Schmerzen in den kleinen Gelenken und Schmerzen beim Händedruck, Bewegungseinschränkungen und Kraftlosigkeit. Es kann zu Durchblutungsstörungen einzelner Finger kommen. Im weiteren Verlauf können auch größere Gelenke sowie andere Körperstrukturen betroffen sein (z. B. Karpaltunnelsyndrom, Sulcus-ulnaris-Syndrom, Rheumaknoten im Unterhautfettgewebe, Sicca-Syndrom der Speichel- und Tränendrüsen, Herzklappenveränderungen, Pleuritis, Leberfibrose, Glomerulonephritis). Sie wird auch begleitet von unspezifischen Symptomen wie Abgeschlagenheit und Müdigkeit, leichtem Fieber, Schweregefühl der Muskulatur.

Die Diagnose erfolgt über die Anamnese und den klinischen Befund. Laborchemisch sind ein erhöhtes C-reaktives-Protein, eine beschleunigte Blutsenkungsgeschwindigkeit, ein erniedrigtes Hämoglobin, ein erhöhtes Coeruloplasmin, erhöhte α2- und γ-Bande in der Elektrophorese, der Nachweis von Rheumafaktoren, von Anti-CCP-Antikörper oder antinukleären Antikörpern ausschlaggebend. Daneben sind auch Röntgenaufnahmen und MRT-Untersuchungen, Ultraschalluntersuchungen oder szintigrafische Untersuchungen zum Nachweis von Entzündungsprozessen und Gelenkdeformationen von Bedeutung.

Die rheumatoide Arthritis ist die häufigste entzündliche Gelenkerkrankung. Sie beginnt meist zwischen dem 40 und 60 Lebensjahr und betrifft Frauen dreimal häufiger als Männer. Ätiologisch gibt es Hinweise auf genetische Faktoren und eine Autoimmunreaktion sowie Infektionen und Allergien. Im Ergebnis kommt es zur Antikörperbildung gegen die eigene Gelenkschleimhaut, die sich entzündet und verdickt. Im Weiteren kommt es zu einer Arthritis, Bursitis und Tendovaginitis. Letztlich resultieren Fehlstellungen und Ankylosen.

Die rheumatoide Arthritis verläuft schubweise. Stadium 1 beschreibt das schubweise Auftreten von Gelenkschwellungen und -schmerzen, Stadium 2 die fortschreitende Abnahme der Gelenkbeweglichkeit, Stadium 3 die beginnende Zerstörung von Gelenkknorpel und Knochen, Stadium 4 die Gelenkversteifung und grobe Verformungen der Gelenke. Die rheumatoide Arthritis ist nicht heilbar und es lässt sich kaum vorhersagen, wie sie im Einzelfall verlaufen wird. Durch eine möglichst frühzeitige und konsequente Behandlung lässt sich ein Ruhen der Erkrankung erreichen und damit auch eine Gelenkzerstörung verringern.

Pharmakotherapeutisch stehen sog. DMARD (disease modifying antirheumatic drugs, z. B. Methotrexat) zur Verfügung, die die überschießende Immunreaktion modulieren. Zusätzlich können entzündungshemmende Glukokortikoide eingesetzt werden. Zur Schmerzlinderung können nichtsteroidale Antirheumatika (NSAR, z. B. Ibuprofen) gegeben werden, die teilweise auch entzündungshemmend wirken. Weiterhin sind sog. Biologika, d. h. biotechnologisch hergestellte Eiweiße, die in immunologische Vorgänge des Körpers eingreifen (z. B. TNF-α-Hemmer, T-Zell-Aktivierungshemmer, Interleukin-6-Rezeptor-Antikörper, B-Zell-Antikörper, Interleukin-1-Konkurrenten), verfügbar. Was therapeutisch indiziert ist, ist von Patient zu Patient verschieden und hängt nicht zuletzt auch von den unterschiedlichen Nebenwirkungen ab.

Darüber hinaus kommen invasive Therapien wie Gelenkpunktion bei einem Erguss, Einbringung radioaktiver Substanzen in stark entzündete Gelenke, Synovektomie oder ein Gelenkersatz infrage.

Unverzichtbar ist eine konsequente Physiotherapie zum Erhalt der Gelenkbeweglichkeit und Muskelkräftigung und -entspannung, kombiniert mit Thermotherapie oder Kryotherapie. Ergotherapie und Rehabilitation können Aktivitäten des alltäglichen Lebens (in Haushalt, Beruf und Freizeit) trainieren.

Wie bei allen chronischen Erkrankungen werden auch viele alternative Therapien angeboten, wie Homöopathie, traditionelle chinesische Medizin, Naturheilkunde (z. B. Brennnessel, Weidenrinde, Teufelskralle, Weihrauch) oder Cannabis. Patienten sind vor schädlichen oder teuren Maßnahmen zu schützen.

In der Alltagsbewältigung sind oft auch Hilfsmittel erforderlich, z. B. orthopädische Schuhe, Fersenkeile, weiche Einlagen, Schienen, Gehhilfen, Toilettensitzerhöhung und Haltegriffe.

In einer Patientenschulung und in Selbsthilfegruppen können Patienten lernen, was sie selbst tun können. Der Austausch mit anderen Betroffenen kann auch sehr unterstützend sein.

Unverzichtbar ist auch eine psychische Unterstützung zur besseren Bewältigung von Schmerz, Stress und Behinderungen im Alltag. Dies ist, wie im o. g. Fall, primär eine Aufgabe der psychosomatischen Grundversorgung durch den Hausarzt, der dem Patienten langjährig zur Seite stehen muss. Eingesetzt werden auch Entspannungsverfahren und ggf. psychotherapeutische Interventionen zum Stressmanagement, zur Selbstbildanpassung, Besserung der sozialen Interaktion usw.

LITERATUR

Dankert A, Duran G, Engst-Hastreiter U, Keller M, Waadt S, Henrich G, Herschbach P. Progredienzangst bei Patienten mit Tumorerkrankungen, Diabetes mellitus und entzündlich-rheumatischen Erkrankungen. Die Rehabilitation 2003; 42(03) 155–163.

Fiehn C, et al. S2e-Leitlinie Therapie der rheumatoiden Arthritis mit krankheitsmodifizierenden Medikamenten. Heidelberg: Springer, 2018.

Köhle K, et al. Uexküll, Psychosomatische Medizin. Theoretische Modelle und klinische Praxis. 8. Aufl. München: Elsevier Urban & Fischer, 2016.

Puchner R. Rheuma und Psyche. Rheumatologie aus der Praxis: Entzündliche Gelenkerkrankungen–mit Fallbeispielen. 3. Aufl. Heidelberg: Springer, 2017: 157–160.

KAPITEL

2 Die klammernde Patientin

Frau M., 42 Jahre alt, sah mich erwartungsvoll an. „Sie können mir bestimmt helfen. Sie haben doch einen ausgezeichneten Ruf!" Frau M. hatte sich nach vorherigen frustranen Behandlungsversuchen von Schwindel-Attacken bei mir vorgestellt, nachdem ihr eine Freundin über meine angeblich freundliche und geduldige Art berichtet hatte. Frau M. beklagte Schwindel-Attacken, eher ein Schwank-Schwindel, verbunden mit Übelkeit und Gefühlen von Angst, Zittern, Schwitzen. Der Schwindel als Leitsymptom sei vor einigen Jahren aufgetreten, nachdem ihr damaliger Freund sie „zärtlich gewürgt hatte". Eine Vorstellung bei ihrem HNO-Arzt und einem Neurologen war ohne auffällige Befunde geblieben. Sie hatte dem Arzt jedoch eine andere Ursache berichtet. Die Symptome hatten sich gebessert, nachdem der Freund „sie besser behandelt hätte". Nach der Trennung vor ca. 2 Jahren seien die Symptome wieder stärker aufgetreten. Die Trennung sei für sie „sehr schlimm" gewesen. Während der Anamneseerhebung weint Frau M., sie deutet an, dass sie mehrfach Opfer von psychischer und auch tätlicher Gewalt in ihren bisherigen Beziehungen geworden sei. Es sei ihr oft unmöglich, die Beziehung zu verlassen, auch wenn die Partner „nichts Gutes" mit ihr vorhätten. Ihre Freundinnen wüssten es meist besser, aber die seien ja auch in anderen Situationen.

Die Untersuchungen ergaben keine auffälligen Befunde. Frau M. meinte, in meiner Praxis spüre sie keine Symptome, „ich hätte wohl eine heilsame Wirkung". Diese schien aber nicht lange anzuhalten. Schon am nächsten Tag meldete sich Frau M. erneut in der Praxis, um abermals einen Termin zu vereinbaren. Am folgenden Tag ging es ihr aber schon wieder viel besser, zumindest nach den ersten Minuten des Gesprächs. Weitere Untersuchungen schienen nicht notwendig. Ich war zum ersten Mal spürbar genervt. Sie schien dies aufzugreifen und schaute mich an. „Stimmt etwas nicht?" Ich lächelte und äußerte mich erleichtert über „die einfache Heilung". Jetzt hielt Frau M. sich an der Wand fest: „Da jetzt. Da ist es." Sie schaute mich hilflos an und ließ sich zu Boden gleiten. Es folgten erneute Untersuchungen, die einen niedrigen Blutdruck und eine Tachykardie erbrachten. Sie sagte mit sehr leiser Stimme: „Jetzt verstehen Sie mein Leiden." Nach einer Stunde ging es ihr gut, ein Taxi benötige sie nicht. Wir machten einen Kontrolltermin für die Folgewoche aus.

Beim nächsten Termin wirkte sie aufgeräumt und sehr dankbar. „Insgesamt geht es mir schon besser, seit sie mich behandeln." „Ich habe aber eigentlich doch noch gar nichts Wesentliches für sie getan", erwiderte ich etwas unsicher. Auf dem Weg hinaus sah ich, dass die Sprechstundenhilfe einen kleinen Strauß Blumen in der Hand hielt: „Frau M. ist ja wirklich nett. Endlich wird einem auch mal ein Dank ausgesprochen. Dabei hat sie es ja auch wirklich nicht einfach." Ich ahnte Unheil.

In der folgenden Woche hörte ich ein Telefonat durch die offene Tür mit. Die Sprechstundenhilfe schien sehr freundlich und vereinbarte einen Notfall-Termin. Ich winkte der Helferin abwehrend zu, die mich jedoch nur verwundert anschaute. Sie vergab den Termin und fragte mich, was denn los sei. Ich vereinbarte mit ihr, Termine mit dieser Patientin nur noch über mich zu vergeben, und wurde missmutig angeschaut.

Als Frau M. in der Praxis erschien und länger mit der Sprechstundenhilfe sprach, dachte ich: „Therapier Du sie doch. Das scheint auszureichen." Aber Frau M. reichte es nicht aus und sie ließ sich in meinen Behandlungsstuhl fallen. Ich hatte mir vorgenommen, mit ihr ein ausführlicheres Gespräch zu führen, um den bislang ungünstigen Verlauf in eine bessere Bahn zu bringen. Frau M. begann zu weinen und umfangreich zu klagen, dass sie „immer wieder viel Pech mit Menschen habe". Sie sah dennoch, wie ich nach einiger Zeit verstohlen auf mein Handy schaute. Ich versprach ihr einige weiterführende diagnostische Maßnahmen und verordnete pflanzliche Mittel gegen Schwindel. Die Sprechstundenhilfe fragte mich später „was denn mit mir los sei, ich sei so gereizt und Frau M. sei ja unter Tränen aus der Praxis gewankt". Ich versuchte mich zu erklären, aber es gab weder ausreichend Zeit noch ein Verständnis für meine Befürchtungen. In einem Telefonat mit einem Kollegen kamen wir zufällig auf Frau M. zu sprechen. Er lachte und meinte „die Klette wird man nur los, wenn man sie zweimal rauswirft".

Da die Terminvergabe für diese Patientin nun über mich verlief, konnte ich mir zwei Wochen Zeit verschaffen. Beim nächsten Termin fragte ich sie, ob sie bereit wäre, psychotherapeutische Hilfe in Anspruch zu nehmen. „Sie wollen mich loswerden, so wie alle anderen", war ihre erste Reaktion. „Ja! Ich meine: Nein! – also um ihnen besser helfen zu können." Frau M. schien zu würgen und sich im Stuhl festzuhalten. Sie neigte sich bedrohlich nach vorne und ich hielt sie fest. Ihr Blick versteinerte und sie fiel wieder in die Stuhllehne. Eine Mischung aus starker Ablehnung und Mitleid überkam mich. Ich versprach ihr, sie auch bei Aufnahme einer Psychotherapie weiterhin zu behandeln.

Frau M. teilte der Sprechstundenhilfe später mit, ich hätte ihr die Erlaubnis gegeben, ihr meine private Handy-Nummer zu geben „für besondere Notfälle". Die Sprechstundenhilfe tat wie gewünscht, mit der Folge einer Auseinandersetzung im Team. Schon am Abend klingelte mein Telefon. Ich blockierte die Nummer. Am nächsten Tag rief sie in der Praxis an; ich verbot ihr private Anrufe. Sie weinte und äußerte, ich sei eine wichtige Person in ihrem Leben geworden. Sie entschuldige sich für ihr Verhalten und begründete ihre großen Ängste, „niemanden im Notfall erreichen zu können". Am nächsten Tag hatte ich ein schlechtes Gewissen und das Gefühl geringer Kompetenz, da ich die doch eigentlich harmlose Frau M. so angegangen war. Dennoch bat ich Frau M., nicht mehr in meine Praxis zu kommen, da ich ihren Erwartungen nicht gerecht werden könne und unsere Beziehung sich inzwischen sogar dysfunktional entwickelt habe. Sie müsse lernen, ohne ständigen ärztlichen Zuspruch auszukommen. Das Verhältnis zu meiner Sprechstundenhilfe war danach noch für eine längere Zeit abgekühlt, da ich in ihren Augen eine „ganz schlechte Seite von mir offenbart" hätte. Vielleicht hat sie ja recht.

Diagnosen:
- Dependent-histrionische Persönlichkeitsstörung
- Schwankschwindel

Synopsis

Es wird eine Patientin beschrieben, die sich zur Abklärung eines Schwindelgefühls vorstellt. Bei den ersten Terminen zeigt sich eine anfängliche Entlastung kombiniert mit einer dependenten und histrionen Verhaltensakzentuierung in ihrer Beziehung zum Hausarzt, mit Hilflosigkeit, dramatisierender Klagsamkeit und zugleich Antagonismus. Die Patientin wirkt hilfesuchend, aber auch recht manipulativ und bindet auch andere Personen in die Beziehungsgestaltung ein, so dass es zu Konflikten zwischen allen Beteiligten kommt. Eine Klärung der Probleme ist letztlich nicht möglich.

Die Patientin hat eine hohe Erwartung an den Arzt. Sie erhofft sich Linderung ihrer Beschwerden, aber auch, dass der Arzt ihr uneingeschränkt zu Verfügung steht. Die Patientin erwartet vom Gegenüber die Lösung ihrer Probleme. Sie fürchtet den Beziehungsabbruch und versucht dem auch durch kleine Geschenke vorzubeugen. Im Umgang mit Persönlichkeitsstörungen ist die Klärung von Anliegen, Auftrag und Abmachung ein besonders wichtiger Prozess für alle Beteiligten.

Hilfe für die Patientin

Sobald Hilfe geleistet wird, ist der Behandler Teil des Beziehungssystems der Betroffenen geworden. Dennoch scheint eine „erste Hilfe" angemessen und zur Abwendung einer Verschlimmerung angezeigt. In der Therapie von Persönlichkeitsstörungen wird ein gewisses Eingehen auf die Bedürfnisse empfohlen, um in den therapeutischen Kontakt zu kommen. So mag eine fürsorgliche Zuwendung sinnvoll sein. Liegt ein dissoziales Verhalten vor, beispielsweise um Beruhigungsmitteln zu erhalten, ist eine klare Abgrenzung und Verneinung angemessen.

Im vorliegenden Fall zeigt sich ein klarer Zusammenhang zwischen der allgemeinen Selbstunsicherheit der Patientin und dem geklagten Schwindel. Eine fürsorgliche Aufnahme der therapeutischen

Beziehung kann die Basis schaffen, um die Probleme der Patientin aufzudecken und sie längerfristig in die richtige Therapie zu lenken. Es kann aber auch angezeigt sein, dem Versorgungswusch einer dependenten Patientin Grenzen zu setzen, was zum Behandlungsabbruch führen kann.

Da solche Patienten stets auch über adäquate Bewältigungsstrategien verfügen, ist es sinnvoll, sie darauf zu verweisen, um mit ihnen ein funktionales Arbeitsbündnis aufzubauen. Falls die Patienten keine schwere Persönlichkeitsstörung aufweisen und gute Ressourcen mitbringen, ist es möglich, dass die Behandlung einer ganz anderen Problematik (z. B. Wundkontrolle) eine positive Erfahrung „als psychisch wirksamen Nebeneffekt" darstellt.

Hilfe für den Behandler

Das Verhalten der Patientin hatte eine erhebliche Dynamik und stellt eine Belastung für den Hausarzt und sein Team dar. Patienten mit Persönlichkeitsstörungen wirken sich stets auf das ganze Team aus, so dass der Behandler auch mit einer Dynamik außerhalb der eigentlichen Arzt-Patienten-Beziehung rechnen muss. Dieser Aspekt wird oft übersehen und erfordert einen professionellen Umgang des gesamten Teams mit den betreffenden Patienten. Dazu gehört bei Bedarf eine Inter- oder Supervision des Teams oder Balint-Gruppen, bei der die Dynamik aufgegriffen wird, um eine funktionale Arbeitsatmosphäre aufrechtzuerhalten. Zumindest sind eine transparente Kommunikation und klare Absprachen im Team sinnvoll, um sich vor Manipulationen zu schützen. Auch eigene Wahrnehmungsschemata und Einstellungen zu kennen, ist hilfreich im Umgang mit Persönlichkeitsstörungen.

Liegen schwere Persönlichkeitsstörungen vor, kann es zu Stalking, übergriffigem Verhalten, juristischen Klagen oder auch gewalttätigem Verhalten kommen. Hier gilt es, Hinweise auf mögliche Bedrohungen ernst zu nehmen und auch die Vorgeschichte der Patienten möglichst gut zu kennen. Grundsätzlich sollte jeder im Team wissen, wie man sich schützt und wann man Hilfe von außen anfordern sollte.

Für den Hausarzt, der in der Regel nicht zur Behandlung einer Persönlichkeitsstörung per se aufgesucht wird, ist die Auftragsklärung nicht immer einfach. Oft kann der Betroffene diesen „unbewussten" Auftrag nicht erkennen oder benennen. Für den Hausarzt ist es relevant, aus Erfahrung; Intuition und ggf. einer Besprechung mit anderen Behandlern die tieferliegenden Aufträge an ihn wahrzunehmen. Er muss einen großen Teil seiner Zeit und Energie den dysfunktionalen Bedürfnissen und Bewältigungsstrategien dieser Patienten widmen, die ihn vermeintlich wegen anderer Ursachen aufsuchten. Der Hausarzt muss also mit Persönlichkeitsstörungen umgehen, auch ohne diese heilen zu wollen oder zu können.

Exkurs: Persönlichkeitsstörungen

Persönlichkeitsstörungen stellen Extremvarianten menschlicher Eigenschaften dar.

- Cluster A umfasst die paranoide, schizoide und schizotype Persönlichkeitsstörung, deren Gemeinsamkeit ein misstrauisch distanziertes Verhalten ist.
- Cluster B beinhaltet Störungsbilder, die mit Impulsivität, Aggressionen und veränderter Emotionalität einhergehen können. Dazu gehören die Borderline-, histrionische, antisoziale und narzisstische Persönlichkeitsstörung.
- Cluster C enthält ängstliche Störungen wie die vermeidende, dependente und zwanghafte Persönlichkeitsstörung.

Die Cluster beschreiben jedoch nur Prototypen. Es gibt fließende Übergänge und vielfältige Kombinationen. Persönlichkeitsstörungen treten früh mit der Ausbildung des Charakters in Erscheinung und bleiben biografieübergreifend stabil. Es besteht für Patienten und gerade auch für Bezugspersonen oft ein beträchtlicher Leidensdruck. Das Ziel der Therapie ist dann eine Kompensation der pathologischen Charaktereigenschaften, sodass der Patient im Alltag angemessener handeln kann.

Allgemeine **Kriterien** von Persönlichkeitsstörungen sind:

- Unausgeglichenheit von Einstellungen und Verhalten in mehreren Funktionsbereichen (Affektivität, Antrieb, Impulskontrolle, Wahrnehmung, Denken, Beziehungen)
- Andauerndes und gleichförmiges Verhaltensmuster

- Der Verhaltensstil ist übergreifend in vielen Situationen unpassend
- Beginn in der Kindheit oder Jugend, gefolgt von dauerhafter Manifestation im Erwachsenenalter
- Subjektives Leiden
- Einschränkungen der beruflichen und sozialen Leistungsfähigkeit

Abhängige Persönlichkeitsstörung:
Die abhängige Persönlichkeitsstörung ist charakterisiert durch:

- Selbstunsicherheit und mangelndes Vertrauen in die eigenen Fähigkeiten.
- Ermunterung oder Erlaubnis an andere, wichtige Entscheidungen für das eigene Leben zu treffen
- Unterordnung eigener Bedürfnisse unter die anderer Personen
- Unverhältnismäßige Nachgiebigkeit gegenüber den Wünschen anderer
- Mangelnde Bereitschaft zur Äußerung angemessener eigener Ansprüche
- Forderung an andere, für einen da zu sein
- Unbehagliches Gefühl, wenn die Betroffenen allein sind, aus übertriebener Angst, nicht für sich alleine sorgen zu können
- Häufiges Beschäftig sein mit der Furcht, verlassen zu werden und auf sich selbst gestellt zu sein
- Eingeschränkte Fähigkeit, Alltagsentscheidungen zu treffen, ohne zahlreiche Ratschläge und Bestätigungen von anderen
- Das zwischenmenschliche Handeln ist durch dysfunktionale Bewältigungsstrategien gefärbt.
- Ängstlichkeit und Unsicherheit werden gelegentlich durch überhebliches und kämpferisches Verhalten überspielt.
- Je nachdem wie eng das beim Hausarzt vorgebrachte körperliche Leiden in Zusammenhang mit den intrapsychischen Verhältnissen steht, wird der Behandler in diese Dynamik mit hineingezogen.

Histrionische Persönlichkeitsstörung:
Die histrionische Persönlichkeitsstörung ist charakterisiert durch:

- Eine Affekthyperexpressivität, d. h. der emotionale Ausdruck ist selbst in banalen Situationen verstärkt
- Dramatisierend wirkendes Verhalten
- Parathym und unecht wirkende Emotionen
- Distanzgemindertes und partiell übergriffiges Interaktionsverhalten
- Irritation des Gegenüber, mit Gegenaffekten wie inadäquater Belustigung oder Ärger

LITERATUR

Fiedler P. Persönlichkeitsstörungen. Klinische Psychologie & Psychotherapie 2011: 1101–1121.

Herpertz S, Saß H, Herpertz S C, Bronisch T. Persönlichkeitsstörungen. Stuttgart: Thieme, 2003.

Renneberg B. et al. Behandlungsleitlinie Persönlichkeitsstörungen. Psychotherapeut 2010; 4.55: 339–354.

2

KAPITEL

3 Einsamkeit

Frau W. (73 Jahre) erzählte fast immer etwas über ihre Nachbarn oder „was sie im Fernsehen“ gesehen hatte. Der medizinische Grund ihres Besuchs schien oft nebensächlich. Sie berichtete mal über Schmerzen im Knie, mal eine Hautinfektion an der Stirn oder ein starkes Klopfen in der Brust. Nur ihre gelegentliche Inkontinenz war ein andauerndes Problem und tatsächlich war gelegentlich ein leichter Uringeruch wahrnehmbar. Ich wusste nicht hat so recht, wie ich sie darauf ansprechen könnte. Ihr Ehemann war vor 3 Jahren gestorben, sie hatte sich damals sehr in seiner Pflege engagiert. Nachdem er gestorben war, fehlte er ihr und noch mehr die mit ihm verbunden Aufgaben. Manchmal wirkte sie betrübt und nachdenklich, nachdem ich sie in ihren Erzählungen unterbrochen hatte: „Was fehlt Ihnen den wirklich?“ Dann schwieg sie meist und bedankte sich für die große Hilfe, die die Ärzte für sie doch immer geleistet hätten.

Eine besonders wichtige Person in ihrem Leben war seit ungefähr einem Jahr ein „sehr netter“ Mitarbeiter in einem Sanitätsfachgeschäft. Dieser nahm sich immer viel Zeit für die Patientin und fand mit ihr gemeinsam zahlreiche Probleme, die es durch bestimmte Hilfsmittel zu heilen bedurfte. Sie besaß inzwischen mehre orthopädische Schuhe, drei Faszienrollen (ohne zu wissen, was sie damit machen sollte), einen Rollator (trotz Mobilität) und einen Wannenlift. Nur Einlagen schien er ihr nie zu verkaufen. Meine kritischen Einwendungen fanden bei ihr kein Gehör. „Er hat auch einen Sohn im Ausland“, sagte sie mir und freute sich auf ihre nächste Beratung im Fachgeschäft.

In den letzten Jahren kam Frau W. mindestens alle zwei Wochen in der Praxis. Auch wenn es im Warteraum voll war, stellte das kein Problem dar. Sie las die Zeitschriften versunken und musste fast immer zwei oder drei Mal gerufen werden. Kontroll- und Vorsorgeuntersuchungen wurden fast als eine Art Hobby wahrgenommen. Als ich sagte: „Sie werden wohl hundert Jahre alt“, brach aus ihr es raus: „Wozu? Mich braucht doch niemand.“ Sie verließ an dem Tag rasch die Praxis und wollte keine weiteren Fragen beantworten.

Nachdem sie fast einen Monat nicht in der Praxis war, stellte sie sich wegen Kopfschmerzen vor. Auch wollte sie bestimmte Tabletten, die in der „Apotheken Umschau“ beworben wurden, die „das Gedankenkarussel stoppen würden“. Sie legte die ausgerissene Seite auf den Tisch. Ich sprach sie nach Abklärung der beklagten Symptome auf ihre Äußerungen vom letzten Mal an. Sie ließ sich erst nicht auf die Thematik ein. „Was soll denn sein? Ich bin eine ganz normale Rentnerin.“ Auf eine Nachfrage zur Tagestruktur und zu ihren täglichen Aufgaben zeigte sich, dass sie fast keine sozialen Kontakte hatte. „Ich weiß oft nicht, warum ich morgens aufstehen soll. Aber das darf man ja nicht denken. Aber ich will sie damit doch nicht aufhalten, Herr Doktor. Geben sie mir doch diese Tabletten aus der Zeitung.“

Ich sah sie an und brachte das Gespräch auf ihre Familie. Sie schämte sich spürbar zu berichten, dass sie von ihrem Sohn in den USA nur gelegentlich per Telefon höre. Seit einem Umzug seien ihre Nachbarn nicht mehr in Kontakt zu ihr. Sie gibt auf Nachfrage an, sich um die Freundschaften (die sie eigentlich nur durch ihre Arbeitsstelle hatte) nicht gekümmert zu haben. Ihr Hobby, die Gartenarbeit mache ihr Freude, sei aber allein zu erledigen. Einmal sei sie nach dem Tod des Ehemanns von einem jungen Mann um Geld betrogen worden, der ihr beim Einkaufen geholfen habe. Sie sei danach sehr verunsichert gewesen. Ich schaue auf die Uhr an der Wand hinter ihr. Sie spürt meinen wachsenden Zeitdruck nicht, sondern ist ins Sprechen gekommen. Ich entscheide, ihr diesmal viel Zeit einzuräumen und an anderen Terminen wieder auf die Grenzen zu achten. Das längere Gespräch entlastet Frau W. deutlich.

Sie ist bereits nach zwei Tagen wieder in der Praxis. Ich bin nicht sicher, ob ich mich freuen soll. „Sie haben mir so geholfen, Herr Doktor, ich habe Ihnen deswegen ein Fotoalbum mitgebracht, damit sie etwas mehr über meine bessere Zeit lernen können." Ich wollte den Urinbefund besprechen, der auf einen Harnwegsinfekt hinwies. In der Eile rutscht mir das Album aus der Hand und fiel auf den blauen Linoleum-Boden. Einige Fotos fielen heraus. Ich rieche ihren Urin nun deutlich, als wir gemeinsam die Bilder aufsammeln. In diesem Moment spüre ich eine unerwartete Traurigkeit. Ich ordne sie der Patientin neben mir zu und bemühe mich, das Album wieder zu ordnen. „Lassen Sie doch, ich mache es schon", sagt sie, als die Sprechstundenhilfe mich wegen einem Notfall aus dem Behandlungsraum zieht. Sie ist schon gegangen, als ich zurückkehre. Ich finde ein Foto hinter dem Stuhl, als ich die Praxis am Abend verlasse, und lege es in die Akte. Ich öffne das Fenster und vergesse die Patientin und den Vorfall gänzlich, auch jegliche Dokumentation in ihrer Kurve.

In der Folgewoche kommt sie wieder und berichtet über Einschlafstörungen. Sie habe nun angefangen über meine Fragen zu grübeln und habe im Fernsehen einen Beitrag über Depressionen im Alter gelesen. Sie habe große Sorgen, daran zu leiden. In ihrer Tasche liegen Schokolade und ein kleiner Blumenstrauß. „Das habe ich Ihnen mitgebracht." Ich reiche ihr das Foto aus der Akte: Es zeigt die Patientin mit ihrem Sohn als kleines Kind. Als sie es sieht, schlägt ihre Stimmung rasch in Traurigkeit um. Ich habe das Gefühl plötzlich müde zu sein. „Woher haben Sie denn dieses Bild?", fragt sie mich.

Im weiteren Verlauf gebe ich der Patientin die Adresse eines Begegnungszentrums in der Stadt und empfehle ihr, dort doch einmal vorbeizuschauen. Der erste Besuch ist ein Fiasko. Sie sitzt allein am Tisch, weil ihr nichts zu sagen einfällt. Eine sehr alte Besucherin, die unentwegt Karten spielt, äußert sich über einen Uringeruch am Tisch, ohne zu wissen, woher er stammt. Frau G. beschließt, nie wieder dieses Zentrum zu besuchen. Sie verschweigt jedoch diese Gründe und nennt mir nur organisatorische Barrieren wegen einer ungünstigen Busanbindung.

Der nächste Versuch, ein Haustier zu halten, wird abgelehnt. Sie gibt an, ihren Sohn in den USA besuchen zu wollen und sich dann nicht um das Tier kümmern zu können. Es macht nicht den Anschein, dass diese Reise stattfinden wird.

Ich fordert die Patientin schließlich auf, selbst für sich Wege zu finden, wie sie unter Leute kommen kann. Ich spreche auch die Inkontinenz der Patientin an. Dieses Thema nimmt viel Zeit in Anspruch, entlastet sie aber maßgeblich. Sie weint zum ersten Mal in der Therapie. Sie erhält ein Rezept für ein Beckenboden-Training, eine Antibiose für einen Harnwegsinfekt und eine Versorgung durch Einlagen. Dem allem kann sie als „medizinischen Problemen" ohne Scham begegnen.

Im Folgetermin kommt das Thema Weihnachten zur Sprache, das für Frau W. sehr belastet ist. Ich konnte ein gemeinsames Weihnachtsfest im Viertel auftun, bei dem Ehrenamtler gesucht werden. Die Idee, gebraucht zu werden, berührt Frau W. sichtlich. Sie meldet sich dort an und ist bereits nach wenigen Tagen ein Mitglied der Planungskoordination. Dort fällt sie manchmal als sehr emotional auf und nicht jeder kann ihre Umarmung zum Abschied erwidern.

Die Arbeit in dem Projekt erfüllt Frau W. und sie bleibt in der Hilfsorganisation weiter Mitglied. Über die Kontakte in der Gruppe lernt sie zwei Frauen kennen, mit denen sie sich auch verabredet. Sie tritt auch in einen Chor ein, zu dem die eine Frau sie mitnimmt. Die Besuche in dem Sanitätsaus werden seltener, auch die Besuche in der Hausarztpraxis nehmen merklich ab. Sie verpasst sogar ihre jährliche Kontrolluntersuchung. Genau ein Jahr später, als das Thema Weihnachten kurz in der Hausarztpraxis thematisiert wird, ist zu erkennen, wie positiv sich die Ausstrahlung und psychische Gesundheit gewandelt der Patientin gewandelt haben.

Zwei Jahre später stürzt die Patientin auf einer Busfahrt und wird wegen einer Humerusfraktur stationär behandelt. Aus diesem Anlass kehrt ihr Sohn zum ersten Mal aus den USA zurück. Frau W. erfährt sowohl durch ihn als auch durch ihre zwei Freundinnen intensive Unterstützung. Am meisten freut sie sich über tägliche Sprüche, die ihr die eine Freundin auf ihr Mobiltelefon sendet. Einen hat sie sich auf einer Karte notiert und neben das Bett gelegt: „Nichts aber erfreut die Seele so wie eine treue und liebevolle Freundschaft" (Lucius Annaeus Seneca, ca. 4 v. Chr. – 65 n. Chr.).

Diagnosen:
- Probleme mit Bezug auf die soziale Umgebung im Sinne einer alleinlebenden Person (ICD-10 Z60)
- Harninkontinenz (ICD-10 N31)

Synopsis

Es wird der Fall einer Patientin beschrieben, die nach Verlust ihres Ehemanns, Wegzug des Sohnes, Umzug und Berentung keine tragenden sozialen Kontakte mehr hat. Sie selbst begreift ihre Situation als beklemmend, kann aber das zentrale Problem ihrer Einsamkeit nicht ausreichend benennen oder verändern. Es stellt sich die Frage nach einer depressiven Störung. Der psychopathologische Befund lässt jedoch keine anhedon-depressive Verstimmung erkennen, sondern eher eine allgemeine Bedrücktheit und Einsamkeitsgefühle. Sie stigmatisiert sich durch Schamgefühle selbst, die durch ihre Harninkontinenz weiter verstärkt werden. Ihre Situation wird durch finanzielle Interessen anderer ausgenutzt. Nachdem sie sich ihrem Hausarzt gegenüber geöffnet hat, wird ihre Einsamkeit für beide offensichtlich. Die Thematik belastet die Patientin Durch den Kontakt zum Hausarzt ist sie entlastet. Die Bedürfnisse nach zwischenmenschlichem Kontakt und Austausch wachsen und werden unbeholfen bei ihrer ärztlichen Vertrauensperson gesucht. Sie können jedoch nicht in diesem Rahmen erfüllt werden, so dass die Patientin zwangsläufig enttäuscht wird.

Menschen nehmen das Medizinsystem aus vielen Gründen in Anspruch, die nicht als Krankheit anzusehen sind. Dafür stellt die ICD die „Z-Codes“ zur Verfügung, beispielsweise für Burnout (ICD-10 Z73). In diesen Fällen ist zunächst einmal eine sorgfältige diagnostische Abklärung geboten, so wie sich im vorliegenden Fall die Differenzialdiagnose einer depressiven Störung stellt. Da aber das Leitsymptom eines spezifisch depressiven Affekts fehlt und die Patientin einen freundlichen bis fröhlichen Affekt zeigt, wenn man mit ihr spricht, ist diese Diagnose auszuschließen. Schlechte Stimmung und Lebensunzufriedenheit haben nichts mit Depression zu tun. Es wäre ein Kunstfehler, die Einsamkeitsgefühle als depressive Störung zu etikettieren und gar eine antidepressive Medikation einzuleiten, die mehr schaden als nutzen würde. Stattdessen ist die Präsentationsklage ernst zu nehmen

Zu den Aufgaben von Hausärzten gehört auch die Beratung und Unterstützung in allfälligen Lebensproblemen. Menschen kommen mit Erziehungs-, Ehe- oder auch beruflichen Problemen zum Arzt, den sie als Experten im Allgemeinen ansehen. Dies gilt insbesondere für langjährige Patienten. Diese Beratungsleistungen haben jedoch auch einen medizinischen Sinn, da Lebensprobleme und Belastungen als Risikokonstellationen anzusehen sind. Ein frühzeitiges Eingreifen ist also Teil der „Prophylaxemedizin“. Dies ist auch im vorliegenden Fall zu sehen. Die Vereinsamung führt zur Vernachlässigung, beispielsweise der Körperpflege oder der Ernährung, was bei einer älteren Patientin ernst zu nehmen ist. Sie führt auch zu dysfunktionalem pseudo- und paramedizinischem Verhalten, wie die Reaktion auf die Apotheken-Umschau oder die Kontakte zu dem Mitarbeiter in einem Sanitätsfachgeschäft zeigen, der in geradezu unethischer Weise die Patientin finanziell ausbeutet. Betroffene sind vor derartigen Pseudoexperten zu schützen. Es ist ihnen aber auch zu helfen, einer dysfunktionalen und längerfristig nicht ungefährlichen Entwicklung frühzeitig gegenzusteuern. Im vorliegenden Fall gehören dazu die Harninkontinenz und evtl. Harnwegsinfektion. Hier ist mit Feingefühl, aber auch Konsequenz ärztlich einzugreifen. Frau W.s Wunsch nach Kontakt, Austausch, einer sozialen Geborgenheit und Rolle ist ein allgemeinmenschliches Bedürfnis. Ihre Einsamkeit kann als persönliche und chronische Lebenskrise gesehen werden, die mit einem Anliegen nach Veränderung ihrer sozialen Kontakte einhergeht.

Ein wichtiger Aspekt ist auch die Klärung, warum Frau W. mit einer durchaus lebensüblichen Situation nicht adäquat umgehen kann. Nahezu alle älteren Frauen haben irgendwann ihren Mann verloren und die Kinder sind ausgezogen, was heutzutage auch einschließt, dass sie nur noch selten in der Nachbarschaft wohnen. Die meisten älteren Menschen können eine solche Situation ohne Probleme meistern. Es geht also nicht darum, die Patientin wegen ihrer angeblich schlimmen Situation zu bedauern, wozu kein Anlass besteht, sondern zu klären, warum sie anders als Millionen anderer Menschen nicht in der Lage sind, aus ihrer Situation etwas zu machen. Ihr Lösungsversuch ist dysfunktional. Sie sucht mit wechselnden medizinischen Gründen einen Kontakt, aber im Kern auch eine Unterstützung durch ihren Hausarzt, ohne dass sie sich ihrem Anliegen unbedingt bewusst sein muss. Sie will vom Hausarzt: „Freunde Dich mit mir an." Dieser Auftrag kann nicht durch den Arzt erfüllt werden. Seine Aufgabe ist, das Problem diagnostisch zu erfassen und dann Lösungswege anzustoßen: Schutz vor dysfunktionalem Krankheitsverhalten, Schutz vor Ausbeutung durch Paramediziner, Klärung und Optimierung des Gesundheitsverhaltens, Anleitung zu einer funktionalen Lebensgestaltung und Aufbau eines adäquaten sozialen Netzes. Das Vertrauen der Patientin in den Arzt ist eine hilfreiche Voraussetzung, um all das erfolgreich anzugehen. Es ist also für den Hausarzt i. S. seiner prophylaktischen Aufgabe viel zu tun.

Zusammenfassend sind also prämedizinische Probleme („Z-Diagnosen") eine regelmäßige Aufgabe gerade für Allgemein- bzw. Haus- und Familienärzte und prophylaktisch anzugehen.

Hilfe für die Patientin

Das genuine Interesse am Wohlergehen der Patientin ist bereits eine vorübergehende Linderung der Leiden. Eine einsame Lebenssituation wird meist nicht als solche benannt und ist durch genaue Nachfragen zu eruieren. Es sollte zwischen subjektiver (Kontaktunfähigkeit) und objektiver (fehlendes soziales Netz) Einsamkeit unterschieden werden. Die „Diagnose" sollte behutsam benannt und damit verbundene Schamgefühle aufgegriffen werden. Es sollte geklärt werden, ob es psychische oder somatische Barrieren gibt, die die Betroffenen an der Beteiligung am sozialen Leben hindern. Insbesondere depressive und Angsterkrankungen sollten neben anderen psychischen Störungen und auffälligen Persönlichkeitseigenschaften abgeklärt werden. Zur eigentlichen Therapie gibt es eine wachsende Anzahl von Angeboten. Hier sollten vor allem lokale Angebote und Infrastruktur bekannt und genutzt werden.

Hilfe für den Behandler

Der Behandler muss sich klar darüber sein, was das Problem und was seine Aufgabe im vorbeschriebenen Sinn ist. Er sollte erkennen, welche vorgebrachten „Probleme" als solche behandelt werden müssen und welche als Kontaktanlass genutzt werden. Er kann Zuwendung nutzen, um die Patientin zu entlasten, darf aber keine Versprechungen machen, die nicht angemessen oder nicht zu halten sind. Insbesondere sind entstehende emotionale oder finanzielle Abhängigkeitsbeziehungen zu vermeiden. Zu vermeiden ist auch, sich zu eng in das Kontaktbedürfnis der Patientin hineinziehen zu lassen, weil dies unweigerlich zu weiteren Enttäuschungen führen wird.

Exkurs: Einsamkeit

Einsamkeit ist für viele Menschen ein schwer zu ertragendes Gefühl, dass durch die gesellschaftlichen Veränderungen eine zunehmende Rolle spielt. Es gibt aber auch Menschen, die sich in Einsamkeit wohl fühlen und sie geradezu suchen. Es gibt eine evolutionsbiologische Deutung, die den aversiven Aspekt der Einsamkeit als einen Impuls zum (Über-) Leben in der Gemeinschaft sieht. Einsamkeit darf nicht mit Alleinleben verwechselt werden. Es gibt soziodemografische Risikofaktoren für Alleinleben, insbesondere weibliches Geschlecht, ein Alter über 60, wohnen im ländlichen Bereich, körperliche Einschränkungen, ein bisheriges Leben als Single, Verwitwung oder Partnertrennung und ein qualitativ und/oder quantitativ unzureichendes soziales Netz. Die Assoziationen zwischen gefühlter Einsamkeit und der Größe und Art des sozialen Netzes sind komplex und nicht linear kausal. Es kann nicht allgemein postuliert werden, dass alleinlebende Menschen sich auch einsam fühlen. Etwa 35 % aller hausärztlichen Patienten über 65 Jahre leben allein.

Die Frage ist also, was im Einzelfall dazu führt, dass eine Person mit dem Alleinleben nicht zurechtkommt und sich „einsam" fühlt". Einsamkeitsgefühle sind oft korreliert (d. h. nicht verursacht) mit psychischen Erkrankungen, Schlafstörungen, chronischem Stresserleben, kardiovaskulären Erkrankungen, körperlichem Abbau oder demenzieller Entwicklung. Dadurch wird die Wahrnehmung von sozialen Kontakten erschwert.

Als Interventionen stehen vor allem soziale und körperlich aktivierende Gruppen-Programme im Vordergrund. Ergänzend dazu gibt es individuell unterstützende beratende Maßnahmen wie soziales Training, supportive Gespräche oder Einzel- und

Gruppen-Psychotherapie. Fernmündliche Kontakte (siehe z. B. den Verein Silbernetz (https://www.silbernetz.org) und sozialen Medien (Facebook etc.) können helfen, Kontakte zu pflegen und zu finden. Ob es sinnvoller ist, alte Kontakte zu pflegen oder der Schwerpunkt auf den Erwerb neuer sozialer Bindungen gelegt werden sollte, ist umstritten. Für schwerer kranke Menschen sind zudem aufsuchende ambulante Dienste, z. B. durch den Sozialpsychiatrischen Dienst und die ambulante (psychiatrischen) Pflege, sinnvoll. Tiergestützte Therapie oder einfach nur ein Haustier können unter Beachtung des Tierwohls erfolgreich gegen Einsamkeit sein. Für Menschen ohne Obdach gelten Hunde als wesentlicher Faktor zur Prävention von Suiziden. Umso stärker Einsamkeit mit einer psychischen oder somatischen Krankheit assoziiert ist, umso sinnvoller sind therapeutische und aufsuchende Dienste.

LITERATUR

Domènech-Abella J, Lara E, Rubio-Valera M, Olaya B, Moneta M V, et al. Loneliness and depression in the elderly: the role of social network. Social psychiatry and psychiatric epidemiology 2017; 52:381–390.

Golden J, et al. Loneliness, social support networks, mood and wellbeing in community-dwelling elderly. Int J Geriatr Psychiatry. 2009;24(7):694–700.

O'Rourke HM, Collins L, Sidani S. Interventions to address social connectedness and loneliness for older adults: a scoping review. BMC Geriatr. 2018;18(1):214.

KAPITEL

4 Kulturbedingtes Klagen

Oh mein Gott, ist das laut hier! Seit einer halben Stunde permanentes Kindergeschrei! Sie toben, nehmen alles auseinander, rennen wild in der Praxis umher, ins Labor, hinter den Anmeldetresen, öffnen frei weg Türen und Schränke. Die Mutter verhält sich, als gehöre sie nicht dazu. Die armen Patienten, die armen Mitarbeiter, ich Arme! Leider möchte die Mutter nicht noch einmal kurz hinaus bei dem schönen Wetter. Der Lärm durchdringt alle Wände und Türen. Keiner hält es mehr aus. Bevor unsere netten und braven Patienten davonlaufen, ziehen wir die Plagegeister vor.

Frau Y. kommt in den Raum, unter jedem Arm einen Sohn geklemmt, als könnten sie nicht laufen. Sie wehren sich mit allen Kräften. Dieses verworrene Knäuel aus drei Menschen ist beeindruckend. Obwohl quer unter Mutters Achseln geklemmt, folgen die Kinder ihrer Mutter kaum, sondern prügeln auf ihre Mama ein. Ansonsten sind die beiden mit sich beschäftigt und spielen ein Machtspiel: Wen lässt sie als Ersten frei?!

Ich beobachte sprachlos das laute, quirlige Szenarium. „Hallo! Schön, Sie mal wieder zu sehen! Nehmen Sie doch bitte Platz." Ich schreie fast. „Geht ja nicht!", entgegnet sie vorwurfsvoll und bleibt mit beiden Schreihälsen (zwei und fast vier Jahre alt) in den Armen stehen. Sie ist dem Schallpegel selbst nicht gewachsen. Ich verstehe ihre kraftlose leise Stimme kaum.

Die aus der Türkei stammende, 29-jährige Frau Y. klagt, „immer" unter Kopfschmerzen zu leiden. Sie „muss" jeden Tag Ibuprofen einnehmen. „Das kann ja so nicht sein!", sagt sie vorwurfsvoll mit leicht aggressivem Unterton. Ihre Kinder beachtet sie weiterhin nicht, obwohl diese weiter mit Fäusten auf ihren Arm einschlagen, treten und lauthals grölen. Söhne und Mutter schauen sich nicht an, nehmen sich trotz heftigster Reize nicht wahr. Ich versuche weiter, an Informationen zu gelangen, eine Anamnese zu erheben. Sie beantwortet leider keine Frage präzise.

Ich sichte die sehr dicke Kartei und finde einen sieben Jahre alten Befund. Damals schickte ich sie bereits wegen chronischer Kopfschmerzen zum Neurologen. Er führte eine umfangreiche Kopfschmerzdiagnostik durch und diagnostizierte Spannungskopfschmerzen. Die Patientin sollte sich dort regelmäßig zur Besprechung der Therapieoptionen vorstellen. Ohne abzusagen erschien sie aber mehrfach nicht zu den vereinbarten Terminen.

Mühsam wiederhole ich geduldig meine Fragen, ohne deren Beantwortung ich keine Diagnose stellen kann. Letztendlich bringe ich doch so viel in Erfahrung, dass ihre Kopfschmerzen dauerhaft vom Aufwachen bis zum nächtlichen Einschlafen anhalten. Der Schmerz sei „überall", weder Ruhe noch Spaziergänge helfen. Allerdingst führe das täglich mehrmals eingenommene, durchaus potenziell nebenwirkungsträchtige Analgetikum auch zu keiner Linderung.

Auf meine Frage, warum sie die wirkungslosen Tabletten denn einnehme, antwortet sie empört: „Was soll ich denn sonst tun?" Aha. Wegen einer Fehlsichtigkeit hätte sie eine Brille zu Hause im Schrank, trage sie aber nicht. Diese Entscheidung mag sie mir nicht erklären. Sie war lange nicht beim Augenarzt und hat auch keine Zeit, sich darum zu kümmern. Hinaus? Auf den Spielplatz? Nein, das schaffe sie nicht. Sie ist Hausfrau, arbeitete schon Jahre vor der ersten Schwangerschaft nicht. Sie überlegt kurz. Eigentlich arbeitete sie noch nie. Eine Berufsausbildung habe sie nicht. Die Schule hätte sie mit 15 Jahren mit einem Hauptschulabschluss beendet, eine Ausbildung als Verkäuferin nach kurzer Zeit abgebrochen. Das Arbeitsamt „vermittelte" ihr vor einigen Jahren eine Teilzeitstelle (Minijob) als Kassiererin in einem großen türkischen Supermarkt hier in der Nähe. Nach zwei Monaten wurde sie gekündigt: „War auch nicht gut da!" Ich habe die Patientin noch nie lächeln sehen.

Früher mochte ich sie: vor vielen Jahren, sie war noch sehr jung und wurde Opfer körperlicher Gewalt durch ihren ersten Ehemann. In jener Zeit kam Frau Y. häufig in die Praxis und weckte wohl einen Beschützerinstinkt in mir. Damals war sie noch kinderlos und floh zunächst in ein Frauenhaus und nach wenigen Tagen zu Familienangehörigen, die in einer anderen Großstadt lebten. Sie reiste für die Termine bei mir sogar extra an. Den Ärzten in der fremden Stadt traute sie nicht. Nach mehr als einem Jahr kehrte sie zurück in ihre „Heimatstadt", sie kam bereits als Kleinkind mit der Familie nach Deutschland. Trotz muslimischen Glaubens trägt sie kein Kopftuch.

Seit einigen Jahren leidet sie auch unter **rezidivierenden Abszessen,** die mehrmals operativ entfernt werden mussten. Die Abszesse waren aufgrund ihres Übergewichts unter dem Fettgewebe nicht ohne weiteres erkennbar. Sie suchte mit diesen Beschwerden sofort einige Chirurgen auf, darunter auch die jungen Kollegen der Notaufnahme des hiesigen Krankenhauses. Dort wurde sie nicht ernst genommen und dadurch keine Diagnose gestellt. Als sie unverrichteter Dinge mehrfach wieder nach Hause geschickt wurde, fühlte sie sich hilflos und ohnmächtig: „Die haben mich behandelt, als würde ich mir die Schmerzen einbilden, wie ein Hypochonder!" Erst nach längerer Leidenszeit kam sie mit diesem Problem zu mir. Mit Hilfe einer Magnetresonanztomografie konnte die Diagnose rezidivierender schmerzhafter Pilonidalfisteln gesichert werden. Zur operativen Sanierung überwies ich sie in ein hierauf spezialisiertes Krankenhaus. Rezidive wurden jedoch auch dort nicht korrekt und zeitnah diagnostiziert. Sie erwähnte mehrfach, dass sie sich nur hier und durch mich stets ernst genommen und gut behandelt fühle.

Unter welcher **Art von Kopfschmerzen** die Patientin litt, erschien weiterhin nicht zu ergründen. Sie war offensichtlich nicht nur durch ihre lärmenden Kinder genervt, die sie auch nach mehr als 15 Minuten nicht ein einziges Mal ansah oder ansprach, sondern auch durch meine Fragerei. Ich gab also die Hoffnung auf, mit der notwendigen Anamnese zur Diagnose und somit zu einer möglichen Therapieempfehlung zu gelangen. Sie tat mir leid. Beim nächsten Besuch meinte ich: „Sie haben ja sehr lebendige Kinder! Haben Sie auch mal Zeit für sich? Um zu entspannen oder zur Ruhe zu kommen?" Ihre bisher eher lethargische, leidend und niedergeschlagene, müde und erschöpft wirkende Stimmung änderte sich schlagartig. Sie schaute mich blitzwach und kampfeslustig mit aggressiver Miene an: „Was soll das denn jetzt? Nein? Brauche ich auch nicht! Ich bin wegen der Kopfschmerzen hier! Helfen Sie mir jetzt, oder nicht? Sie sind Ärztin! Sie müssen mir helfen! Ich halte das jedenfalls nicht mehr aus!"

Irgendwie fällt bei mir nun der Groschen. Wegen des Kindergeschreis kann auch ich mich kaum konzentrieren. Es wird aber auch deutlich, dass sie ganz offensichtlich auch unter ihrem herrischen Mann leidet. Sie hat zu gehorchen und die an sie gestellten Anforderungen zu erfüllen, eigene Bedürfnisse sind belanglos. Krankheit und Kopfschmerzen spielen eine wichtige Rolle in der familiären Interaktion.

Während der Fastenzeit des Ramadans war sie unsicher über ihre Medikamenten-Einnahme und stoppte diese. Sie erkundigte sich erst nach ca. 3 Wochen des Fastens nach der Meinung der Ärztin, ob sie im Sinne des Korans als Patientin von dem Fasten und der Medikamenten-Einnahme befreit werden könne.

Die Hausärztin unternahm wiederholt einen Versuch, ein Stress-Management zu thematisieren, während eine Sprechstundenhilfe sich um die beiden Jungen kümmerte. Einige Filzstift-Malereien an der Wand erinnern an diese Stunde. Eine **ressourcenorientierte Anamnese zum Thema Stress** wies ihren Glauben als sehr positives Element für Frau Y auf. Sie war offen dafür, das tägliche Gebet, das ihr in schweren Zeiten bereits gut geholfen hatte, als Moment der persönlichen Besinnung besser zu nutzen. Sie nahm sich mehr Zeit und Ruhe für das Gebet und konnte einen schmerzlindernden Effekt der Rituale sehr deutlich spüren. Ein neuer Gebetsteppich unterstrich diese Vertiefung in das Gebet. Sie berichtet, „dass Gott ihr nun selbst helfe" und war darüber besonders beglückt. Sie besuchte im weiteren Verlauf zum ersten Mal wieder die lokale Mosche, wo sie soziale Kontakte knüpfen konnte. Hier erfuhr sie auch Unterstützung für den Umgang mit ihren zwei Söhnen und beteiligte sich öfter am gemeinsamen Essen nach dem Gottesdienst. Der Leidensdruck nahm ab.

Die Hausärztin stattete ihre Praxis mit Spielzeug aus, das so interessant war, dass auch besonders quirlige Kinder gefesselt waren. In der Besprechung über die Patientin im Team fiel die veränderte Rolle der inzwischen gelassener wirkenden Patientin auf. Die Ärztin war überrascht, wie unterschiedlich Stress-Management aussehen kann. Die Idee, Gott selbst helfe der Patientin, hatte sie keiner medizinischen Leitlinie entnehmen können.

Diagnosen:

- Probleme mit Bezug auf Schwierigkeiten bei der Lebensbewältigung
- Unspezifischer Kopfschmerz
- Analgetika-Abusus

Synopsis

Die langjährig bekannte Patientin fordert wiederholt eine Therapie gegen einen chronischen Spannungskopfschmerz ein. Ihre Beziehung zu den meisten Ärzten ist geprägt von Enttäuschungen und Ablehnung. Eine multidisziplinäre Arbeit ist durch eine persistierende negative Erwartungshaltung fast unmöglich geworden. Die Beziehung zur Hausärztin ist jedoch durch die langjährige Begleitung vertrauensvoll, aber von hohen Erwartungen geprägt. Die Anamnese der Kopfschmerzen leidet unter Ablenkung und ungenauen Antworten. Bisherige Behandlungsversuche mit Analgetika und einer fachärztlichen Überweisung waren wirkungslos bzw. wurden nicht befolgt. Die am ehesten angemessene Intervention einer Stressreduktion wird durch die Patientin vehement abgelehnt, eine Selbstreflexion ist nur unzureichend möglich. Die Symptomatik der Patientin wirkt im Kontext des früheren und aktuellen sozialen Umfeldes verständlich. Frau Y. scheint chronisch gereizt und deprimiert, ihre Stimmung kann als dysthym beschrieben werden, sie wirkt unachtsam, aggressiv und ist wenig offen für nicht vertraute Therapieoptionen. Anscheinend erfährt sie wenig Unterstützung von außen, zumindest begleitet sie niemand zum Besuch in der Praxis.

Frau Y ist trotz aller Schwierigkeiten in der Lage, ihre Interessen „ein wenig brachial" durchzusetzen, so dass ihre Alltagskompetenz grundsätzlich erhalten wirkt. Dabei ist zu berücksichtigen, dass die Patientin aus dem türkischen Kulturkreis stammt. Psychische Störungen sind dort nicht hoch angesehen. Wenn ein Familienmitglied jedoch (körperlich) krank ist, dann wird diese Person zum Mittelpunkt der Familie. Auch der Ehemann muss nun Rücksicht nehmen. Es ist also differenzialdiagnostisch an ein kulturtypisches soziales Interaktionsverhalten zu denken, in dem die körperliche Klage, ärztliche Bestätigung und Medikamenteneinnahme eine zentrale Rolle spielen. Es liegt also keine Krankheit im eigentlichen Sinne, sondern „gesundes Leiden" (ICD-10 „Z73") vor.

Die vorgetragene Klage verlangt dennoch stets die differenzialdiagnostische Abklärung einer eventuellen somatischen Ursache, auch wenn die Art des Klagevortrags dies eher unwahrscheinlich erscheinen lässt. Die Patientin fokussiert sich auf die Hausärztin, die ihr bereits in der Vorgeschichte viel Verständnis entgegengebracht hat, weil sie die berechtigte Sorge hat, von Spezialisten nicht ernst genommen zu werden. Dennoch ist auch der Hausärztin gegenüber eine mangelnde Offenheit und hintergründige aggressive Anforderung erkennbar.

Hilfe für die Patientin

Die Frage, ob die Daueranalgetika-Einnahme zu einem analgetikainduzierten Kopfschmerz geführt hat, ist schwer zu beurteilen. Die Tablettenfixierung entspricht dem „medizinischen" Krankheitsmodell der Patientin.

Berücksichtigt man den Kulturhintergrund der Patientin, dann wird verständlich, dass Klagen über „körperliche" Krankheiten ein wichtiges Vehikel sind, um im familiären Kontext Rücksichtnahme zu erhalten. Primär indiziert sind also **psychotherapeutisch-hausärztliche Gespräche.** Dazu sind keine langen Sitzungen erforderlich, sondern eine kontinuierliche und verstetigte Patientenführung. Im ersten Schritt ist auf „ärztliche Anweisung" ein ungestörtes Gespräch zu führen. Dann wäre im vertraulichen Kontakt über die häusliche Situation, die Probleme mit der Familie und dem Partner, die eigenen Erwartungen usw. zu sprechen. Es wäre auszuloten, welche funktionalen Lösungen der Patientin zur Verfügung stehen. Dabei sind auch die kulturellen Bindungen anzusprechen. Durch eine zunehmend vertrauensvolle Beziehung zur Hausärztin sollte es der Patientin möglich werden, offener über die eigene Lebenssituation zu sprechen und neue Handlungsalternativen zu finden, die die Krankenrolle als familiären Interaktionsstil überflüssig machen.

Hilfe für die Ärztin

Frau Y. löste initial einen Hilfsimpuls, aber zugleich auch eine ambivalente Gegenreaktion aus. In der aktuellen Behandlungssituation erwies sich die Patientin durchsetzungsstark und sogar aggressiv. Dies verunsicherte die Ärztin und erschwerte die notwendige Eingrenzung und Reglementierung. Erschwerend für die Hausärztin ist, dass sie eine besonders lange und vertrauliche Bindung zu Frau Y. hat, ihr dennoch kurzfristig nur wenig Handlungschancen bieten kann. In dem Fallbeispiel ist die Frustration mit der eigentlich geschätzten Patientin deutlich spürbar.

Ein Problem kann darin bestehen, die Kultur von Patienten zu kennen und richtig einzuschätzen. Dazu gehören das kulturspezifische Klageverhalten, die Krankheitskonzepte, die Funktion unterschiedlicher Beschwerden, die Hilfserwartungen, die Entscheidungsspielräume der Patienten, die Einflussnahme Dritter, zum Beispiel der Ehemann oder ein Religionsvertreter.

Exkurs: Spannungskopfschmerzen

Chronischer Spannungskopfschmerz ist eine häufige Diagnose, für die weder eindeutige Ursachen oder eine klare Pathophysiologie bekannt sind. Die Abgrenzung zur sog. larvierten Depression, zur chronischen Migräne oder dem analgetikainduzierten Kopfschmerz kann schwierig sein. Ein chronischer Spannungskopfschmerz wird bei meist holocephalen Kopfschmerzen, die mehr als 4 Stunden an mehr als 15 Tagen im Monat bestehen, diagnostiziert. Oft entsteht er aus einem episodischen Kopfschmerz, mit zumeist geringer Schmerzintensität. Kopfschmerz ist nicht objektivierbar. Die Art, mit der die Beschwerden vorgetragen werden, und die Therapieforderungen sind sehr von der Persönlichkeit des Betroffenen, aber auch seinem kulturellen Umfeld geprägt. Spannungskopfschmerz kann mit jeder Form von Stress assoziiert sein (sozialer, psychologischer und biologischer Stress). Die Therapieoptionen sind dementsprechend auf eine Stressreduktion ausgerichtet und vielfältig.

Ein relevanter Anteil der Patienten mit chronischen Spannungskopfschmerzen leidet unter psychischen Komorbiditäten, insbesondere Depressionen, Angst- und Somatisierungsstörungen. Die Leitlinie empfiehlt als nicht-medikamentöse Maßnahmen **Entspannungsverfahren** zum Beispiel Progressive Muskelentspannung oder sonstige entspannende Aktivitäten wie Spazierengehen oder Sauna. Dies sollte immer empfohlen werden. Beim Entspannungstraining kann es aber auch zu einer Beschwerdeverstärkung wegen einer Aufmerksamkeitslenkung auf den Schmerzort kommen. **Verhaltenstherapeutische Strategien** sind als Methode der ersten Wahl anzusehen. Dies erfordert nicht unbedingt eine Richtlinienpsychotherapie, sondern eine verstetigte Führung des Patienten im Rahmen der hausärztlich psychosomatischen Grundversorgung. Es geht um Klärung der Leidenssensibilität, der Aufmerksamkeitslenkung auf den eigenen Körper, der Symptomfunktonalität usw. Für die klassische Akupunktur gibt es eine geringe Evidenz.

Als **medikamentöse Maßnahmen** gelten in der Akuttherapie klassische Analgetika oder nichtsteroidale Antirheumatika (NSAR), ebenso Kombinationen von Analgetika oder NSAR mit Koffein. Zur pharmakologischen Langzeittherapie liegen widersprüchliche Ergebnisse vor. Die Wirksamkeit von Amitriptylin ist am besten belegt. Opiate sind nicht indiziert und können zu einer Schmerzverstärkung sowie einer Wesensänderung führen. Spannungskopfschmerz kann spontan remittieren, fluktuierend auftreten oder chronifizieren.

Exkurs: Ramadan und ärztlichen Behandlung

Die genauen Umgangsregeln bezüglich des Ramadan werden im persönlichen und lokalen Kontext festgelegt. Es gibt einen großen Deutungsraum über die Entscheidung, wer fasten muss, abwartet oder ausscheidet. Es sollte ggf. bei einem Imam eine Verhaltensanweisung eingeholt werden. Ein Teil der Kranken fastet trotz der Möglichkeit, mit dem Fasten auszusetzten. Fasten kann vor allem in der Schwangerschaft und bei Diabetes zu Komplikationen führen. Die orale Einnahme von Medikamenten ist dann betroffen, wenn sie im Verlauf des Tages stattfinden muss oder der Verzicht von

Flüssigkeit und Nahrung die Pharmakodynamik oder Pharmakokinetik relevant beeinflusst. In den meisten Fällen wird ein Rat des behandelnden Arztes befolgt. Die persönliche Einstellung zum Fasten und der bisherige Umgang mit dem Ramadan sollten im Vorfeld erhoben werden. Falls ein Patient trotz Gegenanzeigen auf Nahrung, Flüssigkeit und orale Medikation verzichtet, sollte eine Schadensbegrenzung erfolgen. So ist ein gutes Vertrauensverhältnis zum Arzt eine Grundlage, das Fasten ggf. abzubrechen und auf einen anderen Zeitpunkt zu verschieben. Einige Medikamente, z.B. für die Behandlung von Parkinson oder Schmerzen, können auf transdermal umgestellt werden. Die Einnahmezeiten von Morgen- bzw. Abendmedikation kann in Rücksprache mit dem Patienten um einige Stunden vor- oder nach hinten verlegt werden.

LITERATUR

Enck P et al. The placebo response in medicine: minimize, maximize or personalize? Nature reviews Drug discovery 2013;12(3): 191.

Kizilhan JI. Understanding and treatment of diffuse aches and pains of patients from tradition-bound cultures. Europe's Journal of Psychology 2011; 7(2): 359–373.

Maleki N, Becerra L, Borsook D. Migraine: maladaptive brain responses to stress. Headache: The Journal of Head and Face Pain 2012; 52: 102–106.

Straube A, Gaul C, May A. Therapie des episodischen und chronischen Kopfschmerzes vom Spannungstyp und anderer chronischer täglicher Kopfschmerzen. DGN-Leitlinien 2012.

KAPITEL

5 Die erpresserische Patientin

Die 17-Jährige Patientin besucht zum ersten Mal die hausärztliche Sprechstunde. Sie kommt wegen Diarrhoe ohne Blutbeimengungen und dreimaligem Erbrechen in der Nacht. Sie hätte wegen Appetitlosigkeit nicht essen können und nur gesüßten Tee zu sich genommen. Fieber spüre sie, konnte es wegen fehlendem Thermometer aber nicht messen. Nach dem Verzehr von Eiern hätte sie stets Diarrhoe. Seit Jahren leide sie fast täglich sehr unter Kopfschmerz an beiden Schläfen, die sich im Tagesverlauf verstärken, und zudem unter chronischem Schnupfen. Eine vor vielen Jahren erfolgte HNO-fachärztliche Abklärung inklusive eines Prick-Allergie-Tests hätte „nichts gebracht". Sie arbeite in einer Rechtsanwaltskanzlei und auf meine Nachfrage ergänzt sie, dass sie Rechtsanwaltsgehilfin sei. Als ich aufgrund ihres jugendlichen Alters noch einmal nachfrage, räumt sie ein, sich in der Ausbildung zur Rechtsanwaltsgehilfin zu befinden. Sie ist klein, zierlich, mit hübschem Püppchengesicht, schmalen spitzen Lippen und blauen Augen. Sie wirkt körperlich gebrechlich, macht dies jedoch mit forschem Auftreten wett.

In dieser Woche sei Berufsschulunterricht. Wegen des Verdachts auf eine gastrointestinale Virusinfektion bescheinige ich ihr bis zum Ende der Woche die gewünschte Berufsschulunfähigkeit und erkläre ihr, dass sie sich bei Persistenz der Diarrhoe bereits in der nächsten Woche hier wieder vorstellen soll. Bei über fünf Tage andauernder Diarrhoe ist grundsätzlich eine weiterführende Diagnostik indiziert, beginnend mit „Stuhlkulturen" auf pathogene Darmbakterien.

Erst einen Monat später sucht sie erneut meine Sprechstunde auf. Nun berichtet sie über rechtsseitige atem- und bewegungsabhängige Thoraxschmerzen. Nach weiterer Anamnese und körperlicher Untersuchung stellt sich eine Reizung am Thorax durch einen deutlich zu knapp bemessenen Bügel-BH heraus. Dieser war eigentlich gar nicht nötig, sie wollte ihre kleinen Brüste vermutlich mehr „puschen" als „halten". Ich verordne eine „Bügel-BH-Pause". Sie wünscht eine „Krankmeldung".

Beim nächsten Besuch trägt sie vor, sich „verstopft und aufgebläht" zu fühlen. Sie hat immer wieder harten Stuhlgang. Schon vier Tage konnte sie „gar nicht" zur Toilette. Sie weiß, dass sie „viel trinken muss", aber sie „bekäme eben nicht mehr in sich hinein". Wie immer empfehle ich auch hier viel Bewegung, gute Ernährung und eine ausreichende Trinkmenge. Für heute verordne ich zwei Beutel osmotisch wirkender Laxantien. Da sie heute eine Klausur hätte, bescheinige ich die Prüfungsunfähigkeit.

Nicht ganz zwei Wochen später kommt sie wieder und berichtet, dass auf dem Weg zur Berufsschule Übelkeit und ein einmaliges Erbrechen aufgetreten seien. Sie beantwortet meine Frage nach dem Ort des Erbrechens nicht. Sie habe wieder umkehren müssen. Sowieso sei ihr seit Jahren ja ständig übel! Die Frage nach Durchfall wird verneint. Ich ziehe ihr jedes Wort aus der Nase. Vorerst Nahrungskarenz, viel trinken, dann Kostaufbau mit Tee und Zwieback. Sie möchte wegen der Beschwerden eine Schulunfähigkeitsbescheinigung.

Fünf Wochen später sehe ich sie wieder. Nun berichtet sie wieder von „starker Übelkeit" seit dem Vortag. Sie war kurz davor, sich zu übergeben. Sie weiß nicht, ob sie schwanger ist oder sein könnte, macht dazu keine näheren Angaben. Nun schildert sie recht vorwurfsvoll, dass sie seit mehr als drei Wochen täglich mehr als sieben flüssige Durchfälle habe. Sie weiß nicht, ob sie abgenommen habe, wiege 48 kg. Die Hosen passen nach wie vor. Sie weiß nicht, wie groß sie ist. Wir messen: 158 cm, 46 kg, BMI 18,4. Sie erwähnt erst heute auf meine direkte Frage eine seit dem vierten Lebensjahr „bekannte" Laktoseintoleranz, die von dem Kinderarzt und verschiedenen anderen Ärzten diagnostiziert wurde. Getestet wurde dies nie. Darum ernähre sie sich seit jeher streng laktosefrei. Die Beschwerden treten besonders nach

Käse und Schokolade auf, was nicht zu ihrer Diätbehauptung passt, da beides meist nicht laktosefrei ist. Ich verkneife mir diese Anmerkung. Ständig muss ich ihr alle wichtigen Informationen aus der Nase ziehen und oft geht sie gar nicht erst auf meine Fragen ein.

Sechs Wochen später kommt sie wieder und klagt über eine gruppierte Anordnung von Herpesbläschen am dorsalen Ellengelenk, weshalb sie bereits vorgestern beim Dermatologen war. Von dort erhielt sie eine Schütteltinktur und Aciclovir systemisch. Sie will nicht, dass ich mit dem Dermatologen spreche, und einen Befundbericht soll er auch nicht schreiben. Ich sehe einen reizlosen, weniger als stecknadelkopfgroßen, verschorften, warzenartigen Hornhautbuckel am Ellenbogen. Nichts Krankhaftes und erst recht nichts Herpesartiges. Meine Meinung ist ihr nicht wichtig. Sie bräuchte meine Ratschläge nicht, sie wisse da bestens Bescheid. Erneut will sie eine Arbeitsunfähigkeitsbescheinigung, die ich aber nicht für begründet halte.

Nun dreht sie richtig auf. Dieses zerbrechliche zarte Menschenkind wirkt regelrecht bedrohlich. So jetzt reicht's! Ich mit meinem Gelaber. „So ein schlechter Arzt! Sie sind so ein schlechter Arzt." Ich würde einfach meinen Job nicht machen. Ich solle gefälligst auch mal Wikipedia lesen, da würde alles über mich drinstehen! Und auch im „Internet". Alles über mich ist „hinreichend bekannt". Es gebe dort „nur" schlechte Bewertungen über mich. Alle wissen das! „Und jetzt hören Sie mir mal zu! Wenn Sie mir jetzt nicht endlich sofort meine Krankmeldung geben, werde ich hier mit meinem Handy sofort eine mega-schlechte Bewertung über Sie schreiben. Die hat sich gewaschen, darauf können Sie sich verlassen."

Ah, daher weht der Wind. Sie möchte nur eine Arbeitsunfähigkeitsbescheinigung. Daher ihre ausufernde, hoch dramatische und ängstlich besorgte Schilderung ihrer „Herpeserkrankung". Warum ließ sie sich nicht vom Dermatologen weiter krankschreiben? Währenddessen würdigt sie mich keines Blickes mehr und nimmt ihr Handy aus der Tasche. Ich könne es mir noch ganz kurz überlegen, mit der Krankschreibung, sie schreibe ja noch und sage mir noch Bescheid, bevor sie auf „Senden" drückt. Oh mein Gott?! Ich bin sprachlos. Sie tippt weiter und erklärt starr und stur auf dem Behandlungsstuhl sitzend, dass sie dieses Sprechzimmer nicht ohne eine AU verlassen wird. Und dann demonstriert sie mir, dass sie just jetzt auf Senden tippe. Während sie dies mit weitausfahrendem Zeigefinger tut, triumphiert sie grinsend. Sie wartet immer noch sitzend und mich fordernd anschauend auf „ihre" AU. Sie sei überhaupt nur wegen der Krankschreibung hier. Meine Meinung interessiert sie nicht. Sie weiß genau über ihre Erkrankung Bescheid, da braucht sie meine „dämlichen" Ausführungen nicht. „Sie müssen mich krankschreiben, sonst zeig ich Sie an! Mein Chef macht das schon." Sie kenne sich da aus, das sei ja ihr Job. „Und das Gericht und den Anwalt zahlen Sie." Das geschehe mir recht. Ich höre ihr ruhig zu und dokumentiere derweil, womöglich für irgendein Gericht: „aus medizinischer Sicht für Bürojob arbeitsfähig".

Sie hat mich tatsächlich in jenem Moment im Internet bewertet, in allen Kategorien die Schulnote 6 mit dem Kommentar, ich sei eine wirklich schlechte und arrogante Ärztin.

Diagnosen:

- Schul- und Arbeitsvermeidung
- V. a. Gastritis

Synopsis

Es wird eine Patientin beschrieben, die sich mit Klagen über multiple Erkrankungen vorstellt und letztlich ein Attest will, um nicht in die Schule zu müssen. Von Beginn an stehen alle Klagen immer wieder mit dem Verlangen einer Arbeitsunfähigkeitsbescheinigung in Zusammenhang. Sie werden teilweise aggravierend vorgetragen und mit unterschiedlichen Beschwerden begründet. Dabei tritt die Patientin auch sehr fordernd auf. In dem Moment, wo ihr nicht entsprochen wird, kommt es zu einer aggressiven Reaktion und letztlich einem Scheitern der Arzt-Patienten-Beziehung.

Hilfe für die Patientin

Die Patientin leidet unter einigen somatischen Problemen, die eher wenig bedeutsam sind. Mit Blick auf die aktuelle Situation wird mehrfach eine Arbeitsunfähigkeit bescheinigt, die aber sozialrechtlich nach der Arbeitsunfähigkeitsverordnung nur begrenzt begründet sind.

Die Patientin zeigt eine manipulative, aggressive Beziehungsgestaltung. Diese konflikthafte Beziehungsgestaltung trägt die Gefahr in sich, dass die Patientin seitens der Behandler allein gelassen wird und keine adäquate Behandlung erhält. Dazu gehört zu klären, welche Motive tatsächlich hinter dem Wunsch nach einer Schul- bzw. Arbeitsentpflichtung stehen. Gleichzeitig kann es unter dem aggressiven Druck auch zu nicht indizierten Behandlungen kommen.

Die **therapeutische Aufgabe** ist, mit der Patientin ihre Ängste anzusprechen. Es ist zu bedenken, dass Arbeitsunfähigkeitsatteste therapeutisch ein Vermeidungsverhalten unterstützten und damit zu einer Problemverschärfung führen können. Daher darf nicht nur nach den sozialrechtlichen Vorschriften sondern auch aus therapeutischen Gründen einem unbegründeten Verlangen nach einem Arbeitsunfähigkeitsattest nicht nachgegeben werden. Dies gilt auch, wenn Patienten drohen.

Hilfe für die Behandlerin

Die behandelnde Ärztin hat einiges zu ertragen. Sie wird zum Objekt der dysfunktionalen Beziehungsgestaltung. Die Erwartungen und die Haltung der jungen Patientin kollidieren diametral mit den Erwartungen und Haltungen der Ärztin. Nach anfänglicher Annährung durch Eingehen auf die Bedürfnisse der Patientin kommt es zum Konflikt, wenn den Erwartungen ärztlicherseits nicht mehr entsprochen werden kann. Das erheblich aggressive Potenzial der jungen Frau in Kombination mit ihrer hilfsbedürftigen Seite setzt die Behandlerin unter Druck. Die Behandlung der vorgebrachten somatischen Erkrankungen wird eher zu einem „Nebenschauplatz". Ziel der Patientin ist die Inanspruchnahme der Ärztin, um ein Arbeitsunfähigkeitsattest zu bekommen.

Die Ärztin erkennt die zunehmenden Manipulationsversuche der Patientin. Versuche einer Korrektur scheitern und am Ende steht ein Beziehungsabbruch. Dieser wird von der aggressiven Patientin mit einer „Rache" belegt, die die Behandlerin machtlos und betroffen zurücklässt.

Die Ärztin ist durch eine wohlwollende Haltung in diese Situation gekommen. Die Art der vorgetragenen Erkrankungen verlangt immer wieder eine Abwägung, wann, wie, in welcher Situation Hilfe zu leisten ist und wann dysfunktionale Wünsche verweigert werden müssen und Grenzen zu setzen sind. Die Voraussetzung ist ein rasches Erkennen von manipulativem Verhalten und Machtbestrebungen von Patienten. Für die Behandlerin mag es nicht in ihr hausärztliches Selbstbild gegenüber kranken und hilfesuchenden Patienten passen, „sich abzugrenzen, Hilfsgesuche zurückzuweisen und sich zu wehren". In bestimmten Fällen muss diese Haltung jedoch (ggf. nach einer Notfall-Versorgung) durchgesetzt werden. Das zeitnahe Erkennen von manipulativem Verhalten kann helfen. Erforderlich ist neben der Klärung von Anliegen, Auftrag und Abmachung auch die ständige Neubewertung der Situation mit entsprechendem Handeln.

Exkurs: Passiv-aggressive Persönlichkeitsstörung

In diesem Fallbeispiel wird eine Patientin beschrieben, die in ihrer Beziehungsgestaltung auffällig ist. Damit kann eine akzentuierte oder gestörte Persönlichkeit vermutet werden, insbesondere im Sinne einer passiv-aggressiven Persönlichkeitsstörung. Im Umgang mit solchen Patienten ist eine **explizite Beziehungsklärung** zu empfehlen, bevor alles eskaliert. Dies geschieht durch eine „Selbstoffenbarung", d. h. man teilt dem Patienten mit, wie man sich in seiner Gegenwart fühlt: „So wie Sie auftreten machen Sie mir Angst. So wie Sie meine Fragen beantworten, fühle ich mich hilflos. So wie Sie mich bedrängen, möchte ich am liebsten, dass Sie sich einen anderen Arzt suchen." Patienten mit Persönlichkeitsstörungen sind klug genug, um zu sehen, dass ihr eigenes Verhalten dysfunktional ist, auch wenn sie nicht anders können. Es besteht also eine gewisse Chance, dass sie auf dieser Metaebene der Beziehung erreichbar sind.

Aggressive, passiv-aggressive oder negativistische Persönlichkeiten sind dadurch gekennzeichnet, dass die Patienten einerseits hohe Erwartungen an andere Menschen haben, die sich kümmern und vor allem den eigenen Wünschen folgen sollen. Gleichzeitig besteht ein Mangel an eigenen Bemühungen um Problemlösungen. Die geschilderte Patientin will, dass die Ärztin „springt“ und ihre Erwartungen erfüllt. Gleichzeitig tut sie selbst so gut wie nichts, bringt keine Stuhlproben mit, macht keine anamnestischen Angaben usw. Es besteht ein passiver Widerstand gegenüber Anregungen und Leistungsanforderungen, die von anderen Menschen ausgehen, im sozialen oder beruflichen Bereich, verbunden mit der häufig ungerechtfertigten Annahme, missverstanden, ungerecht behandelt oder übermäßig in die Pflicht genommen zu werden. Zur zwischenmenschlichen Problemlösung sind diese Patienten oft nur in einer zynisch-pessimistischen Weise in der Lage. Die Erfahrung der nachvollziehbaren ständigen Zurückweisung durch andere und die Auseinandersetzungen und Streitigkeiten mit der Umwelt führen zu einer Selbstabwertung. Persönliche Enttäuschungen werden häufig auf andere projiziert. Oftmals sehen sich negativistische Persönlichkeiten selbst als friedfertig an und halten ihre passiv-aggressive Art für gesellschaftskonform.

Ein Sonderproblem entsteht, wenn Patienten sich mit Beschwerden nach außen wenden. Wenn dies mittels einer juristischen Anzeige erfolgt, dann kann auf eine nüchterne Sachklärung vertraut werden. Wenn dies in Form einer öffentlichen Rufschädigung erfolgt, dann ist abzuwägen, wie groß der faktische Schaden ist. Gegebenenfalls hilft auch, dem Patienten gegenüber deutlich zu machen, dass Beleidigungen und die Unterstellung von Kunstfehlern zu einer Anzeige führen werden.

Exkurs: Hausverbot in der Hausarztpraxis

Sofern der Patient dringender ärztlicher Hilfe bedarf und er anderswo nicht ausreichend oder rechtzeitig versorgt werden könnte, ist ihm zu helfen!

Falls jedoch kein akuter Notfall vorliegt und dem Patienten durch ein Hausverbot kein gesundheitlicher Schaden entsteht, kann ein Patient der Praxis verwiesen werden. Ausgangspunkt für ein Hausverbot ist der Straftatbestand des Hausfriedensbruchs, § 123 StGB: „Wer in die Wohnung, in die Geschäftsräume usw. widerrechtlich eindringt, oder wer, wenn er ohne Befugnis darin verweilt, auf die Aufforderung des Berechtigten sich nicht entfernt, wird bestraft.“ Sobald also ein Patient von einer hierzu ermächtigen Person zum Verlassen der Praxisräume aufgefordert wurde und dieser der Aufforderung nicht nachkommt, begeht er einen Hausfriedensbruch, d. h. er macht sich strafbar. Kommt der Patient dem nicht nach, sollte nicht versucht werden, das Hausverbot selbst durchzusetzen. Ein polizeiliches Einschreiten ist in jedem Fall zulässig und geboten.

Der Berechtigte kann diese Befugnis mündlich oder schriftlich erteilten. Ohne ausdrückliche Befugnis des Hausrechtsinhabers können Mitarbeiter das Hausrecht nicht ausüben und insbesondere kein Hausverbot aussprechen. Es sollte daher im Team abgestimmt werden, wer befugt ist, das Hausrecht auszuüben und aus eigener Beurteilung der Situation ein Hausverbot auszusprechen. Es bietet sich in der Praxis an, dass nicht lediglich der Praxisinhaber, sondern auch einige Mitarbeiter ermächtigt sind, eigenständig ein Hausverbot auszusprechen. Es empfiehlt sich, diese Ermächtigten schriftlich zu dokumentieren.

LITERATUR

Freimuth J. Passiv-aggressives Verhalten – Herausforderung für das Konfliktmanagement. Zeitschrift für Konfliktmanagement 2020; 23(6) 213–217.

Sachse R, Sachse M. Klärungsorientierte Psychotherapie der schizoiden, passiv-aggressiven und paranoiden Persönlichkeitsstörung (Vol. 8). Göttingen: Hogrefe, 2017.

Vloet T, Herpertz S, Herpertz-Dahlmann B. Ätiologie und Verlauf kindlichen dissozialen Verhaltens – Risikofaktoren für die Entwicklung einer antisozialen Persönlichkeitsstörung. Zeitschrift für Kinder- und Jugendpsychiatrie und Psychotherapie 2006; 2: 101–15.

KAPITEL

6 Aggression im Notdienst

Kassenärztlicher Notdienst, Beginn 19 Uhr. Zwölf Stunden Arbeit liegen bereits hinter mir. Ich werde in eine Hochhaus-Siedlung gerufen ein Rettungsassistent begleitet mich. Niemand nimmt uns groß zur Kenntnis. Wir vom kassenärztlichen Notdienst sind hier „Alltag": Man lässt sich „einen Arzt ins Haus kommen", wie mir in einem anderen Fall ein langzeitig Arbeitsloser ausführlich erläuterte.

Wir suchen den Eingang, Namensschilder sind nicht zu finden. Die Tür wird geöffnet. Keines Blickes gewürdigt, kehrt man uns sogleich den Rücken zu und geht wieder seiner Wege. Wir stehen allein vor der offenen Tür, wissen nicht wohin. Auch diese Art des Empfangs ist leider nicht selten. Ich betrete die Wohnung und suche nach einer Person, die ich ansprechen kann.

Ich finde mehrere Menschen in einem kleinen Raum. Ein etwa neunjähriger adipöser Junge hockt mit angewinkelten Beinen auf dem Boden, den Rücken an die Wand gelehnt. Mutter und Vater stehen mit im Raum. Wir werden kaum beachtet, es ist laut, der Fernseher läuft. Nur die Mutter schaut mich an, als ich laut meinen Namen nenne und einen guten Abend wünsche. Die Anwesenheit eines KV-Arztes scheint hier nicht außergewöhnlich, nicht von besonderem Wert. Ich versuche, die Geräuschkulisse zu übertönen und Aufmerksamkeit zu erlangen. Warum hat man nach einem Arzt gerufen? Wer ist krank? Was ist das Problem? Natürlich frage ich auch nach der Versicherungskarte und warte, bis sie endlich gefunden wird. Hierüber sind viele Patienten empört und erleben das als Zumutung. Schätzungsweise nur 10 % haben die Versichertenkarte bereit.

Endlich spricht die Mutter des Kindes uns an. Das Kind schaut mich die ganze Zeit erwartungsvoll an. Sie erzählt, dass ihr Sohn unter leichten Kopfschmerzen leide. „Leicht!" Leichte Kopfschmerzen hier an der Seite. Er hatte mal Krebs im Kopf, da war er auch in der Klinik von der Universität. Dies wiederholt sie etliche Male, als führten ständige Wiederholungen zur Erläuterung der Sache. Sie zeigt dabei auf seine linke Schläfe. Im Rahmen der Anamnese frage ich nach weiteren Symptomen. Fieber, Erkältungs- oder gastrointestinale Symptome werden von mir einzeln aufgezählt und von ihr verneint. Dem Kind ginge es gut. So wirkte der Junge auch.

Schon meine Fragerei scheint der Familie äußerst lästig. Eine ausführliche Anamnese interpretieren manche Patienten als Unwissenheit, Unsicherheit, Inkompetenz und Schikane. In einer früheren Arzt-Patienten-Begegnung hörte ich in einem derartigen Fall: „Sie sind doch der Arzt, warum fragen Sie?"

Der Vater des Kindes mischt sich nun in das Gespräch ein und faucht mich an: „Kümmere Dich um unser Kind!" Dabei kommt er mir viel zu nah und Spucke fliegt in mein Gesicht. Ich schaue ihn an und erkläre, dass ich es ja bereits tue. Der Vater wirkt alkoholisiert. Alle Beteiligten reagieren auf den aggressiven Ton des Mannes nicht, als wäre es dessen ganz normaler Gesprächsstil.

Um nichts zu übersehen, frage ich nach einem Arztbrief aus dem Universitätsklinikum. Ja, den gäbe es. Eine hektische, lange und umständliche Suche beginnt. Allein die Mutter des Kindes sucht, alle anderen beobachten sie dabei, keiner hilft, auch der Vater bleibt teilnahmslos dicht neben mir stehen. In einer Sporttasche unter dem Bett wird sie fündig. Bei dem „Krebs im Kopf" handelte es sich um eine akute lymphatische Leukämie, die glücklicherweise bereits vor sechs Jahren erfolgreich behandelt wurde. Der kleine Patient scheint „geheilt".

Ich untersuche das Kind, palpiere die Kopfhaut, Pupillenstatus … alles in Ordnung, Haut intakt, kein Shunt, kein Zoster, unauffällige Hauttemperatur, eine alte, reizlos verheilte Narbe an der Kopfhaut, kein Druckschmerz, kein Meningismus, nichts Auffälliges. Das Kind schien offensichtlich nicht akut krank, auch nicht schmerzgeplagt oder angespannt. Der ausgesprochen adipöse Junge lächelte mich bei der

Untersuchung freundlich an. Ich spreche beruhigend auf die Eltern ein, es scheint alles gut.

An diesem Punkt frage ich die Eltern, was ich noch für sie tun könne. Ich sollte offenbar nicht bei dem Kind eine gefährliche Krankheit behandeln oder ausschließen. Nein, die Lieferung eines Schmerzmedikaments sollte es sein. Ich fragte nach, ob keines der vielen Kinder in dieser Wohngruppe über Paracetamol oder Nurofen verfüge. Nein. Weder der Kinderarzt noch der Hausarzt wurde konsultiert, alle hatten heute bis 18 Uhr Sprechstunde, keine Apotheke wurde aufgesucht.

Eine kleine Auswahl verschiedener Medikamente habe ich in der Miniaturapotheke in meinem Arztkoffer immer dabei. Viele Dinge, die ich den Patienten gebe, habe ich selbst bezahlt. Sie gehören zur Notdienstausstattung, dürfen aber häufig nicht als Notdienstbedarf über die Kassen abgerechnet werden. Die Mutter besteht auf einem Rezept über Paracetamolsaft, obwohl es überhaupt keine Indikation für ein Analgetikum gibt. Die Familie war sich einig. Ich sollte mitten in der Nacht ein frei verkäufliches, kostengünstiges Kopfschmerzpräparat in Saftform rezeptieren.

Ich ärgere mich, und doziere oberlehrerhaft, trocken und sachlich an alle im Raum gerichtet: Hier handelt es sich um einen ärztlichen „*Notdienst*" und wir haben heute und generell sehr viel zu tun, an die 200.000 Einwohner zählt der zu versorgende Bezirk. Für eine zügige Vorgehensweise wäre es schön und hilfreich, künftig die Krankenversicherungskarte (so wird es den Patienten bereits bei der telefonischen Anmeldung erklärt) und vorhandene wichtige Krankenunterlagen vorbereitend herauszulegen. Die Warterei kostet viel Zeit. Keinesfalls wollte ich dieses anspruchsvolle Verhalten über die nächsten Generationen potenziert wissen. Da die Kinder mir interessiert zuhören, fahre ich fort: Bei so vielen Kindern im Haus wäre eine kleine Hausapotheke ratsam. Ein derartiges Schmerzmittel ist für wenige Euro kostengünstig in jeder Apotheke frei erhältlich.

Mein vielleicht etwas provozierendes Verhalten blieb nicht folgenlos. Der Vater des Kindes kam mir jetzt noch näher, verstand anscheinend jedes Wort und schrie mich unvermittelt an. Ich solle auf der Stelle Fieber messen. „Fieber messen!!! Sofort! Oder raus hier! Was bist du für ein Arzt? Ich konnte den Alkohol nun sehr deutlich riechen. Er packte mich an der Jacke und hob drohend die Hand, als wolle er mich schlagen. Der Rettungssanitäter wich zurück und schaute nur erschrocken. Gerettet hätte er mich wohl nicht. Dies ließ ich mir nicht zweimal sagen, ich riss mich los, packte meinen Koffer und verließ den Raum. Er knallte die Tür zu, gefolgt von einer Salve von Flüchen.

Diagnose:

Es gibt keine objektivierbare Erkrankung, es besteht jedoch ein subjektives ausgeprägtes Krankheitsgefühl oder Krankheitsbefürchtungen bei der Familie.

Synopsis

Es wird eine Situation beschrieben, die von Aggression, aber zugleich auch hohen Erwartungen an die Rettungskräfte geprägt ist. Der Patient ist gesund, so dass keine therapeutischen Maßnahmen indiziert sind. Der medizinische Aspekt des Vorfalls ist damit wenig signifikant, die Eskalation spiegelt aber ein größeres Problem wider. Aggression und Gewalt gegen Ärzte oder im vorliegenden Fall gegen Rettungskräfte kommen immer wieder vor. Die Eskalation entstand aufgrund prekärer Verhältnissen sowohl beim Patienten und seinen Angehörigen als auch bei der Behandlerin. Eine tiefergehende Problemanalyse des Falls müsste sich auch mit den intrinsischen Defiziten des KV-Notdienstes sowie dessen Missbrauch durch Patienten beschäftigen.

Die geschilderte Familie lebt in beengten Verhältnissen unter einem ständig erhöhten Stress-Level. Sie haben eine lebensbedrohliche maligne Erkrankung ihres Kindes erlebt und können die aktuelle Problematik nicht gut einordnen. Es liegen mehrere Faktoren vor, die eine erhöhte Anspannung und Wachsamkeit hinsichtlich Symptomen ihres Kindes erwarten lassen. Die betroffene Familie bringt eine (bestenfalls) falsch verstandene Erwartungshaltung an das Gesundheitssystem mit, die von den Behandlern als provozierend erlebt wird. Die KV-Ärztin ist erschöpft, hat bereits mehrere negative Erfahrungen in sozialen Brennpunkten gemacht und trifft auf organisatorische, bauliche und persönliche Barrieren in der Behandlungssituation. Sie wünscht sich Beachtung und Dankbarkeit für ihren Dienst, die sie jedoch nicht erhält. Der Vater zeigt keinen Respekt gegenüber der Ärztin, über die Gründe dafür kann jedoch nur spekuliert werden. Die Alkoholintoxikation ist ein zusätzlicher Risikofaktor in der Eskalation. Da Fieber ein Symptom einer akuten Leukämie ist, besteht die Möglichkeit, dass der Vater auf dieses Symptom im Rahmen der für ihn traumatischen Erkrankung des Sohnes eingeengt ist. Es kollidieren zwei angespannte und überforderte Parteien und so kommt es zu einer Eskalation.

Hilfe für den Patienten und sein Umfeld

Im Mittelpunkt steht ein gesundes Kind und Opfer der Eskalation. Es ist wichtig, es aus dem Konflikt so weit wie möglich herauszuhalten. Da es ihm psychisch wohl gut geht, sind keine therapeutischen Maßnahmen zu unternehmen. Die subjektive Not kann am ehesten durch supportives Verhalten gelindert werden.

Bezüglich der Familie ist ein „**Reassurance**“ angezeigt, d. h. Akzeptieren der Ängste, Erläuterung, was aktuell zu tun ist (z. B. Lärm reduzieren), Besprechung, was gefährlich ist (z. B. Tabletten), Bestätigung, dass die Eltern sich sehr um das Kind kümmern, Besprechung, was im Weiteren sinnvoll zu tun ist.

Hilfe für den Behandler

Die Ärztin spürte in den weiteren Tagen im Umgang mit anderen Patienten aus sozialen Brennpunkten, auch wenn sie durchaus höflich und angemessen auftraten, eine subtile Wut. Es stellt sich die Frage, ob eine „bessere“ Deeskalations-Kompetenz die Probleme in der bestehenden Situation abgewendet hätte und wie diese überhaupt im beschriebenen Fall hätte aussehen können. Für Hausärzte ist ein **Deeskalations-Training** sicher grundsätzlich anzuraten. Eine Kollegin berichtet, dass sie schon oft Angst in Einsätzen hatte und nun sehr darauf achtet, mit wem sie zusammen im Dienst fährt, um im Notfall nicht auf sich allein gestellt zu sein. Sie habe für einen Monat sogar Pfefferspray mit sich getragen, dann aber beschlossen, sich nicht gegen ihre Patienten „bewaffnen“ zu wollen. Sie nahm stattdessen Kontakt mit der KV auf und es wurde vereinbart, in Zukunft während des Dienstes vermehrt telefonischen Kontakt zwischen der Leitstelle und der Ärztin herzustellen.

Im gegebenen Fall ist es nicht einfach zu entscheiden, ob die Eskalation trotz guten Handelns zu vermeiden gewesen wäre. Die Ärztin ist in diesem Fall in einer „Zwickmühle“. Regelkonformes und klar strukturiertes Verhalten wie hier geschehen ist geboten, um vor weiterem Missbrauch des Systems zu schützen. Dieses Verhalten beantwortet jedoch nicht die Bedürfnisse der Familie und wird als Konfrontation erlebt. Die KV-Ärztin könnte diese Bedürfnisse erfüllen („nachgeben“) und z. B. Medikamente aushändigen oder Fieber messen, würde dann aber vermutlich den weiteren Missbrauch des Systems fördern. Auch der Einsatzort ist zu bedenken, der im vorliegenden Fall als „schwieriger Ort“ anzusehen ist.

Exkurs: Gewalteskalation

Aufgrund der hohen Prävalenz von Gewalt an Notfall-Einsatzorten gibt es zahlreiche Studien und Maßnahmen-Kataloge, die sich mit diesem Thema auseinandersetzen. Wichtige Aspekte im Umgang und zur Abwendung von Gewalt sind: Prävention, Deeskalation, Eigenschutz. Konzepte zur Vermeidung von Gewalt müssen auf allen Ebenen der betreffenden Institutionen getragen werden. Die grundlegende Voraussetzung zur Vermeidung von Gewalt setzt den authentischen Willen zur friedlichen Lösung voraus, der bei Frust und Wut sicherlich nicht immer gegeben ist. Der professionelle Umgang mit Gewalt erfordert eine pro-aktive Aufmerksamkeit zu der Thematik und wiederholte, aktive Übungen. Dazu gibt es z. B. in Kliniken bestimmte Arbeitsgruppen, die sich besonders um diese Thematik kümmern.

Prävention von Gewalt beinhaltet verbale und nonverbale Kommunikationsfähigkeiten, interkulturelle Kompetenz, aber auch Aspekte, die die Situation betreffen, z. B. die Einschätzung des Einsatzortes.

Es ist in jeder Eskalation wichtig, die Handlungsfähigkeit und sichere Rückzugstaktiken der Mitarbeiter zu sichern. In dem berichteten Fall wäre eine kurze Besprechung mit dem begleitenden Sanitäter über den Umgang mit der Familie und eine Risikoabwägung der angespannten Situation wichtig. Auch sollten Kriterien überlegt werden, wann die Behandlung abzubrechen ist. Ein Fluchtweg sollte immer antizipiert werden, der nicht durch Personen verstellt ist. Jeder Helfer sollte einfache Befreiungsgriffe (z. B. Befreiung aus Festhalten, an den Haaren gezogen werden u. Ä.) kennen, um Gefahren abzuwenden. Die dazu anwendbaren rechtlichen Grundlagen müssen bekannt sein.

Die eigentliche Kunst der Deeskalation ist die Auseinandersetzung mit dem Patienten und seinen Angehörigen selbst. Hierzu gibt es unterschiedliche Gesprächstechniken, die jedoch leere Hüllen ohne die grundsätzliche Haltung der empathischen Kommunikation und friedlichen Lösung bleiben. Die **gewaltfreie Kommunikation** (GFK) ist eine Ressource, die eigene Kommunikation zu reflektieren und zugrunde liegende (menschliche) Bedürfnisse hinter der Auseinandersetzung zu erkennen. Ob GFK in diesem Fall den Vater weniger aggressiv gestimmt hätte, bleibt offen, dennoch können im beschriebenen Fall Aspekte erkannt werden, die GFK aufgreift. Immerhin liegt eine Alkoholerkrankung vor, die u. a. dadurch gekennzeichnet ist, dass die Betroffenen „affektinkontinent" sind, d. h. dass ihre emotionale Steuerungsfähigkeit eingeschränkt ist. Das bedeutet, dass solche Patienten schnell „an die Decke gehen", jedoch ebenso schnell durch ein paar freundliche Bemerkungen wieder „auf den Teppich" geholt werden können. Unabhängig von bestimmten Methoden gilt es „Ich-Botschaften" zu senden. So sollte die Ärztin durchaus mitteilen, „Ich fühle mich bedroht und fehl am Platz". Die andere Seite sollte nicht spontan bewertet werden (z. B. „Sie sind betrunken und missbrauchen das System"), da hier eine spontane reflexartige Verteidigung die Folge sein kann und zur Eskalation beiträgt. Ein transparenter und ehrlicher Rapport über das eigene Handeln, gefällte Entscheidungen und den Vorgang sind nützlich, um klare Verhältnisse zu schaffen und Missverständnisse zu vermeiden. Auch die Beteiligung der Familie selbst an der Lösung kann helfen, Konfrontationen im Behandlungsverhältnis aufzulösen und Verantwortung an alle Beteiligten abzugeben.

Wenn der Vater des Patienten sein Kind und seine Mutter im Rahmen des Einsatzes geschlagen hätte, stellen sich neue Fragen. Eine angemessene Reaktion auf Gewalt in der Familie eines Patienten steht im Spannungsfeld zwischen Vertrauen zu den Betroffen einerseits und Übernahme von Verantwortung zur Verhinderung weiterer Gewalt anderseits. Wird das Kind geschlagen, ist die Verantwortung besonders groß. Kann der Vorfall nicht als geringfügig ausgeräumt werden, ist das Jugendamt zu informieren. Droht akute Gefahr, ist die Polizei zu informieren. Ist die erwachsene Ehefrau Opfer körperlicher Gewalt, ist eine angemessene Reaktion in der Akut-Situation unklarer. Der Notdienst sollte Adressen mit sich führen oder zumindest kennen, die Opfern von Gewalt angeboten werden können (Polizei, Weißer Ring, lokales Frauenhaus, rechtsmedizinische Beratungsstellen oder der eigene ärztlicher Kontakt). Die Telefonnummer 08000–116 016 des Bundesamtes für Familie ist mehrsprachlich, anonym und besonders einfach für Betroffene zu erreichen (www.hilfetelefon.de). Auch ein Chat-Dienst steht zur Verfügung. Bei psychischen Belastungen oder Störungen der Täter oder Opfer, gibt es die Möglichkeit, prekäre Lebensbedingungen dem **sozialpsychiatrischen Dienst (SpD)** des Gesundheitsamtes zu melden. Der SpD kann den Patienten aufsuchen, um zu prüfen ob eine Fremdgefährdung aus psychischen Gründen besteht. Zudem bietet der SpD meist auch ambulante Beratung für Betroffene an. Es ist günstig, einen Ansprechpartner im SpD zu kennen, um schwierige Fälle zu besprechen.

In der akuten Versorgungssituation ist es notwendig, eine Anamneseerhebung und Aufklärung vertraulich durchzuführen, so dass ein Gespräch ohne Täter stattfinden sollte. Ist der Arzt männlich, ist es günstig eine weibliche Person (Sanitäterin?) mit zu involvieren. Notfalls können Informationen auch möglichst vertraulich und rasch „zugesteckt" werden.

Liegt eine akute Gefährdung (schwere Körperverletzung, Hinweise auf schwere Vorschädigungen oder Verelendung) vor, müssen noch während des Einsatzes Konsequenzen gezogen werden und die bestmögliche Dokumentation der Gefährdung gesichert werden. Häusliche Gewalt besteht nicht nur aus körperlichen Übergriffen, sondern kann auch durch emotionale oder finanzielle Drangsalierung stattfinden. Diese Art von Gewalt ist im Notfalleinsatz noch weniger greifbar, sollte aber stets mit bedacht werden.

Wenn der Vater des Patienten die Ärztin geschlagen hätte, wäre das eine weitere Problemstufe. Es wäre ein Dienstunfall, der zur Dokumentation und zu einer D-Arzt-Vorstellung führen sollte. In der Akutsituation ist zu empfehlen, dass der Betroffene den Dienst abbricht. Es sollte zudem eine Anzeige bei der Polizei erfolgen. Die Kontaktdaten der Mitarbeiter, die bei dem Vorfall Zeugen waren, sollten bekannt sein. Es ist wichtig, strafrechtliche Vorfälle zu verfolgen, damit die Wahrscheinlichkeit auf mögliche Vorfälle an anderen Personen in der Zukunft reduziert wird. Dazu können auch zusätzlich zivilrechtliche Anstrengungen unternommen werden, die gegebenenfalls mit einem Schmerzensgeld einhergehen. Ethische Bedenken als Arzt einen Patienten als Straftäter anzuzeigen sind grundsätzlich nicht berechtigt, auch wenn der Arzt seine Rolle im Schutz seiner Patienten sieht.

Der Arzt sollte sich beobachten, ob er Anzeichen einer anhaltenden psychischen Belastungsstörung, z. B. wiederholende quälende Erinnerungen oder starkes Vermeidungsverhalten im Beruf aufweist und dementsprechenden Hilfe annehmen.

Exkurs: Gewaltfreie Kommunikation

Gewaltfreie Kommunikation soll Bedürfnisse der Beteiligten erfüllen, ohne dabei die Grenzen des anderen zu überschreiten. Das Konzept nach Rosenberg erscheint einfach, in der Umsetzung erfordert es aber eine durchaus kritische Prüfung des eigenen Handelns und einige Geduld. Fast jeder wird „gewalttätige Aspekte" in seiner eigenen Art zu kommunizieren finden. GFK ist nicht in allen Situationen sinnvoll. Das Konzept zu verstehen ist jedoch eine persönliche und berufliche Bereicherung. GFK mag in gefährlichen Situationen „weichgespült" wirken, vermag aber dazu beitragen, Situationen gar nicht erst gefährlich werden zu lassen.

Gewaltfreie Kommunikation (GFK) betrachtet die Haltung, Empathie und die Meta-Ebene der Akteure. Die eigene Position und die eigenen Bedürfnisse sollten sich trotz der klassischen Arztrolle nicht „über" andere gestellt werden. Um das eigene Reagieren günstig zu beeinflussen, wird der sonst unbewusst ablaufende Reflex-Zyklus „Beobachtung → Gefühl → Bedürfnis → Forderung" bewusst unterbrochen. Das Konzept der GFK verlangt primär eine möglichst **neutrale Beobachtung des Geschehens** und der damit assoziierten Gefühle („erstmal den Schreienden objektiv beobachten, dann nehme ich meine damit verbundenen subjektiven Gefühle wahr"). Die Gefühle wecken Bedürfnisse, die durch eine konkrete Bitte an das Gegenüber erfüllt werden („Ich möchte Sicherheit in dieser bedrohlichen Situation – ich bitte Sie, leise zu sein und einige Schritte zurück zu treten").

Die Verantwortung für eigene Gefühle und Handlungen wird primär beim Handlenden selbst gesehen und nicht im Gegenüber. Daher sollten negative Gefühle nicht ungesehen als durch das Gegenüber intendiert angenommen werden (und eine entsprechende Reaktion hervorrufen). Empathie ist eine Grundlage der GFK, sie ist wenig erfolgreich anzuwenden, wenn der Handelnde keine Empathie oder starke Ablehnung seines Gegenübers spürt.

Exkurs: §§34 StGB Rechtfertigender Notstand

Der Paragraf 34 StGB ermöglicht die Verhütung von Gefahren in einem Notfall. Er erlaubt nach Abwägung der in Frage stehenden verschiedenen Rechtsgüter eine Intervention (z. B. Diagnostik, aber auch Selbstverteidigung), auch unabhängig von der Einwilligung des Betroffenen. Auch für Notwehr in einer Rettungssituation kann dieser Paragraf angewendet werden. Es ist sinnvoll, diese rechtliche Grundlage als Helfender zu kennen. Falls der Sachverhalt durch eine spezifischeres Gesetz geregelt ist, z. B. das PsychKG, dann soll dieses angewendet werden.

Der Paragraph §§34 StGB lautet: Wer in einer gegenwärtigen, nicht anders abwendbaren Gefahr für Leben, Leib, Freiheit, Ehre, Eigentum oder ein anderes Rechtsgut eine Tat begeht, um die Gefahr von sich oder einem anderen abzuwenden, handelt nicht rechtswidrig, wenn bei Abwägung der widerstreitenden Interessen, namentlich der betroffenen Rechtsgüter und des Grades der ihnen drohenden Gefahren, das geschützte Interesse das beeinträchtigte wesentlich überwiegt. Dies gilt jedoch nur, soweit die Tat ein angemessenes Mittel ist, die Gefahr abzuwenden.

LITERATUR

Rosenberg MB. Gewaltfreie Kommunikation: Eine Sprache des Lebens. Junfermann Verlag 2016.

Vorderwülbecke F. et al. Aggression und Gewalt gegen Allgemeinmediziner und praktische Ärzte. Dtsch Ärzteblatt 112.10 (2015): 159–165.

https://www.gesetze-im-internet.de/ abgerufen am 03.04.2022

KAPITEL

7 Arbeitsunfähigkeit

Herr S. kam in den letzten Jahren häufig in die Praxis. Er klagte über unterschiedlichste Beschwerden. Diese gingen auch häufiger mit dem Wunsch nach einem Arbeitsunfähigkeitsattest einher, mit durchaus auch längerer Dauer, bis ich mich immer wieder einmal weigerte, diese wegen Bagatellen zu verlängern. Bei dem Praxisvorgänger hatten die klagsamen Vorstellungen des Herrn S. ebenfalls bereits zu längeren Arbeitsunfähigkeiten geführt.

Herr S. hatte einen guten Job bei der hiesigen Müllabfuhr und fuhr seit seiner Lehre auf dem großen Müllwagen, um den Hausmüll einzusammeln. Meist war er Fahrer, doch seine Kollegen bestanden darauf, dass auch er mal hinten auf dem Trittbrett arbeitete und die Tonnen aus den Hauseingängen und -kellern holte. Ein anstrengender Job, der mit zunehmender Adipositas schwerer zu bewältigen war.

Er litt seit vielen Jahren unter leichtem Asthma. Vor fast 20 Jahren wurde die Diagnose einer Pollenallergie nach einer leicht positiven Reaktion auf Birkenpollen im Rahmen eines Intrakutanallergietests gestellt. Der Patient zeigte jedoch keine einschlägigen allergischen Beschwerden und keine kreuzallergischen Reaktionen auf Nahrungsmittel. Er meinte selbst, von der Pollenallergie merke er nichts, daher benötigte er nie Antihistaminika. Ein kurz wirksames Beta-Sympathomimetikum wendete er allenfalls als Bedarfsmedikation bei schwereren akuten Infektionen der oberen Atemwege an und musste selbst hierzu von mir eher überredet werden: „So schlimm ist das mit dem Asthma ja nicht." Er rauchte seit Jahrzehnten.

Eines Tages kam er wieder in die Sprechstunde, um eben ein Arbeitsunfähigkeitsattest „abzuholen". Der Betriebsarzt schicke ihn. Er wirkte schon genervt, als die Arzthelferin ihm einen Termin anbietet, weil er für ein Attest den Arzt sehen „muss". Als ich ihn nach dem Zweck des Attests frage und was es beinhalten soll, versteht er meine Frage nicht. „Der Betriebsarzt möchte von Ihnen ein Attest!" „Ich kenne den doch gar nicht, Sie müssten mir schon sagen, wozu Sie ein Attest benötigen und was es bezwecken soll." Nun wird der Patient sauer, und ich brauche eine Weile, ihn zu beruhigen, ihm den Sinn und Zweck von ärztlichen Bescheinigungen zu erklären und herauszufinden, worum es Herrn S. geht.

Die Müllabfuhr entsorge zunehmend auch Biomüll. Und vor vielen Jahren hätte mein Praxisvorgänger ihm ein Attest „gegeben", dass er wegen der Pollenallergie und des Asthmas beim Umgang mit Biomüll Probleme mit der Atmung hätte. Er habe dem Arbeitgeber nun gesagt, dass er die Biomülltonnen nicht aus den Häusern herausholen, zum Müllwagen rollen und hinten am Müllwagen entleeren kann. Er könne aus gesundheitlichen Gründen nur als Fahrer arbeiten. „Unter uns: da ist es immer bequem, warm und trocken." Dann müssten die Kollegen seines Müllwagentrupps eben die Scheißarbeit draußen am Wagen auf der Straße machen. „Dann geben die endlich mal Ruhe!" Ich durchsuche die Kartei und finde das alte Attest meines Praxisvorgängers. Der Patient meint, ich solle dies doch einfach mit aktuellem Datum versehen und unterschreiben! Aha. Leider stehe ich in keiner Weise hinter dem Inhalt dieses Attests, was ich jedoch für mich behalte. Ich suche in der Kartei nach einem Lungenfacharztbefund und werde fündig: Ein alter Bericht von einem noch praktizierenden Lungenfacharzt hier im Stadtteil. Der Patient leide bei fortgesetztem Fumatorium unter COPD in Kombination mit allergischem Asthma bronchiale.

Ich erkläre Herrn S., dass ein solches Attest zur Vorlage beim Arbeitgeber weitreichende Konsequenzen haben könnte. Ich frage auch noch einmal nach, und der Patient verneint jegliche Beschwerden beim Umgang mit Biomüll, den er natürlich dann und wann schon fahren und entleeren musste. Er sagt mir deutlich, dass er nur keine Lust hätte, Mülltonnen zum Müllwagen zu bewegen und zu entleeren. Er erklärt mir auch, dass er meine, ich könne dies doch eben mal machen und er nicht sehe, wo nun mein Problem liegt. Er fühlt sich offensichtlich von mir nicht gut behandelt, wenn ich hier so rumfrage und nicht einfach kommentarlos unterschreibe. Er konnte schon nicht verstehen, dass die Arzthelferin ihm erklärte, dass Atteste grundsätzlich kostenpflichtig sind und leider keine Kassenleistung. Ich wiederhole meine Sorge, dass ein derartiges Attest auch Nachteile für ihn haben könne. Er lässt nicht locker, und ich überzeuge ihn, zugegebenermaßen etwas feige, dass diese Entscheidung von einem Spezialisten, seinem Lungenfacharzt, getroffen werden sollte. Beleidigt zieht er von dannen.

Einige Wochen später kommt er wegen eines kleinen Infekts in die Sprechstunde und erzählt triumphierend, dass der Lungenfacharzt gar nicht „so ein Theater" gemacht und ihm sogar kostenlos attestiert hätte, dass er wegen seines allergischen Asthmas gar keinen Biomüll fahren dürfe! Dies hätte er dem Betriebsarzt auf den „Tisch geknallt", der möge es seinem Chef vorlegen, damit die Sache endgültig geklärt ist!

Eine Woche später erscheint er verzweifelt in der Praxis. Er wurde wieder zum Chef zitiert. Man habe mit dem Betriebsarzt in einer größeren Runde mit ihm gesprochen. Alle meinten, seine gesundheitlichen Beschwerden sehr ernst zu nehmen und sich selbstredend nach den Empfehlungen des fachärztlichen Attestes zu richten. Das alte Attest vom früheren Hausarzt hätte man auch in der Personalakte gefunden. Natürlich würde die Firma ihrer Fürsorgepflicht nachkommen. Der Biomüll der Stadt wurde zu jener Zeit nur in wenigen Stadtteilen separat abtransportiert, darum enthalte nahezu jede Restmülltonne Biomüll. Aus diesem Grund könne er nicht mehr in der regulären Restmüllentsorgung arbeiten, auch nicht als Fahrer des Müllwagens. Von einer Kündigung würde man absehen. Er könne glücklicherweise im Betrieb bleiben, müsse allerdings den Arbeitsplatz innerbetrieblich wechseln. Die Firma freue sich, ihn als neuen Mitarbeiter in der „Straßenfegermannschaft" begrüßen zu dürfen! Er würde dort allerdings weniger verdienen als bisher und müsse auch an Feiertagen arbeiten, beispielsweise für Reinigungsarbeiten nach Stadtteilfesten oder anderen Events auf öffentlichem Grund.

„Mein Alptraum, eine Katastrophe! Der mieseste Job von allen! Sie müssen mir helfen! Sie müssen ein neues Attest schreiben, in dem steht, dass die anderen beiden Atteste ungültig sind. Sie wissen doch, dass ich kein Asthma von den Restmülltonnen kriege! Sie haben mich doch nach den Beschwerden gefragt! Das haben die anderen beiden Ärzte ja gar nicht getan!" Ich konnte mir nun nicht verkneifen, mit dem Kopf zu wiegen: „Das wird nicht mehr rückgängig zu machen sein." Der Patient erschien nie wieder in der Praxis.

Diagnosen:

- Arbeitsplatzprobleme
- Chronisch obstruktive pulmonale Erkrankung
- Nikotinabhängigkeit
- Adipositas

Synopsis

Es wird ein Patient mit einem leichten Asthmaleiden, das von Ärzten und damit auch dem Patienten als allergisch bedingt angesehen wird, beschrieben. Dies bedeutet für den Patienten, dass er „krank" ist, unabhängig davon, ob er irgendwelche Symptome hat. Krankheit ist etwas „Medizinisches" oder „Theoretisches". Als „krankem Menschen" steht ihm zu, das besondere Rücksicht auf ihn genommen wird. Die Bedeutung der „Krankenrolle" ist in der medizinischen, psychologischen und soziologischen Literatur umfänglich beschrieben und diskutiert worden. Sie ist abhängig von der Persönlichkeit des Patienten, wie klagsam er ist und wann und wie er Rücksichtnahme einfordert.

Verdeutlichung und Aggravieren gehören in gutachterlichen Situationen zu den regelhaften Phänomenen und sollten dem Patienten nicht negativ angerechnet werden. Erleichterungen am Arbeitsplatz zu verschaffen, gehört zum beruflichen Auftrag des Hausarztes, wenn dies wegen gesundheitsbedingter Einschränkungen nötig ist. Hier gelten z. B. die Vorgaben der Arbeitsunfähigkeitsrichtlinie und arbeitsrechtliche Anforderungen. Aufgabe des Arztes ist, zunächst einmal die Fakten zu prüfen. Dann ist mit dem Patienten zu klären, was sachgerecht zu machen ist, und ihn auch über Nebenfolgen aufzuklären. Dies ist insofern von großer Bedeutung, weil es bei der Feststellung einer Einschränkung der Leistungsfähigkeit immer eine Grauzone gibt, die wesentlich von der „zumutbaren Willensanstrengung" des Patienten abhängt. Im vorliegenden Fall ist dieser Punkt gekommen, als man dem Patienten eine ihm unangenehme berufliche Aufgabe zugewiesen hat. Jetzt soll die Medizin schützend eingreifen und dafür sorgen, dass er die gewünschte Rücksichtnahme erhält. Der Patient hat offenbar ein gutes Verhältnis zum Arzt, da er sehr offen darüber spricht, dass ihm die Arbeit nicht zusagt. Andere medizinische Fragestellungen, insbesondere seine Nikotinabhängigkeit und seine Adipositas, sind für den Patienten im Kontext der Arbeitsproblematik nicht relevant, obwohl sie aus medizinischer Sicht durchaus von Bedeutung sind. Die zögerliche Haltung des Arztes erlebt der Patient als Unverständnis, weshalb er den Arzt wechselt und dort ein Attest erhält, was fachlich und juristisch kritisch zu sehen ist und dem Patienten letztendlich schadet. Im vorliegenden Fall hatte das Attest relevante Negativfolgen. Der Patient wird durch seinen Arbeitgeber an einen anderen Arbeitsplatz mit finanziellen und arbeitsmäßigen Nachteilen versetzt.

Hilfe für den Patienten

Dem Patienten ist zu verdeutlichen, dass man sein Anliegen ernst nimmt und sich als Arzt mit aller Sorgfalt darum kümmert. Dabei ist dem Patienten auch nachvollziehbar zu machen, dass Atteste jedweder Art weitreichende Folgen haben können und daher die Voraussetzungen, ihr Inhalt und die Folgen mit großer Sorgfalt bedacht werden müssen. Der Patient muss auch verstehen und akzeptieren, dass es für den Arzt klare Regeln gibt, über die er sich nicht einfach hinwegsetzen kann. Im vorliegenden Fall sind auch die relevanten Faktoren Nikotin, Alkohol und Übergewicht zu thematisieren.

Hilfe für den Behandler

Die offene Schilderung des Patienten, der vorträgt, ein Attest zu wollen, um im Führerhaus seines Müllwagens sitzen zu können, klingt auf den ersten Blick wie eine Zumutung. Hier versucht jemand das Medizinsystem auszunutzen. Die Folge ist eine zunehmend aggressive Stimmung zwischen Behandler und Patient. Der Arzt muss sich von solchen Emotionen frei machen und darf sich den Blick auf die sozialmedizinische Problematik nicht verstellen lassen. Dies gilt umso mehr, als Vor- wie Parallelbehandler bereits einschlägige sozialmedizinische Atteste ausgestellt haben. Hieran ist anzuknüpfen. Das Problem ist komplex und nicht emotional, sondern mit sozialmedizinischer Fachkunde zu klären.

Exkurs: Arbeitsunfähigkeitsatteste und Attestierung einer Leistungsminderung

Es gehört zu den wichtigen Aufgaben von niedergelassenen Vertragsärzten, sozialmedizinische Atteste jeder Art auszustellen. Am wichtigsten und häufigsten sind Arbeitsunfähigkeitsatteste, die den Patienten vollständig von der Arbeitstätigkeit entpflichten oder von bestimmten Tätigkeiten. Eine bindende Rechtsnorm ist die „Arbeitsunfähigkeits-Richtlinie (AU-Richtlinie)“. Sie besagt, dass ein Patient dann nicht mehr arbeiten muss, wenn aufgrund einer Krankheit seine Arbeits-„Fähigkeit“ so eingeschränkt ist, dass er unverzichtbare Arbeitstätigkeiten nicht mehr ausüben kann (eingeschränkte Leistungsfähigkeit) oder wenn durch die Arbeit eine Verschlechterung seiner Krankheit droht. Im vorliegenden Fall sind beide Aspekte zu bedenken. Die Frage, ob eine Krankheit vorliegt, ist notwendig, jedoch nicht entscheidungsrelevant für die Feststellung einer „Unfähigkeit“. Diese leitet sich daraus ab, ob der Patient mit und ohne Krankheit tun kann, was am Arbeitsplatz verlangt wird.

Arbeitsunfähigkeitsatteste (AU-Bescheinigung) sind sozialmedizinische gutachterliche Feststellungen und unterliegen klaren fachlichen und juristischen Vorgaben. Unter klinischen Gesichtspunkten sind stets die Vor- und Nachteile zu bedenken. Die **AU-Richtlinie** verlangt, dass die konkreten Bedingungen des aktuellen Arbeitsplatzes zugrunde gelegt werden müssen. Für den Arzt bedeutet dies, dass er prüfen muss, welche Tätigkeiten der Patient am Arbeitsplatz ausüben muss und welche er krankheitsbedingt nicht ausüben kann. Der Patient soll als Müllwerker schwere Mülltonnen heben: Wie schwer sind diese und kann der Patient das mit seiner COPD leisten?

Ein weiterer Aspekt ist die **Allergiegefahr.** Es ist konkret zu klären, ob der Patient tatsächlich mit Allergenen in Berührung kommt und ob dies zu einer Progredienz seines Lungenleidens führen kann. Wahrscheinlich ist dies im vorliegenden Fall von geringerer Relevanz. Viel wichtiger scheint, dass die Tätigkeit als Mülltonnenheber bedeutet, hinter dem Wagen in Wind und Wetter herlaufen zu müssen (anders als die Tätigkeit eines Fahrers). Welche Bedeutung hat diese Wetterexposition für das Lungenleiden? Andererseits ist ein Tätigkeits- und Berufswechsel für den Patienten mit erheblichen Problemen verbunden. Diese sich widersprechenden Überlegungen müssen abgewogen werden, was in der Medizin nichts Besonderes ist. Der Patient ist in diese Überlegungen einbeziehen i. S. einer partnerschaftlichen Entscheidungsfindung.

Ein weiteres Problem zeigt sich mit dem **Attest des Pulmologen.** Es enthielt nur den Hinweis, dass der Umgang mit Biomüll nicht zumutbar ist. Dies ist wahrscheinlich fachlich falsch und ein Kunstfehler. Die Gesamtproblematik wird nicht hinreichend präzise aufgegriffen und der Arbeitgeber nicht darüber informiert, was wirklich ansteht. Der Arbeitgeber nimmt den Patienten also gemäß dem ärztlichen Attest aus dem Kontakt mit Biomüll heraus und versetzt ihn in eine Tätigkeit als Straßenfeger, wobei sich die Frage stellt, ob dies unter Allergiegesichtspunkten eine „leidensgerechte" Arbeit ist oder nicht eine Verschärfung der medizinischen Problematik bedeuten kann. Dies ist aus medizinischer Sicht nicht besser als die vorherige Tätigkeit. Die neue Tätigkeit mag partiell körperlich weniger belastend sein, die Exposition gegenüber Staub, Wind und Wetter sowie die Allergiegefahr sind eher noch größer. Das Fehlattest führt also zu einer falschen Reaktion des Arbeitgebers. Spätestens jetzt sollte der Arzt nach Einwilligung des Patienten Kontakt mit dem Betriebsarzt aufnehmen und eine Sachklärung herbeiführen. Dabei kann im kollegialen Austausch geklärt werden, welche Tätigkeit unter den Bedingungen des Betriebs machbar ist. Zu berücksichtigen ist, dass der Patient durch sein Auftreten offenbar auch beim Arbeitgeber Missverständnisse ausgelöst hat. Aufgabe aller beteiligten Ärzte ist jedoch, frei von Emotionen sozialmedizinisch nüchtern und korrekt zu handeln, im Interesse des Patienten wie des Betriebs. Im vorliegenden Fall ist eine weitere dysfunktionale Entwicklung bis hin zu einer vorzeitigen Berentung nicht ausgeschlossen. Dem muss vorgebeugt werden.

Zusammenfassend gilt, dass Sozialmedizin eine wichtige Domäne von Vertragsärzten ist, die hohe fachliche Anforderungen stellt und gemäß der AU-Richtlinie besondere Sorgfalt erfordert.

LITERATUR

Gonon A. Frühes Eingreifen bei psychischer Arbeitsunfähigkeit als ambivalente Strategie. WSI-Mitteilungen 2019; 72(5): 335–342.

Herrmann M (Hrsg.). Hausärztliche Attestierung von Arbeitsunfähigkeit bei psychischen Beschwerden. Professionelle Antinomien in hausärztlicher Praxis: Attestierung von Arbeitsunfähigkeit bei psychischen Beschwerden – zwischen Patientenorientierung und sozialer Kontrolle. Leverkusen: Verlag Barbara Budrich, 2023

Zimmermann G W. Neue Pflicht zur Beratung bei längerer AU. MMW-Fortschritte der Medizin 2020;162(15): 30–30.

KAPITEL

8 Doktorhopping

Bei der Erstvorstellung erklärt die 65-jährige Patientin, sie möchte ab sofort hier von mir behandelt werden. Mit dem bisherigen Hausarzt käme sie nicht mehr zurecht und hat auch gleich ihre Altkartei mitgebracht. Es erfolgt eine ausführliche Anamnese. Eigentlich leide sie nur unter Bluthochdruck, hatte allerdings vor sechs Jahren Brustkrebs, der nun ausgeheilt sei.

Bei der nächsten Vorstellung erbringt eine Durchsicht der **Befunde** (ein Berg an Papieren): AP und GGT erhöht, Z. n. Mammakarzinom vor sechs Jahren, stattgehabte periradikuläre Therapie bei Lumbago in Höhe von L3/4, Z. n. CHE, Coxarthrose bds., Hypothyreose wohl bisher nicht geklärter Genese, ein dermatologischer Krankenhausbericht beschreibt vor zwei Jahren ein Exanthem unklarer Genese mit der Differenzialdiagnose bullöses Pemphigoid. In einem Brief wird Asthma bronchiale als Nebendiagnose genannt. Vor drei Jahren erfolgte Koloskopie mit unauffälligem Befund. Eine Gastroskopie erbrachte eine chronische Gastritis mit Refluxzeichen. Milder metformingeführter Diabetes mellitus Typ 2 mit HbA1c-Werten stets unter 6,8 %. Ein psychiatrischer Bericht vor fünf Jahren spricht von einer rezidivierenden Depression mit der Therapieempfehlung von Mirtazapin zur Nacht. Ein Kardiologiebericht beschreibt eine gute linksventrikuläre Funktion, leichte Trikuspidalinsuffizienz, pulmonale Hypertonie mit 46 mmHg, keine KHK-Hinweise. Ein Lungenfacharztbericht vor zehn Jahren spricht von einem gemischtförmigen Asthma bronchiale bei gesicherter Tierhaar-, Pollen- und Hausstaubmilbenallergie und einem Asthmaspray.

Die Patientin erwähnte bei der **Erstvorstellung** keine Hauterkrankung, auch nicht das chronische Asthma bronchiale und in der Selbstwahrnehmung keine psychischen Probleme. Bei der Erstellung des Medikamentenplans erläuterte sie mir ausführlich die eingenommenen antihypertensiven Medikamente, wobei sie keine Namen der Präparate kannte, diese aber in der Packung auf den Sprechzimmertisch legte und mit „diese Kleine, diese Runde und diese Große" beschrieb. Sie erwähnte mit keinem Wort etwaige Antidepressiva oder inhalative Asthmamedikamente. Ach ja: Zuckerkrank sei sie auch. Sie nehme dagegen auch ein Medikament. Ich ergänze dies im Medikamentenplan, den sie mitbekommt. Sie hatte mal Gicht, trinke nur morgens eine Tasse Kaffee, esse wenig Fleisch, trinke nahezu keinen Alkohol. Die Gicht kam angeblich durch ein Blutdruckmedikament. Nach Recherche in der Kartei lese ich ihr den Namen eines ACE-Hemmers vor: Ja genau, durch diese Pille! Sie hätte früher auch schon einmal Bluttransfusionen bekommen, weiß aber nicht warum. In einer Universitätsklinik habe man ihr erzählt, sie hätte einmal eine Hepatitis gehabt. Durch die Uniklinik wurde noch Allopurinol ergänzt. Wegen Oberbauchbeschwerden ist eine Protonenpumpeninhibitor-Therapie eingeleitet worden und wurde von mir bei Bedarf belassen. Der Brustkrebs scheint für sie als potenzielle Gefahr nicht mehr existent.

Ein von mir per Fax angeforderter **Befundbericht** enthält einen vier Jahre alten LZ-RR-Befund mit nur 73 Messwerten. Die Patientin entfernte das Gerät. Breite Spanne der gemessenen Blutdruckwerte vom mindestens 94 bis maximal 237 mmHg systolisch, im Mittel 167 mmHg. Pulswerte von mindestens 50 bis maximal 125/min ohne begründende körperliche Aktivität im Patientenprotokoll. Ausschluss einer sekundären Hypertonie empfohlen!

Im nächsten Schritt veranlasse ich eine 24-Stunden- Blutdruckmessung und Überweisung zum Nephrologen zum Ausschluss einer sekundären arteriellen Hypertonie. Durch den bisherigen Hausarzt erfolgte bislang eine antihypertensive Dreier-Kombinationstherapie.

Die Patientin stellt sich eigeninitiativ in der Leberambulanz der Universitätsklinik vor, wo als **Diagnose** gestellt wird: Leberhämangiom, Z. n. Hepatitis

B, ausgeheilt, Z. n. Cholezystektomie. Man führt ein MRT des Oberbauchs durch.

Eintrag der Arzthelferin: Patientin möchte hier am Tresen Nifedipin-Tropfen für den Notfall. Das steht nicht im Medikationsplan, sind stammt vom alten Hausarzt. RR jetzt 135/80. Warum wird sie dann ohne Termin gleich in die Sprechstunde „durchgewunken"? Frau A. war anscheinend zwischenzeitlich mehrfach bei dem nephrologischen Professor in Behandlung. Nicht, dass sie mir dies erzählte, ich höre es aus ihren Schilderungen heraus. Sie berichtet, dort verschiedene Medikamente verordnet und ausprobiert zu haben. „Ihr" Professor sei ein wirklich feiner und galanter Mann, so gut aussehend und gebildet! Sie fühle sich außerordentlich wohl bei ihm: exzellent und kompetent behandelt. In einem Nebensatz erwähnt sie, dass sie „meine Blutdrucktropfen sowieso nicht braucht", die mit dem blauen Etikett in der braunen kleinen Flasche!

Wieder erinnert sie den Namen nicht. Ich empfahl der Patientin den von mir mühsam erstellten Medikamentenplan stets bei sich zu tragen.

Da Patienten rezeptpflichtige Medikamente bekanntermaßen nicht am Apothekentresen erhalten, bestellen sie diese dann gerne am Hausarztempfangstresen. Sie sind regelrecht empört, wenn sie hierzu in die Sprechstunde „müssen" und ich dann auch noch lästige Fragen stelle. Rezepte sollten Therapieempfehlungen der Ärzte sein und nicht der Patienten. Die Forderungen der Patienten an den Hausarzt in Funktion des „Bestell-Erfüllers" nehmen überhand!

8

Der frühere Hausarzt Herr Dr. S. habe ihr vor Jahren diese Notfalltropfen verordnet! Sie gab dieses Medikament weder „ihrem Professor" noch mir bei der Liste der bisher eingenommenen Medikamente an. Leider empfahlen der Professor als auch ich nun zudem zwei verschiedene Notfallmedikamente, sodass die Patientin für den Notfall nun über drei rasch senkende Blutdruckmedikamente verfügte.

Ich muss eine ganze Menge unbequemer und lästiger Fragen stellen, bis ich das herausgefunden habe. Oh mein Gott! Lebensgefährlich! Nun brauche ich wieder eine Weile, um sie über die Wirkungen und die Gefahren aufzuklären. „Jetzt machen Sie mir aber Angst!" Erneut dauert es eine Weile, um sie wieder zu beruhigen. Ich erkläre abschließend, dass für eine optimale Einstellung des Blutdrucks eine engmaschige Zusammenarbeit zwischen Patient und Arzt notwendig und es vielleicht auch hinderlich ist, wenn mehrere Ärzte gleichzeitig den Blutdruck einstellen nach dem Motto: Viele Ärzte verderben den Brei. Sie möge also bei meiner bisherigen Therapieempfehlung bleiben. „Nein, nicht Ihre Kapseln! Die vertrage ich nicht! Mir wurde schwarz vor den Augen." Ich bohre nach: Sie hatte alle Notfallmedikamente auf einmal eingenommen. Natürlich sank der Blutdruck durch diese Überdosierung viel zu tief. Wieder fühle ich mich gedrängt, sie aufzuklären. Alle nachfolgenden Patienten beschweren sich ob der langen Wartezeit trotz Termin.

Eintrag der Arzthelferin: hat eine Tafel Merci dagelassen. Die Patientin kommt erneut in die Sprechstunde. Sie war vorgestern beim Professor, liebe Grüße von ihm. Ich kenne ihn gar nicht. „Oh, danke. Grüßen Sie ihn bitte zurück!" Er habe die Medikamente geändert. Sie gibt mir einen Zettel: dort Sartan von morgens auf abends umgesetzt und Spironolacton neu, Moxonidin im Verlauf ausschleichen. Die Spironolacton-Dosis soll ggf. in drei Wochen durch mich erhöht werden. Selbstredend soll auch ich das seit vielen Jahren eingenommene und gut vertragene Moxonidin ausschleichen! Dies erklärt mir auch die Patientin freudig.

Ich liebe diese Aufträge meiner niedergelassenen Facharztkollegen gar nicht. Ich soll also ein Medikament empfehlen, von dem ich nicht überzeugt bin, das als unerwünschte Nebenwirkung eine Hyperkaliämie bedingen kann, die ich in diesem Fall nicht riskieren möchte, dann noch die regelmäßigen Laborkontrollen zur Bestimmung des Kaliumwertes durchführen und darüber hinaus auch noch die Verantwortung für diese Empfehlung eines anderen tragen! Welches Dilemma! Ich lehne dies ab. Die Patientin versteht nicht, warum ich nicht tue, was ihr Professor sagt, und fühlt sich von mir schlecht behandelt. Die Patientin ist empört und feindet mich regelrecht an.

Laut **Nephrologieempfehlung** soll sie Nifedipin weiternehmen. Dort wurde dann wohl schon vor einigen Wochen 100 µg Thyroxin auf 50 µg reduziert! Hier lag zuletzt im April eine euthyreote Stoffwechsellage vor. Jetzt geht es darum, dass Nephrologe und Allgemeinmediziner gemeinsam die Schilddrüsensubstitution übernehmen. Schilddrüsensubstitution vom Nephrologen? Was ist nun eigentlich meine

Aufgabe als Hausärztin? Nierensonografie und Blutentnahme sind dort bereits erfolgt, sie soll sich in drei Wochen wieder vorstellen.

Ich frage nach der Familienanamnese. Ihr Vater sei mit 57 Jahren an einer Hirnblutung gestorben. Er hatte viel Stress. Bei ihm sei sicher auch der Blutdruck zu hoch gewesen.

Die Blutdruckwerte lagen in Eigenmessung heute Morgen zwischen 101 und 105 mmHg systolisch, so niedrig! Sie habe daraufhin keine Blutdrucktabletten eingenommen. Als ich noch einmal nachfrage, hat sie am Morgen keine einzige Tablette eingenommen, auch keinen Protonenpumpeninhibitor, obwohl sie ohne diesen sofort unter Sodbrennen und Magenschmerzen leidet, kein L-Thyroxin. Sie empört sich über meine Fragerei. Ich soll nun endlich etwas unternehmen!

Ich erläutere, dass sie Medikamentenänderungen bitte nicht in Eigenregie vornehmen soll, sondern nach ärztlicher Rücksprache, erläutere kurz verzögerte und verlängerte Wirkzeiten, gerade auch bei Blutdruckmedikamenten. Wenn sie heute Änderungen an ihren Dauermedikamenten vornehme, wäre eine Wirkung erst in einigen Tagen möglich. Sie könne bei Problemen jederzeit hier während der Sprechstundenzeiten vorstellig werden. Ich beruhige sie und rate dazu, mehr zu trinken – das Klima war in den letzten Tagen ungewöhnlich heiß. Auf mein Nachfragen antwortet sie, die letzten Tage nur etwa einen Liter Flüssigkeit getrunken zu haben. Nur auf gezieltes Nachfragen verneint sie jegliche Beschwerden am heutigen Morgen!

Eintrag MFA: hier letztes Mal Thyroxin von Firma X abgefordert. Sie kommt nun zur Reklamation, weil sie ein Präparat der Firma Y erhalten habe. Das alte Rezept wurde von mir telefonisch von der Apotheke zurückgefordert und ein neues Rezept erstellt und der Patientin mitgegeben.

Bei der **nächsten Vorstellung** erzählt sie, sie sei wieder zur Verlaufskontrolle beim Professor gewesen. Der hätte nun alles umgestellt! Nun will sie mir wieder berichten, was mit den neuen Medikamenten sei. Ich unterbreche sie, da nach ihren ausufernden Schilderungen offensichtlich keine medizinisch relevanten Vorkommnisse vorliegen, sodass ich der Therapie des Professors vertraue und vorschlage, dass ich mich eher zurückhalte, nach dem bekannten Motto: Viele Köche verderben den Brei. Der Professor vermute nun ein Nebennierenadenom! Sie sagt dies mit Nachdruck und schon fast stolz, an dieser doch seltenen Erkrankung zu leiden – als wäre sie nun etwas ganz Besonderes! „Er hat mich schon auf die Operation eingestimmt". Das glaube ich nicht!

Als Nächstes hat sie „Probleme" mit der „Bandscheibe" und zeigt auf ihren Rücken. Seit mehr als einem Monat schmerze die linke Flanke. Sensomotorische Defizite oder in die Beine ausstrahlende Schmerzen sind und waren nicht vorhanden. Der Professor wisse davon nichts. Sie war aber bei einem Orthopäden, bei dem sie seit einigen Jahren in Behandlung sei, wovon ich jetzt beiläufig erfahre, trotz meiner früheren intensiven Anamneseerhebung. Sie „hatte" schließlich vor einem Jahr einen „Bandscheibenvorfall". „Da war ich sogar im Krankenhaus und sollte operiert werden!" Die Operation habe sie abgelehnt. Eine konservative Therapie fand wohl nie statt. Die Patientin habe keine Zeit für Sport oder Krankengymnastik. Sie ist Rentnerin und lebt allein. Sie hatte nie Schmerztabletten und möchte auch keine. Was soll ich nun tun? Sie möge mir vorerst vorhandene Unterlagen/bildgebende Befundberichte bringen. Damit schinde ich Zeit, um mir zu überlegen, ob ich auf der nächsten Baustelle mitmische.

Posteingang: Augenarztbefund, keine diabetischen Veränderungen, Fundus hypertonicus 1–2 Grades, RR nun sehr gut bei 129 bis 138 mmHg systolisch.

Bericht des Nephrologie-Professors: Schwer einstellbarer Hypertonus! Meines Erachtens schwer einstellbarer Hypertonus bei Noncompliance. Die Patientin schraubt nach wie vor nach Gutdünken an der Dosierung all ihrer Medikamente herum. Nun wieder eine Änderung der Thyroxindosis durch den Professor. Bisher gelang mir die Einstellung der Schilddrüse allein schneller und besser! Auch hier halte ich mich nun raus. Wegen seinem V.a. NNR-Adenom möge ich nun bitte das MRT Abdomen in die Wege leiten. Bisher hatte ich bei der hiesigen Radiologie eine recht passable Trefferquote. Ich hasse diese Auftragstätigkeiten!

Erneute Vorstellung hier. Nun sei ihr wegen niedrigem Blutdruck nicht gut. Sie leide an Müdigkeit, Unwohlsein und Schwindel. Der Professor sei seit heute im Urlaub. Sie nennt ihn nicht mehr „ihren Professor". „Darum komme ich zu Ihnen." Sie war vor vier Wochen zur „Entspannung" einige Tage an der Ostsee. Schon dort, etwa seit dem 5. Oktober seien die Blutdruckwerte „immer" unter 100 mmHg systolisch. Das war vor drei Wochen. Warum reagiert sie erst jetzt? Sie liefert prompt die Antwort: Wieder hatte sie in Eigenregie nach und nach einige willkürlich bestimmte Medikamente halbiert. Sie wisse aber nicht genau, welche. „Ich hatte ja solche Angst, sie ganz abzusetzen." Oh, nicht schon wieder!

Nach zehn Minuten Ruhe misst die MFA den Blutdruck: Glücklicherweise beträgt der Wert tolerable 110/80 mmHg. Die Patientin „muss" noch einmal ins Sprechzimmer. Sie möge bitte unter häuslichen Bedingungen ein Blutdruckprotokoll führen. Sie wisse, wie man das macht. In einer Woche besprechen wir, wie es weitergeht. „Aber nicht wieder an den Medikamentendosierungen herumschrauben!"

Sie bringt das Blutdruckprotokoll mit. Weiterhin niedrige Werte. Der Professor hätte nun Spironolacton und Torasemid abgesetzt. Er hätte ihr weiter zu einer Operation des vermuteten Nebennierenadenoms geraten. Sie möchte aber keine Operation und erklärt mir: „Ich bin mittlerweile dem Professor viel kritischer gegenüber. Ich vertraue ja nur Ihnen!" Ach. Inzwischen war sie noch einmal zur Kontrolle der Leber im Universitätsklinikum. Dort erfolgte ein MRT des Abdomens. Hier nach wie vor keine hepatischen Filiae bei Z. n. Mamma-Ca. Bei der unklaren Struktur in der Leber handelt es sich um eine Gefäßmalformation im rechten Leberlappen. Ich schaue nach Sprechstundenende in den ausführlichen Bericht: im MRT Abdomen kein Nachweis etwaiger Nebennierenveränderungen. Auch in den umfangreichen Laborbefunden des Nephrologieberichts kein Hinweis auf ein Nebennierenadenom. Sehr schön!

Bei der nächsten Laborkontrolle zeigt sich das TSH in der Norm, weiter so. Alles wird gut!

Erneut klagt die Patientin wieder über leicht erhöhte Blutdruckwerte. Sie ist deswegen völlig verzweifelt! Die Werte waren doch gerade so gut. Nur auf Nachfragen nach Besonderheiten berichtet sie über „Ischiasbeschwerden". Verzieht tatsächlich bei Bewegung nun schmerzgeplagt das Gesicht. Sie war damit gleich beim Orthopäden, Herrn Dr. S. Dort hat sie gleich eine „Spritze in den Rücken" bekommen. Schon bald habe sie den nächsten Termin für die nächste Spritze. Der Orthopäde meine, es sei sicher wieder die Bandscheibe. Für mich klassisch Lumbago ohne Ausstrahlung in die Ischiasregion. Na, egal. Schmerzmittel hätte sie keine. Der Blutdruck sei sicher durch die Schmerzen erhöht. Hier ist eine Schmerztherapie ratsamer als eine Erhöhung der Blutdruckmedikamente. Darauf fällt ihr gleich ein, dass sie mehr „verdient" hätte als „nur" 50 % Schwerbehinderung. Sie wird einen neuen Antrag stellen. Ich frage sie in dieser Situation besser nicht, was sie denn im Alltag behindere und welche konkreten Einschränkungen sie im Alltag habe. Ein andermal.

Eintrag MFA: Hat zweimal Kirschlikörpralinen für Weihnachten hiergelassen. Die mögen wir im gesamten Team nicht, da Alkohol enthalten ist.

Eintrag MFA: Patientin ruft an (16:45 Uhr), meint, ihr RR sei zu hoch. Soll kommen, will aber nicht, soll also morgen vor 10.00 Uhr kommen (dies sind unsere Praxisregeln: ohne Termin Vorstellung bis 10 Uhr vormittags), da kann sie nicht, hätte Krankengymnastik.

Beim nächsten Kontakt erzählt sie, sie habe jeden Abend hohen Blutdruck. Sie erinnert sich nicht an Promethazin, weiß nicht, was das ist. Ich erinnere sie an die ausführliche Aufklärung und das Rezept vom 10. Januar! Ich sehe mit ihr den Medikationsplan durch. Nun erklärt sie bestimmt: „Da steht ja Candesartan drauf! Das darf ich ja wegen des Zuckers gar nicht nehmen! Und hier Nebivolol. Das darf ich ja wegen des Asthmas gar nicht nehmen!" Sieh an. Sie nimmt ihre Medikamente wieder nicht nach Empfehlung des Professors ein! Sie zeigt ihr häusliches Blutdruckprotokoll, um das ich sie gebeten habe. Hier finden sich Werte von 128 bis 190/80 mmHg, stark schwankend. Sie habe nun alle Beipackzettel gelesen. Stress? Sorgen? Unglücklich sein? Nein, bestimmt nicht! Früher litt sie täglich an Kopfschmerzen, nun „merke" sie das nicht mehr. Sie schnarche auch nicht. Ja, sie sei schon häufig müde, abgeschlagen und antriebslos. Sie lache selten, eigentlich erinnere sie nicht, wann zuletzt. Eine kardiologische Vorstellung vor einigen Jahren habe keinerlei Hinweise auf eine Herzerkrankung ergeben. Erst auf gezieltes Nachfragen gesteht sie, auch schon von ihrem ehemaligen Hausarzt zur Psychiaterin geschickt worden zu sein! Die hätte ihr Atosiltropfen verordnet, davon bekam sie aber Hitzewallungen! Als ich sie auf die letzten Hitzewallungen in Kombination mit hohen Blutdruckwerten und Angstgefühlen ansprach, stockt sie kurz: „Ja stimmt, da hatte ich ja gar kein Atosil eingenommen." Sie vertrage nun auch Nifedipin nicht mehr. Davon müsse sie die ganze Nacht Wasser lassen. Blutdruckmessung nach unserem Gespräch hier in der Praxis 170/85, nach zehn Minuten Ruhe dann spontan 140/80 mmHg.

Beim nächsten Besuch wird sie wieder durch die MFA als „Notfall" in die Sprechstunde durchgewunken. Noch empörter als sonst, berichtet sie, am Abend vor einer Woche nach Nifedipineinnahme am ganzen Körper rot gewesen zu sein. Und darum habe sie eine altbekannte Moxonidin 0,4 mg eingenommen, die sie noch zu Hause hatte. Die habe ich ihr schließlich mal aufgeschrieben und „einfach grundlos abgesetzt". Ich erinnere Frau A. daran, dass dieses Medikament schon vor meiner Zeit von Ihrem früheren HA verordnet wurde und ich es lediglich als Dauermedikament rezeptiert hatte, als auch daran, dass der Professor das Medikament abgesetzt hatte. Obwohl Moxonidin für die rasche Blutdrucksenkung nicht geeignet ist und sowieso eine gewisse Resorptionszeit notwendig ist, ging es ihr nach der Einnahme auf die Sekunde besser! Ich glaube, hier ist Hopfen und Malz verloren, versuche aber trotzdem, sie aufzuklären. Sie hätte kommen können und auch sollen. „Ich kann ja schließlich nicht jedes Mal kommen!" Doch! Für eine Blutdruckeinstellung ist eine engmaschige Kontrolle mit dem häuslichen Blutdruckprotokoll notwendig, dies hatte sie heute zu Hause gelassen, sie kenne ja ihre Werte. Mittlerweile erkläre ich all dies nur, weil ich mich hierzu juristisch verpflichtet fühle.

Nun tut sie mir doch leid und ich beruhige sie, sie möge Geduld haben. Darauf antwortet sie in Angriffsstimmung: „Seit einem Jahr bin ich schon hier bei Ihnen! Ist es nicht möglich, meinen Blutdruck einzustellen! Sie sind doch hier die Ärztin!" Ich entgegne – nun auch unprofessionell gereizt – dass sie durch ihren vorherigen Hausarzt sowie den Professor und vor allem in Eigenregie versucht habe, den Blutdruck einzustellen! Ich habe nicht eine einzige Änderung der Medikation vorgenommen, hätte es aber gern, da ich mich hierzu durchaus fachlich in der Lage fühle! Ich verkneife mir zu sagen, dass ihr der Blutdruck mal zu hoch und mal zu niedrig ist, der Professor erst der König und dann ein Taugenichts. Ständig schraubt sie selbst an ihrer Medikation herum, obwohl sie von Wirkweise, -zeiten, Kumulationseffekten und unerwünschten Wirkungen schlicht keine Ahnung hat.

Jetzt war sie im Kardiologiezentrum am anderen Ende der Stadt. Dies sei etwas ganz Besonderes. Da gehen auch die Prominenten hin, so hätten es die Freundinnen erzählt und empfohlen. Der Internist dort hätte nun den Blutdruck endlich eingestellt. Er hat alles gerettet! Ein sehr kompetenter und fähiger Mann. Er habe nun Candesartan auf Valsartan umgesetzt und Torasemid um Spironolacton erhöht. Schon Minuten nach der Medikamenteneinnahme am folgenden Morgen war sofort alles besser, obwohl die Medikamente eigentlich einige Tage brauchen, bis sie die volle Wirkung entfalten. Dort kümmert man sich nun endlich um ihren Blutdruck. Sie soll bereits in vier Wochen wieder mit einem Blutdruckprotokoll vorstellig werden.

Im Übrigen habe sie sich sehr darüber geärgert, als ich sie nach etwaigen Sorgen oder Stressfaktoren fragte. Sie hätte keinen Stress! Sie sei glücklich! Ihr Sohn rufe jeden Tag an! Tatsächlich wirkte sie hier eher unruhig und niedergestimmt, zwanghaft, besorgt, ängstlich, nahezu schnippisch und verhärmt. Kein einziges Lachfältchen kann ich in diesem Gesicht entdecken .Der Internist ist nun der Arzt des Vertrauens, endlich, sehr schön. Soll er nur machen, der Arme. Ich befürchte, auch dieser Erfolg wird nicht von Dauer sein. Diese Patientin gehört in psychosomatische Behandlung! Davon will sie aber gar nichts hören.

Jetzt wechselt die Patientin den Hausarzt und erzählt der MFA, dass sie leider kein Vertrauen mehr in mich hätte, da ich ihr nicht geholfen hätte.

Von der Patientin war fast zwei Jahre nichts zu hören, bis ein **Brief aus der Universitätsklinik** eintraf. Anscheinend hatte sie mich als ihre ehemalige Hausärztin und aktuelle Behandlerin angegeben. Aus dem Brief war zu entnehmen, dass sie nach einer hypertensiven Krise (?) stationär aufgenommen wurde und nach einem psychiatrischen Konsil wegen einer Depression und Angststörung stationär in die psychiatrische Abteilung übernommen wurde. Laut psychiatrischem Konsil im Entlassungsbrief hatte sich ihr Sohn während des Aufenthaltes von ihr sehr distanziert und den Besuch verweigert. Darüber war sie so verzweifelt, dass es zu einem psychischen Erregungszustand kam (Schreien und Werfen von Gegenständen). Sie wurde auf der Station für eine Woche behandelt und auf Citalopram und Pregabalin eingestellt. Ihr wurde ein tagesklinisches Behandlungsangebot gemacht, da sie eine stationäre Therapie zunehmend ablehnte. Für ihren Sohn war das entlastend.

Diagnosen:

- Somatisierungsstörung
- Essenzielle Hypertonie
- Diabetes mellitus Typ II
- Lumbago
- Coxarthrose bds.
- Hypothyreose

Synopsis

Es wird die Behandlung einer Patientin beschrieben, die unter vielfältigen Erkrankungen leidet, die sie mit viel Verve vorträgt, die eine Tendenz hat, besser über die notwendige Behandlung Bescheid zu wissen als die Ärzte und die von einem Arzt zum nächsten läuft und bevorzugt „Professoren" und „Zentren für Prominente" aufsucht. Dies geschieht alles gleichzeitig. Es besteht eine ausgeprägte Klagsamkeit und auch Vorwürflichkeit, weil ihr nicht genug geholfen werde. Eine kohärente Behandlungsmitwirkung ist nicht gegeben. Es zeigt sich eine Patientin, die sich ständig zwischen Idealisierung und Abwertung der multiplen Behandler bewegt und auf der Suche nach dem „besten Arzt" ist. Die eigentliche Behandlung wird dadurch fragmentiert und chaotisch. Es kommt immer wieder zu unklaren Grenzen und Rollenverteilungen zwischen der Beteiligten. Sie ist verzweifelt und hilfesuchend, nimmt jedoch keine Therapie konsequent an, instrumentalisiert die Behandler und stellt ihre eigene Kompetenz als ehemalige Krankenschwester dar. Ihre fehlende Kooperation nimmt Ausmaße selbstschädigenden Verhaltens an und stellt gelegentlich sogar ein berufliches Risiko für die Behandler dar. Sowohl Geschenke als auch freche Forderungen sind Mittel, die sie zur Verwirrung der Hausärztin und ihrer Mitarbeiter einsetzt. Ihr fehlt Introspektion für ihre eigene Psyche, sie weist diesbezüglich spürbar Widerstände auf. Die Behandlung wird schließlich seitens der Patientin abgebrochen, um ihre Odyssee fortzusetzen. Es entsteht der Eindruck, dass sie vielleicht auch einen Krankheitsgewinn hat, zumal auch bedrohlichen Diagnosen eher neugierig gegenübersteht und es offenbar im Hintergrund auch eine Beziehungsdynamik mit dem Sohn gibt, was sie aber weit von sich weist.

Für den **Prozess von Ausarbeitung der Themen und Anliegen, des Auftrags und der Abmachung** ist es sinnvoll von „Patienten" im engeren Sinne, „Besucher", „Klagende" und „Kunden" abzutrennen. Besucher haben ihr Anliegen noch nicht herausarbeiten können und wollen „nur mal schauen". Die Klagenden haben bereits ein Anliegen, können sich aber noch nicht zu einem Auftrag durchringen. Die Kunden haben ein Anliegen und einen Auftrag, den sie an einen Dienstleister richten wollen. Alle drei sind nicht für die eigentliche Behandlung bereit. Mit diesem Wissen kann die reflexhaft antizipierte Therapie vorerst zurückgestellt werden und die notwendige Vorarbeit erfolgen. Den Besuchern ist verständnisvoll zu begegnen und sie ausschließlich in ihren gesunden Anteilen zu stärken. Die Klagenden werden nicht zu direkten Änderung angehalten, sondern zum Denken und Umdeuten angeregt. Dieser Prozess kann über Fragen und Beobachtungs- und Verhaltensaufgaben stattfinden. Diese Patienten sollen experimentieren und sich mit unterschiedlichen Lösungswegen auseinandersetzen. Die Motivationsarbeit und therapeutische Entwicklung muss sich im Einzelfall danach richten, was praktisch möglich ist. Die Zeit darf nicht ausschließlich für die Behandlung somatischer Probleme genutzt werden, sondern die Somatotherapie muss das Vehikel der Angsttherapie sein. Kunden muss „paradox" begegnet werden. Der Arzt übergibt dem Patienten die Führung, macht ihn aber dann auch sehr klar für die Ergebnisse verantwortlich, um dann mit „hilfreichen Denkanstößen" die Therapie in die gebotene Richtung zu lenken.

Am Ende der Entwicklung sollte der kooperative Patient stehen, mit dem im Rahmen des sog. Shared decision making" gemeinsam überlegt wird, was sinnvoll ist, was wie zu machen ist und wer für was verantwortlich ist.

Hilfe für die Patientin

Jede Erkrankung erfordert seitens des Patienten eine „Krankheitsverarbeitung". Im vorliegenden Fall kommt noch eine erhöhte Dynamik im Klageverhalten hinzu.

Die Patientin leidet nicht nur objektiv, sondern vor allem subjektiv unter multiplen Krankheiten. Das macht ihr Sorgen. Sie entdeckt immer neue medizinische Probleme und nimmt in diesem Zusammenhang immer neue Behandler nacheinander wie parallel in Anspruch. Sie reagiert mit eigenständigen Aktionen auf den aktuell wahrgenommenen Gesundheitszustand. Jede neue, auch schlimme Diagnose, führt zur Erleichterung und dann aber auch zu weiteren dysfunktionalen medizinischen Aktionen. Die Patientin spricht sich selbst eine hohe medizinische Kompetenz zu.

Im Vordergrund muss die Behandlung der Besorgtheit der Patientin, aber auch die Akzeptanz ihres Selbstbewusstseins und Selbstbestimmungsverlangens stehen. Es gilt empathisch die eigentliche Motivation und Bedürfnisse der Patientin herauszufinden. Rückgriffe auf die Biografie sind sinnvoll, um das Krankheitsverhalten klären zu können.

Unverzichtbar ist, eine **vertrauensvolle wie auch „paternalistische" Beziehung** zum Patienten aufzubauen, mit der psychologischen Grundhaltung des „Reassurance", d. h.: „Ich als Ärztin weiß, was los ist. Somatisierungsstörungen sind Angststörungen. Ich habe solche Störungen schon oft gesehen. Du kannst mir vertrauen. Ich kümmere mich. Ich habe alles unter Kontrolle. Ich bin Dein Arzt und Du folgst jetzt einfach meinem Rat." Gleichzeitig darf aber auch die Selbstbestimmtheit der Patientin nicht in Frage gestellt werden. Sie ist immer wieder als „Expertin" zu Rate zu ziehen und in die Verantwortung zu nehmen.

Hilfe für den Behandler

Im Vordergrund steht eine gute **Dokumentation** der erfolgten Maßnahmen mit Begründung, sowie auch des Krankheitsverhaltens der Patientin zur eigenen Absicherung. Solange keine akute Gefährdung eintritt, kann den Behandlungsvorstellungen der Patientin entgegengekommen werden. Wichtig ist eine „Koordinierung" mit den anderen Behandlern, um gemeinsam „an einem Strang zu ziehen". Es sollte geklärt werden, wer die Leitung im Behandler-Netzwerk übernimmt und wer sich um welche Aufgaben kümmert. Die Patientin kann dem nicht widersprechen und muss dem zustimmen, da ein Koordinierungsversagen ein Kunstfehler ist und die Patientin von ihren Behandlern nicht verlangen kann, Kunstfehler zu begehen. Der Patientin ist zu signalisieren, dass sie auf ein koordiniertes und transparent kommunizierendes Team trifft. Wenn es möglich ist, kann die Einbeziehung von Angehörigen hilfreich sein, um den Betreffenden besser zu erreichen.

Die Patientin gefährdet sich durch ihr Verhalten, so dass eine Schadenabwendung im Vordergrund steht. Wegen des unsteten Krankheitsverhaltens ist ärztlicherseits ggfls. sogar zum Selbstschutz ein Abbruch der Behandlung als letzte Option zu überlegen.

Die Patientin hat Angst, erlebt das aber nicht als pathologisch, sondern „begründet". Aufgabe des Hausarztes als Spezialist für Körperkrankheiten ist es, die mit den (Pseudo-)Krankheiten verknüpften Besorgnisse stetig herauszuarbeiten und zu kompensieren. Biographisch könnte im konkreten Fall ihr Beruf als Krankenschwester aufgegriffen werden, um die Patientin eng in die Behandlungsplanung und -steuerung einzubinden und zur wahren „Expertin" der eigenen Erkrankung zu machen. Die Patientin mag erst im Verlauf ihrer langen Arztsuche offener werden, sich auf eine verstetigte Arzt-Patienten Beziehung einlassen, statt „den Wunderheiler" zu suchen.

Exkurs: Krankheitsverarbeitungsstörung

Krankheitsverarbeitung bzw. Krankheitsbewältigung der Patienten fasst alle Prozesse zusammen, die dazu dienen, bestehende oder erwartete Belastungen als Folge einer Krankheit kognitiv, emotional oder durch konkrete Handlungen aufzufangen, auszugleichen oder zu bewältigen. Es handelt sich um einen kontinuierlichen Prozess der Anpassung an die Herausforderungen einer chronischen Gesundheitsstörung.

Es sind **vier Phasen** in der Entwicklung der Krankheitsbewältigung zu unterscheiden. In der ersten Phase, der „Krise", erleben Patienten eine Art Schockzustand wegen der unerwarteten Diagnose. Die Betroffenen hoffen, dass alles wieder vorbeigeht und sie das bisherige Leben uneingeschränkt fortsetzen können. Patienten können sich mit Tagesaktivitäten ablenken, an eine Fehldiagnose glauben, notwendige Behandlungen verweigern oder mit dem

Schicksal hadern. Die zweite Phase ist durch eine „Stabilisierung" charakterisiert. Patienten und Angehörige werden zunehmend mit dem Verlauf und den Notwendigkeiten der Krankheit vertraut. Sie benötigen nun eine gute Informierung und Unterstützung bei der Umsetzung erforderlicher Therapieschritte. Es gilt auch, sich mit Unabänderlichkeiten abzufinden, bis zur Akzeptanz einer eventuellen Chronizität. In der dritten Phase „der Resolution" wird die Realität der Krankheit mit dem Lebensstil und Gewohnheiten in Einklang gebracht. Die Krankheit wird als Teil des persönlichen Lebens angenommen und in die Zukunftspläne integriert. Die vierte Phase ist die „Integration", in der die Erkrankung kein Fremdkörper mehr ist, sondern Teil des „normalen" individuellen Lebens. Dieses Modell kann auch für die Behandler hilfreich sein, um daran ihre Therapie auszurichten.

Zu ergänzen ist dieses Verlaufsmodell durch eine **Unterscheidung verschiedener Patiententypen und -nöte.** Patienten können ein „problemorientiertes Coping" haben. Dabei stehen konkrete Handlungen im Vordergrund. Die Patienten brauchen Beratung, Schulung und Anweisungen. Beim „emotionsorientierten Coping" stehen intrapsychische Prozesse im Vordergrund. Die Betroffenen brauchen Hilfe, um emotionale Belastungen in Verbindung mit einer Krankheit zu reduzieren, z.B. Risikoklärung, Sinnfindung oder Austausch mit Gleichbetroffenen. Beim „bewertungsorientierten, kognitiven Coping" geht es darum, die vorliegenden Belastungen als Herausforderungen zu verstehen und ihnen mit einer positiveren und hoffnungsvolleren Sicht unter Aktivierung verfügbarer Ressourcen zu begegnen. Ob die eine oder andere Copingstrategie hilfreich hängt von der Art der Krankheit, der individuellen Situation des Patienten und nicht zuletzt seiner Persönlichkeit ab.

Von Bedeutung sind auch **Abwehrmechanismen,** d.h. der Versuch, bedrohliche Informationen und negative Emotionen zu unterdrücken, auch indem nach immer weiteren „passenderen" Informationen oder Helfern gesucht wird. Dies kann kurzfristig entlastend sein, jedoch auch einen adäquaten Umgang mit der Situation verhindern.

In der Regel betrifft die chronische Krankheit nicht nur den einzelnen Patienten, sie hat weitreichende Auswirkungen auf dessen Partnerschaft, die Kinder und weitere Angehörige. Krankheitsverarbeitung ist daher auch eine Familienaufgabe. Angehörige sind im Sinne sozialer Unterstützung mit einzubeziehen.

Bei der Langzeittherapie wird häufig auch eine multiprofessionelle Therapie unverzichtbar sein. Dazu gehören das Praxisteam, andere Fachärzte, Diabetesberater, Sozialarbeiter oder Psychotherapeuten. Auch hier ist eine klare Abstimmung zwingend.

Exkurs: „Doktor-Shopping, Doktor-Hopping"

Der Begriff „Doktor-Shopping (oder Doktor-Hopping)" steht für die unangemessene Konsultation mehrerer Ärzte gleichzeitig für die Behandlung einer Erkrankung oder zum Missbrauch von Medikamenten. Der Begriff ist nicht eindeutig definiert, die Prävalenz daher auch nicht eindeutig zu bestimmen. Meistens wird bei einer Zahl von mehr als 3 Ärzten von Doktor-Shopping gesprochen. Es gibt dafür arztbezogene Ursachen und patientenbezogene Gründe.

Arztbezogene Ursachen sind, dass der Arzt, seine Praxis oder seine Lokalisation Schwierigkeiten verursachen. So führen negative Charaktereigenschaften des Arztes, ungünstige Öffnungszeiten, lange Wartezeiten oder schlecht gelegene Praxen zu einem Arztwechsel oder der Rückversicherung bei weiteren Behandlern.

Bezüglich der **patientenbezogenen Ursachen** wird zwischen psychologisch motivierten Gründen und krankheitsbedingten Gründe unterschieden. Für Patienten mit Krankheiten, die chronisch sind und oft mit quälender Symptompersistenz einhergehen, werden höhere Quoten an Doktor-Shopping berichtet. Auch Diagnosen, die nicht gut verstanden wurden, können zu Doktor-Shopping führen. Somatische Krankheiten, die mit Doktor-Shopping assoziiert werden, sind Erkrankungen der oberen Atemwege, Harnwegsinfekte und Gastroenteritiden. Doktor-Shopping ist auch mit manchen psychischen Erkrankungen assoziiert, z.B. bei Patienten mit psychosomatischen Symptomen oder „Medically unexplained Symptoms", d.h. somatoformen Störungen, Somatisierungsstörungen und Hypochondrie. Pädiater erleben Doktor Shopping in problematischen Familien und sehen dieses Verhalten als Schädigung für das Kind an. Die in der Literatur am meisten untersuchte Gruppe sind Patienten mit Suchterkrankungen, die sich Rezepte „erschleichen" wollen. Patienten mit einer Alkoholabhängigkeit versuchen durch Doktor Shopping an Benzodiazepin-Verschreibungen zu gelangen und Opiatabhängige mehrfache Buprenorphin-Rezepte zu bekommen. Hierzu kann es zu Todesfällen kommen, auch existiert ein Schwarzhandel für Medikamente, die durch Doktor-Shopping erworben wurden.

Exkurs: Somatisierungsstörung

Somatisierungsstörungen sind dadurch gekennzeichnet, dass die Patienten ausgeprägte Ängste um die körperliche Unversehrtheit haben. Sie beobachten sich intensiv, nehmen alle medizinischen Informationen auf, sind durch jegliche körperliche Besonderheit oder auch Normalität schnell erschreckt. Die Symptome und Krankheitsbefürchtungen wechseln. Im Vergleich dazu sind Patienten mit einer hypochondrischen Störung auf eine Krankheit fixiert (z. B. Darmtumor) und kreisen mit aller Aufmerksamkeit nur um diese eine Störung. Hypochondrie wie Somatisierungsstörung sind den Angsterkrankungen zuzurechnen und auch so zu behandeln.

Somatisierungs- oder hypochondrische Ängste schließen nicht aus, dass der Patient ernsthaft krank ist. Daher ist trotz der psychischen „Nervigkeit" stets eine sorgfältige somatomedizinische Abklärung und ggf. Behandlung geboten.

Therapeutisch ist dann besprechen, wie mit den Befürchtungen umzugehen ist. Es sind gemeinsam kompensatorische Strategien zu erarbeiten. Es ist zu vermeiden, den ständig wechselnden Sorgen der Patienten zu folgen, sondern sie sind immer wieder auf ihre Ängste zurückzuführen. Bei jeder diagnostischen oder therapeutischen Aktion ist vorab zu besprechen, was das Ergebnis sein soll, das dann auch zu überprüfen ist.

Exkurs: Arterielle Hypertonie

Die arterielle Hypertonie wird bei anhaltenden Drücken von > 140 mmHg systolischen und > 90 mmHg diastolischem Blutdruck diagnostiziert. Allerdings ist zu sagen, dass der Blutdruck erheblichen Augenblicksschwankungen unterliegt. So gibt es den Weißkittelhypertonus oder erhöhte Blutdruckwerte bei Aufregung oder Angst. Momentanwerte sind daher ohne Aussagewert und dies insbesondere bei Angstpatienten. Nur fachgerechte Langzeitmessungen dürfen als Therapiebasis dienen. Die Therapie der essentiellen Hypertonie strebt primär Verhaltensänderungen bezüglich Ernährung (BMI < 25 kg/m^2, Salzreduktion), Genussmittel (wenig Alkohol, Raucherentwöhnung), Bewegung (mind. 5 Phasen für 30 min moderates Training pro Woche) und Stress-Management an.

Bezüglich einer evtl. indizierten medikamentösen Therapie ist die Regel, dass etwa 50 % aller Patienten sich nicht an die vorgeschriebene Medikation halten. Dies gilt insbesondere für Angstpatienten, denen auch die Medikation Angst macht. Manche Patienten mit Hypertonie vermeiden auch Blutdruckmessungen und unterlassen Änderungen ihres Lebensstils oder eine medikamentöse Einstellung, um nicht an die „Bedrohung" erinnert zu werden. Für alle Patientengruppen gilt, dass Nichtadhärenz die Risiken der Hypertonie steigert. Daher kommt der Überwindung der „Adhärenz-Barriere" eine besondere Bedeutung in der Arzt-Patienten-Beziehung zu. Einige Psychopharmaka können den Blutdruck erhöhen, z. B. Atomoxetin, Duloxetin, Milnacipran, Venlafaxin, Bupropion, Citalopram, Tranylcypromin (v. a. bei Diätfehlern), Reboxetin, Methylphenidat, Clozapin, Paliperidon, Risperidon, Buprenorphin+Naloxon, Memantin, Galantamin und Rivastigmin. Auch Drogengebrauch, z. B. Kokain, kann gefährliche hypertensive Krisen bewirken.

LITERATUR

Bannink F P. Visitor, complainant, customer. Motivating clients to change in mediation. 2008: www.mediate.com.

Freudenmann RW, et al. Arterielle Hyper- und Hypotonie assoziiert mit Psychopharmaka: eine Risikobewertung basierend auf den Fachinformationen. DMW-Deutsche Medizinische Wochenschrift 2017;142(16): e100–e107.

Hänsel A, von Känel R. Psychosomatik und arterielle Hypertonie - Love it or leave it? Ther Umsch. 2012;69(5):315–23.

Mann SJ. Psychosomatic research in hypertension: the lack of impact of decades of research and new directions to consider. The Journal of Clinical Hypertension 2012; 14(10): 657–664.

Köhle K, et al. Uexküll, Psychosomatische Medizin. München:Elsevier, 2016.

Lahmann C, Richter R. Leitliniengestützte Therapie der somatoformen Störungen. PDP-Psychodynamische Psychotherapie 2002; 1(4): 225–230.

Martin A, et al. Evidenzbasierte Leitlinie zur Psychotherapie somatoformer Störungen und assoziierter Syndrome. Göttingen: Hogrefe, 2013.

von Uexküll, T. Psychosomatische Medizin: Theoretische Modelle und klinische Praxis. München: Elsevier, Urban & Fischer, 2011.

Wolf-Kühn N, Morfeld M, Wolf-Kühn N, Morfeld M. Krankheitsbewältigung. Rehabilitationspsychologie 2016: 31–47.

KAPITEL

9 Der bagatellisierende Patient

Herr B ist 54 Jahre alt, verheiratet, ein Kind, ca. neun Jahre alt; 196 cm groß, letztes kontrolliertes Gewicht hier anamnestisch vor vielen Jahren 155,4 kg. BMI über 40, langjähriger Diabetes mellitus Typ 2, gestern Check-up-Gesundheitsuntersuchung, aktuell „guter" HbA1c von 8,3 %, war auch schon mal bei 10 %, über viele Jahre sogar bei > 11 %. Der empfohlene Zielwert wurde auch bei diesem Patienten nicht erreicht. Dies teilt mir auch die regelmäßig zugesandte DMP Diabetes-Auswertungsstatistik (Disease Management Programm) mit. Hier soll wohl der Arzt optimieren – nur wie, wenn der Patient boykottiert?

Herr B. kommt zur Besprechung der HbA1c-Werte in die Praxis, weil ich ihn „bestellt hätte", nicht weil er etwas mit mir zu besprechen hat. Seine begrüßenden Worte: „Na, gibt's wieder Schelte? Der Diabetologe mault ja auch jedes Mal! Na ja, wenn auch hier alle Ärzte maulen, so schlimm ist es ja nicht." Im Verlauf des Gesprächs erkläre ich ihm einen Zufallsbefund im eben durchgeführten Routine-EKG. Im Vergleich zum Vorjahres-Befund finden sich nun neue, diskrete ST-Streckenveränderungen. Ich frage nach pectangiösen Beschwerden. Herzschmerzen kenne er nicht. Er verdreht mit ausschweifender Miene die Augen – wieder eine Standpauke!

Es folgt wieder eine der vielen Aufklärungen, die sich in unserer Arbeit ständig wiederholen: Welche Folgen hat ein Diabetes, selbstredend ein Hinweis auf einen möglichen Herzinfarkt. Ich erkläre sein erhöhtes kardiovaskuläres Risikoprofil. Seine Eltern sind beide recht jung an kardiovaskulären Ereignissen verstorben, Alkohol spielte in der Familie auch eine Rolle, bei ihm selbst nicht. Dann wende ich mich meinem Plastikherzmodell zu, zeige Herrn B. Koronargefäße und Herzmuskel, erkläre Funktion und Notwendigkeit dieser Gefäße, mögliche Stenosen und Verschlüsse, deren Ursachen und Folgen und auch mögliche therapeutische Konsequenzen. Alles gut verständlich, in einfachen Worten gehalten. Dokumentiere mir anschließend und währenddessen worüber weshalb geredet wurde. Der Patient findet dies maßlos übertrieben. Alles was ich hier so erzähle, hätte er sicher nicht! Er lacht. Ausnahmsweise vermisse ich den häufig empört erwiderten Satz, dass ich dringend darüber nachdenken solle, ob ich eine gute Ärztin sei, wenn ich den armen Patienten eine solche Angst einjage! Ängstlich ist der Herr B. allerdings nicht, nie.

Wie viel Zeit nimmt dies in Anspruch? Herr B. lehnt jegliche diagnostische und therapeutische Maßnahme hinsichtlich der vermuteten koronaren Herzkrankheit ab, er möchte auch keine **Zweitmeinung eines Kardiologen.** Verständlich, wer möchte das schon. Ich mache Druck, für die Gesundheit meines Patienten und seine Familie und mein Gewissen. Gut, räumt er abschließend ein, er werde es mit seinem Chef besprechen, möchte den Untersuchungstermin gemeinsam mit ihm planen. Er hat Sorge um seinen Arbeitsplatz und wird sich dies, wahrscheinlich in den nächsten drei Monaten, überlegen und dann „eventuell" auf mich zukommen.

Ich schlage einen zeitnahen Besprechungstermin im Herzkathederlabor als Zweitmeinung vor und gebe ihm gleich die notwendigen Einweisungspapiere sowie die Telefonnummer des Herzkathederlabors mit. Serviceleistung der Praxis für unsere Kunden, die sich nie dafür bedanken. Sollte ein plötzlicher Herztod erfolgen, findet man wenigstens mein klares Statement in Form eines rosa Krankenhauseinweisungspapiers in seiner Westentasche. In einem ähnlichen Fall starb der Patient einige Wochen später tatsächlich an einem Herzinfarkt und die Familie redete im gesamten Stadtteil über mich. Er sei schließlich bei mir gewesen.

Dann kommt es zu einem neuen Problem. Er kam auf mich zu, leicht verschämt und stockend und bat mich, mit seinem Chef zu telefonieren, der mich anrufen werde. Um was es ging, wollte er mir nicht sagen, nur dass er Probleme auf der Arbeit hätte. Ich dürfe aber frei und offen über alles mit dem Chef sprechen, er entband mich von jeglicher Schweigepflicht. Der Arbeitgeber eines kleinen innovativen Computerbetriebs berichtete, dass Herr B. ein außerordentlich fähiger IT-Mitarbeiter sei, er schilderte Arbeitnehmerfähigkeiten, die ich bisher nicht bei diesem Patienten vermutet hätte. Nur gäbe es allerdings ein großes Problem. Herr B. schlafe bereits kurz nach Arbeitsbeginn, während der Büroarbeitszeiten in einem Mehrarbeitsplatzbüro, nahezu täglich und oft über viele Stunden auf dem Schreibtisch ein, dabei schnarche er so laut, dass die anderen Mitarbeiter sich nicht auf ihre Arbeit konzentrieren könnten und die Kunden im Rahmen der Telefonate das Schnarchen durch die Leitung hörten. Die Sache schien eine längere Vorgeschichte zu haben. Der Chef war regelrecht verzweifelt. Trotz allem möchte er seinem Mitarbeiter noch eine Chance geben und ihm vorerst nicht kündigen. Er sei so ein fähiger Mitarbeiter, wenn er nur nicht so viel schlafen würde. Eine schwere Krankheit, beispielsweise eine Schlafkrankheit, wäre sicher ursächlich dafür.

Wieder in der Sprechstunde ist nun auch der Patient offen und möchte die Ursache seiner abnormen Müdigkeit abgeklärt haben. Er selbst könne sich dieses ausgeprägte Schlafbedürfnis nicht erklären und vermutet oder befürchtet sogar eine seltene Schlafkrankheit.

Die **Diagnostik** dauerte lange, aufgrund der Facharztwartezeiten und der noch längeren Wartezeiten in den Fachambulanzen einiger Kliniken. Vom mehrtägigen stationären Aufenthalt in einer Spezialabteilung für Epilepsie bis zum Schlaflabor, Facharztvorstellungen von HNO über Kardiologie und Lungenfacharzt: Nirgends fanden sich pathologische Befunde, die zu vermehrter Tagesmüdigkeit führen könnten.

Wie war noch die Sache mit der ausführlichen Anamnese? Nach einiger Zeit erfuhr ich endlich, dass er Tag für Tag die gesamte Nacht auf dem Sofa verbringe. Nur wenn die Familie endlich schlafe, finde er die Ruhe und Entspannung, um die ganze Nacht mit Computerspielen zu verbringen. In den frühen Morgenstunden, gegen fünf Uhr, schlafe er meist direkt auf dem Sofa ein und stehe dann bereits eine Stunde später auf, um auf dem Weg zur Arbeit die gesamte Großstadt mit dem eigenen Auto, teils auf der Autobahn, zu durchqueren.

Er sei auf der Autobahn noch nie eingeschlafen, antwortet er vorwurfsvoll auf meine Frage. Von den Krankenhausärzten der Epilepsieambulanz als auch des Schlaflabors wurde ihm vorbeugend das Autofahren verboten. Er hielt sich nicht daran und fand dies übertrieben. Natürlich fuhr er weiter Auto, wie solle er sonst von zu Hause zur Arbeit kommen.

Zur Situation zuhause erfuhr ich schließlich auch, dass er mit seiner Frau am Stadtrand ein Einfamilienhaus gekauft habe, in dem er mit Frau, Sohn und dementem Schwiegervater wohne. Der Schwiegervater litt unter großer Unruhe, war umtriebig, teils wahnhaft, teils aggressiv, litt unter Schlafstörungen. Vor Mitternacht war in diesem Haus nie Ruhe. Der Traum vom Eigenheim wäre geplatzt, wenn der Vater anderweitig untergebracht worden wäre.

Herr B. flüchtete sich wohl schon seit Jahren in seine PC-Welt, spielte täglich über viele Stunden und sah selbst keinen Zusammenhang zwischen seinem Schafdefizit in der Nacht und der Tagesmüdigkeit. Er war eher der stoische, schwerfällige Mensch, der lieber alles in sich hineinfraß, als um etwas zu kämpfen. Er war einer, der passiv Dinge hinnahm, diese nicht prüfte oder in Abrede stellte, niemals kritisierte, einer, der wartete und die Hoffnung nie verlor, dass sich Dinge ändern können. Seine Frau war eher die wortgewandte, aktive, entscheidende Person der Familie.

In den nächsten Monaten führte ich mehrere Telefonate mit dem Chef von Herrn B. Mein Patient bat mich sogar darum, wohl in der Hoffnung, dass andere seine Probleme lösten. Der Arbeitgeber gab ihm eine Chance nach der anderen, irgendwann war aber auch seine Geduld am Ende. Es bewegte sich nichts. Herr B. bewegte sich nicht, auch nicht früher ins Bett. So verlor Herr B. seinen Arbeitsplatz und schien darüber nicht einmal besonders unglücklich. Die arbeitslose Zeit nutzte er zur Entspannung, obwohl dies die Familie Zukunftsängsten aussetzte. Er kam kaum noch in die Sprechstunde, wurde jedoch dicker und dicker und deutlich träger, im Erscheinungsbild ungepflegter.

Mittlerweile hat er wieder einen Job, als Arbeiter im Drei-Schicht-Dienst im Niedriglohnsektor. Die scheinbare Stabilisierung des Patienten trügt. Aufgrund seines vermehrten Aufenthaltes zuhause und dem fehlenden Geld treten vermehrt Konflikte mit seinen Familien-Mitgliedern auf. Es fliegen die Türen, seine Frau zieht wiederholt für Tage aus. Herr B. beginnt, das Essen und seinen Spielkonsum zum Stressabbau deutlich auszuweiten: Er spielt und isst nahezu pausenlos. Er wiegt 6 Monate später nun 190 kg. Seine BZ-Entgleisungen nehmen zu. Es gelingt ihm kaum noch in die Praxis zu kommen. Er beginnt, sich zu schämen, überspielt diese Gefühle aber gereizt durch ansprüchliches Verhalten. Auch das Zusammenleben mit dem demenzerkrankten Vater wird vermehrt konflikthaft. In einem Fall kommt es zu Handgreiflichkeiten zwischen dem Patienten und dem Vater. Herr G. muss schließlich mit einem hyperglykämischen Koma stationär behandelt werden. Dabei werden die wiederholt beobachteten ST-Veränderungen abgeklärt und eine Herzkatheteruntersuchung durchgeführt. Es wird eine Herzkranz-Gefäß-Veränderung festgestellt und ein Stent gesetzt. Er erhält ein eng angeleitetes Bewegungstraining und eine Ernährungsberatung, die er nun erstmalig ernster nimmt.

Es wird durch den Sozialarbeiter der Klinik ein Antrag auf eine Anschlussheilbehandlung gestellt, die nahtlos genehmigt wird. Herr B. fühlt nach den ersten Tagen der Akutbehandlung nun immer mehr seine **Entzugserscheinungen der Ess- und PC-Sucht.** Er ist gereizt, angespannt und spürt einen extremen Drang nach salziger, fettiger Nahrung und seinen zwei favorisierten PC-Spielen. Sein Essverhalten wird in der Rehabilitation thematisiert, von seiner PC-Sucht wussten die Therapeuten jedoch nichts. Es fiel auf, dass er nachts besonders lange mit dem Mobil-Telefon aktiv war. Seine beobachtete Tagesmüdigkeit wurde schließlich damit in Verbindung gebracht: Es folgte der nächtliche Einschluss seines Telefons. Dies war zu viel für Herrn B., er drohte die Behandlung abzubrechen. Bevor er seinen Vorsatz umsetzen konnte, stürzte er im Treppenhaus und wurde mit einer Hüftfraktur abermals stationär aufgenommen. Er hatte das Gefühl, ihm entgleite das Leben. Seine Verzweiflung brachte ihn dennoch weiter. Er setzte nun seine Verhaltensregeln aus der Reha bezüglich seines Essens erstmalig selbstständig ein. Auch suchte er eine Beratung für seine PC-Sucht mit Hilfe des Internets auf seinem Mobiltelefon. Er stellte fest, wie genau sein Verhalten hier beschrieben war. Es gelang ihm, nach 7 Tagen in seine Rehabilitation zurückzukehren. Hier war das Personal verwundert, einen deutlich motivierteren Patienten anzutreffen. Herr B. konnte seine Intelligenz gut einsetzen und seine verhaltenstherapeutischen Regeln bezüglich des Ess-Konsums auch auf das PC-Spielen anwenden: Er suchte sich alternative Methoden, Stress abzubauen, er analysierte seinen Drang zu spielen, er lernte Craving besser auszuhalten und informierte sich sehr ausführlich.

Seine Aussicht auf Entlassung nach Hause war für ihn mit Stress und Ängsten behaftet: Er erlebte seine Familie auch als Belastung und wusste um seinen PC auf seinem Schreibtisch. Er würde ihn auf jeden Fall brauchen, so dass er lernen musste, ein Maß zu finden. Die ersten Tage nach der Entlassung hatte er mit seiner Hausärztin ausgemacht, regelhafte Termine zur Nachsorge wahrzunehmen. Er war bereit, eine Selbsthilfegruppe zur PC-Sucht aufzusuchen, darin er nun auch das eigentliche Problem sah. Nach dieser Erkenntnis gelang es dem Patienten, sowohl übermäßiges Essen, als auch seinen PC-Gebrauch einzuschränken und zu kontrollieren.

Diagnosen:

- Computerspielsucht
- Adipositas per magna

Synopsis

Der Fall beschreibt einen adipösen Patienten mit der Frage nach typischen Begleiterkrankungen, wie zunächst einer kardialen Ischämie und dann einer Schlafstörung. Die Adipositas entwickelte sich in Kombination mit einer Computerspielsucht. Es kommt schließlich zu erheblichen negativen sozialen Konsequenzen. Der Patient handelt typisch für eine **Suchterkrankung,** indem er seine Emotionen durch Suchtstoffe (Nahrung, Computernutzung) reguliert, auf dieses Verhalten zunehmend eingeengt ist und resultierende Schäden ignoriert. Dies erklärt auch seine bagatellisierende Einstellung, die seine Verleugnung des Problems widerspiegelt. Er gibt dabei die Verantwortung für seinen Gesundheitszustand an die Ärzte ab und bleibt in einer Opfer-Haltung. Herr B. hat keine Krankheitseinsicht und hat trotz erheblicher Schäden keine Verhaltensänderungen umgesetzt.

Alle süchtigen Patienten sind sich ähnlich in dem Aspekt, dass die Einsicht in das eigene unkontrollierte, süchtige Verhalten eingeschränkt ist. Die

Patienten spüren die Folgeerscheinungen der Sucht (hier Adipositas, Müdigkeit), die für sie das primäre Anliegen bilden, vermeiden aber über ihr Suchtverhalten zu sprechen. Herr B. hat kein eindeutiges Anliegen, er ist aber mit Mühe bereit, einen Auftrag zur Kontrolle seines Diabetes zu erteilen und hält sich dazu an einige Abmachungen. Das Anliegen der Ärztin, welches die Behandlung der Abhängigkeit ist, wird vom Patienten abgewehrt.

Die Arbeit mit Abhängigen besteht auch in diesem Fall neben der Schadenbegrenzung in der Motivationsarbeit, ein gemeinsames und kausal greifendes Konzept der Verhaltensstörung zu etablieren und sich der Sucht zu stellen.

Hilfe für den Patienten

Die erste Hilfe ist die Klärung der Folgeerkrankungen der Adipositas, d. h. der kardialen Situation mit ST-Strecken Veränderung oder der Schlafstörung.

Im Weiteren ist dann der Hintergrund zu klären, beginnend mit der Adipositas und der dafür mitursächlichen Computerspielsucht sowie in diesem Zusammenhang auch der häuslichen Einschränkungen. Der Therapie sind aber Grenzen gesetzt, da der Patient bagatellisierend nicht zu einem eigeninitiativen Verhalten zu bewegen ist. Ohne eine Patientenmitwirkung ist keine Besserung möglich. Die Hausärztin hat den Patienten über all diese Zusammenhänge gut aufgeklärt, was aber keine Änderung bewirkt.

Die Therapie muss daher unter einer längerfristigen Perspektive gesehen werden. „**Motivational Interviewing**" ist ein therapeutischer Ansatz. Dazu gehört, dass der Therapeut eine akzeptierende Haltung einnimmt und versucht, durch aktives Zuhören die Situation aus der Sicht des Patienten zu betrachten und zu verstehen. Dann werden wichtige Ziele und Vorstellungen für seine Zukunft herausgearbeitet. Ambivalenz oder Abwehr werden als normal akzeptiert und auf konfrontatives Vorgehen verzichtet. Es wird das Finden eigener Lösungswege unterstützt und die Selbstwirksamkeit des Patienten gestärkt. Es ist zu verdeutlichen, dass der Patient die freie Wahl hat, selbst entscheiden kann, was er möchte, aber auch für die Folgen selbst verantwortlich ist.

Hilfe für den Behandler

Der Behandler kann zur Klärung des Sachverhalts Analogien zu anderen Suchterkrankungen ziehen, die ebenfalls mit akuter Gefährdung einhergehen, aber durch den Betroffenen bagatellisiert werden und zum Schaden aller Beteiligte immer weiter fortschreiten. Die eigene Absicherung guter ärztlicher Praxis im Rahmen einer Behandlung sich selbst schädigender, nicht kooperierender Patienten bildet die Grundlage der Behandlung. Eine gute Aufklärung, gute Dokumentation, Prüfung der Einsichts- und Lenkungsfähigkeit und sogar rechtliche Schritte bei Gefährdung Dritter sind von Bedeutung. Ähnlich wie betrunkene Fahrer bringt die mit der PC-Sucht assoziierte Schlafneigung potenziell andere Menschen in Gefahr. Im Zentrum der kausalen Behandlung süchtigen Verhaltens steht die Motivationsarbeit.

Exkurs: Nicht-stoffgebundene Süchte

Klinisch relevante nicht-stoffgebundene Süchte sind pathologisches Spielen, exzessives Essen, Pornografie-Abhängigkeit, Hypersexualität, PC- und Internetgebrauch, übermäßiges Einkaufen und Sport.

Eine PC-Abhängigkeit bezieht sich meistens auf exzessives Computerspielen. Bei der Internetsucht werden abhängig vom Inhalt **fünf Typen** unterschieden:

- Pornografie
- Online-Beziehungen (hierzu werden auch Social Media wie Facebook gerechnet)
- Monetäre Angebote (Glücksspiel, Auktionen und Shoppingseiten)
- Absuchen von Datenbanken
- Online-Spiele

Es werden personen-, medienbenutzungs- und umweltbezogene **Risikofaktoren** für süchtigen PC-Gebrauch unterschieden:

Personenbezogene Risikofaktoren sind männliches Geschlecht, erhöhte Impulsivität, erhöhte Akzeptanz gewaltlegitimierender Normen, verminderte Empathie, geringere soziale Kompetenz, ein vermindertes Selbstkonzept oder Leistungsprobleme in der Schule oder am Arbeitsplatz.

Risikofaktoren, die sich auf die Mediennutzung beziehen sind hohe Spielzeiten, Spielen zur Bewältigung negativer Gefühle und Nutzen von Online-Rollenspielen.

Umweltbezogene Risikofaktoren sind wenige Erfolgserlebnisse und eine verminderte Akzeptanz im realen Leben, Defizite in der Schule oder im Beruf, geringe familiäre Unterstützung, Einelternfamilien und Eltern, die selbst Computerspiele betreiben.

Überproportional häufig finden sich bei Personen mit exzessiver Nutzung von Computer und Internet zusätzlich depressive Störungen, Angsterkrankungen, pathologisches Spielen sowie ADHS. Diese **Begleiterkrankungen** werden auch bei stofflichen Abhängigkeiten festgestellt. In der Behandlung der Computer- und Internetsucht müssen auch diese Begleiterkrankungen identifiziert und behandelt werden.

Eine Computersucht kann aber, je nach Ausprägung und Krankheitsfolgen, auch als eigenständige Krankheit gelten und wird in der ICD-11 als Abhängigkeitserkrankung anerkannt und den Verhaltenssüchten zugeordnet werden, so wie auch pathologisches Glücksspiel.

LITERATUR

Mann K et al. Konzept der Verhaltenssüchte und Grenzen des Suchtbegriffs. Nervenarzt 2013; 84(5): 548–556.

Petry J. Pathologischer PC/Internetgebrauch. PDP-Psychodynamische Psychotherapie 2014; 13(3), 162–175.

Rehbein F et al. Computerspiel-und Internetsucht. Nervenarzt 2013; 84(5): 569–575.

Schuhler P, Vogelgesang M. Pathologischer PC-und Internet-Gebrauch: Eine Therapieanleitung. Göttingen: Hogrefe, 2012.

KAPITEL

10 Krankheitsverleugnung

Ein Herpes Zoster führte zur Diagnose für Herrn J. (32 Jahre): HIV-positiv. Die Befunde lagen schon um 6:45 Uhr im Postfach. Um ihm sofort eine Hilfestellung zusammen mit der Vergabe der Diagnose zu geben, hatte ich mich vorbereitet: Eine Schwerpunktpraxis in der Stadt, eine Beratungsstelle, weitere Labordiagnostik, Informationen zu Behandlungsoptionen und einen weiteren Termin am Folgetag. Als er mich in der Praxis sah, setzte er sich gar nicht erst hin. Ich teilte ihm die Diagnose mit. „Ich bin aber nicht schwul", brach es aus ihm heraus, bevor ich meine Vorbereitungen nutzen konnte. Er wirkte angespannt, schambelastet. „Sie dürfen es niemanden sagen, meine Frau darf davon nichts wissen. Wie konnte es nur passieren, ich wollte nichts von dem Typen. Das ist doch schon seit Jahren vorbei." Ich brachte ihn dazu, sich an den Tisch zu setzten. „Es ist keine tödliche Krankheit mehr", wiederholte ich so oft, bis seine rastlose Verzweiflung etwas nachließ. „Gibt es Menschen in ihrem Umkreis, die auch einen Test machen sollten?", fragte ich ihn und er schüttelte den Kopf. „Mit meiner Frau werde ich dieses Thema nicht erörtern. Und den Typen kenne ich nicht. Ich habe mit ihm auch nichts zu tun."

Er lehnte das Angebot ab, weiter darüber zu sprechen und ließ sich Blut für eine Viruslastbestimmung und CD4-Zellzahl-Zählung abnehmen. Die Helferin, die das Blut abnahm, desinfizierte ihre Hände auch nach dem Ausziehen der Handschuhe, was den Patienten zusätzlich verunsicherte. Ich setzte mich nochmal zu ihm, um ihm zu erläutern, dass er im Alltag keine Einschränkungen befürchten müsse. „Ich arbeite im Restaurant", ein längeres Schweigen und dann fügte er hinzu, „das muss irgendwie laufen". Ich versicherte ihm, dass es keine Meldepflicht für HIV in diesem Rahmen gebe. Er brach den Termin ab und verschwand aus der Praxis. Ich sah ihn eine Woche lang nicht, aber seine Frau rief an. Sie wollte wissen, was los sei, ihr Mann sei sehr verändert, zurückgezogen. Auch habe er nun überhaupt keinen Sex mehr mit ihr. Ich beschloss ihr nur zu sagen, dass er sich wieder bei mir vorstellen sollte. Seine Viruslast war hoch, seine CD4-Zahl niedrig, damit erfüllte er die Kriterien einer Kategorie B (symptomatischer Patient ohne AIDS-definierende Erkrankungen). Er stellte sich nach 10 Tagen sichtlich depressiv und ermüdet vor und sagte: „Wir lassen das. Die Pickel gehen schon von allein weg. Ich will dann nichts mehr mit AIDS zu tun haben." Er wollte jedoch eine Krankschreibung. Ich klärte ihn über die Gefahren eines tödlichen Verlaufs einer AIDS-Erkrankung ohne Therapie auf. „Sehen, Sie.....man stirbt ja doch", sagte er und begann zu weinen. Inzwischen hatten sich sein länger bestehender Gewichtsverlust und chronische Diarrhoen zusammen mit völligem Appetitverlust zu einem massiven Untergewicht entwickelt.

Es folgte ein **langes Gespräch** unter vier Augen, in dem er zum ersten Mal von seinen anonymen Sex-Kontakten an einer Autobahnraststätte erzählte. Er schämte sich spürbar, war aber auch erleichtert, seine Geschichte zu teilen. Er fahre dort seit ca. 5 Jahren hin. Hier sei es wiederholt zu Sex ohne Kondom gekommen. Genauere Angaben zu machen, gelang ihm nicht. „Kein Problem", habe man ihm beim ersten Mal erzählt „schließlich nehme man sogenannte Prep-Pillen und könne auch mal so Spaß haben". Nach einer kurzen und falsch verstandenen Lektüre im Internet hatte er geglaubt, „dass Kondome nicht mehr notwendig seien" und sich keine weiteren Gedanken gemacht. Der Gedanke, dass er seine Frau angesteckt haben könnte, machte ihn schlaflos und fast verrückt. Von dem Risiko, auch andere auf dem Parkplatz angesteckt zu haben, wollte er nichts wissen. „Meine Frau pocht auf ein Sexleben, alleine um endlich Kinder zu haben." Ich fragte ihn, wie er nun seine Frau schützen wolle. „Ich glaube, ich wäre besser tot." Zur **Abklärung der Suizidalität** bat ich ihn, auf mich im Wartezimmer zu warten und setzte das Gespräch in der nächsten Lücke weitere 30 Minuten fort. Er fragte mich, welche anderen

Krankheiten, z. B. durch Küssen auf einem Betriebsfest, übertragbar sind, „das sage ich dann meiner Frau". Ein Test auf Treponema, Hepatitis B und C war negativ. Sein Zoster war unter intensiver Therapie besser geworden. Er lehnte trotz vehementer Forderung weiterhin jede antiretrovirale Kombinationstherapie ab. Dann sieht ja jeder, was ich habe, sagte er. Ich erläuterte ihm: „Wenn Sie wollen, können Sie weiter Sex mit ihrer Frau haben, sie können auch noch Kinder bekommen." Sein Blick traf zum ersten Mal meinen. Er hörte angestrengt zu. „Wenn Sie eine adäquate Therapie beginnen, offen mit ihrer Frau über Ihre Krankheit reden, sehe ich eine Lösung für Ihre Sorgen und eine gute Lebensqualität für Sie." Mit diesem Ausblick begann er zwei Wochen später eine antiretrovirale Therapie, unter der die pathologischen Laborparameter rasch rückläufig waren.

Im weiteren **Verlauf** öffnete sich Herr J. nun immer weiter. Der Druck sich mitzuteilen war spürbar. Auf beiden Seiten gab es viel mitzuteilen, der Hausarzt stand im Konflikt zwischen einer Überweisung in eine Schwerpunktpunktpraxis und dem Aufbau der aktuellen therapeutischen Beziehung. Er unterrichtete den Patienten, der eine Überweisung ablehnte, daher ausführlich über die verbesserte Lebenserwartung unter HAART-Adhärenz, die Möglichkeit einer künstlichen Befruchtung zur Erfüllung seines Kinderwunsches und die Möglichkeit einer PrEP-Therapie für seine Ehefrau. Die Online-Ressourcen des Robert-Koch-Institutes (www.rki.de) und der Aids-Hilfe (www.aidshilfe.de) waren hilfreich, um seinen Wissensstand zu verbessern. Herr J. wirkte in der Folge deutlich entlastet. Ein wichtiges Problem war seine homosexuelle Lebensweise. Der Hausarzt und der Patient fanden in der lokalen Aids-Hilfe eine Gruppe schwuler HIV-positiver Männer, die er erst zögerlich, dann regelmäßig besuchte. Er informierte seine Frau über seine Infektion, die sich von ihm zurückzog und ihm einen vorübergehenden Auszug nahelegte. Ihr HIV-Test war negativ. Seine Erleichterung über das Ergebnis wurde durch den Schock der Beziehungskrise überlagert. Er zog bei einem Bekannten aus der Selbsthilfegruppe ein, um ein Dach über dem Kopf zu haben. Der Bekannte berichtete ihm über die Effekte der antiretroviralen Therapie und zeigte ihm das schwule Leben in der Stadt gleich mit. Es folgte eine Phase der Stabilisierung mit neuen Lebensumständen. Inzwischen besserte sich der Gesundheitszustand des Patienten, seine CD4-Zell-Zahl stieg. Als ihm seine Frau unvorbereitet die Trennung vorschlug und er noch am selben Tag die erste Ablehnung eines „Liebesangebots" eines Mannes erfuhr (sein Bekannter), kam es zu einem erneuten Zusammenbruch. Er suchte schon morgens am Folgetag als erster Patient den Hausarzt auf, war verzweifelt und hilflos.

Über die Aids-Hilfe fand er auch eine lokale und ehrenamtliche Beratung für Schwule und Gesundheit, die ihn sehr gut zu seinen Fragen über Viagra (eine neue Idee für seine seit der Trennung des Bekannten erloschene Libido), über Cannabis, über Safer-Sex und alternative Heilmethoden für HIV unterrichtete. Er besuchte seinen Hausarzt weiterhin, war aber inzwischen an eine Schwerpunkt-Praxis angeschlossen, die die Diagnostik und Therapie übernahm. Seine psychische und somatische Gesundheit war zufriedenstellend.

Diagnosen:
- HIV-Infektion
- Herpes Zoster
- Krankheitsverleugnung

Synopsis

Ein heterosexueller, verheirateter Mann, der Sex mit Männern hat, erhält seine HIV-Diagnose im Rahmen eines fortgeschrittenen Immundefekts. Er dekompensiert unter starken Schamgefühlen, Selbststigmatisierung und Angst um seine Frau bzw. seine Ehe. Er ist gezwungen, sich mit seiner Sexualität und Ehe auseinanderzusetzen. Der durch seine Herpes Zoster und HIV-Infektion notwendig gewordene „ehrliche" hausärztliche Kontakt konfrontiert ihn mit einer verdrängten Wirklichkeit, die sowohl seine Sexualkontakte als auch seine Gesundheit angeht. Es besteht eine akute Gefahr, dass der Patient seine Ehefrau und weitere Sexualpartner infiziert. Seine fortgeschrittene HIV-Erkrankung bedarf dringend einer antiretrovirale Kombinationstherapie. Nach einem Stadium der Verleugnung kann er sich vorsichtig auf eine psychologische und infektiologische Zusammenarbeit einlassen. Gleichzeitig emanzipiert er sich und versucht seine Sexualität anzunehmen und offen auszuleben. Die damit verbundenen Konflikte und aufkommenden Fragen werden durch den Hausarzt stellenweise begleitet.

Die Verknüpfung der HIV-Infektion mit Sexualität, Lebensstil und Stigmatisierung macht sie zu einer sehr persönlichen Erkrankung. Jeder Patient hat ein ganz eigenes Bild der Erkrankung, welches sich in den Jahren der chronischen Erkrankung wiederrum deutlich wandelt. Somit wird auch das Anliegen ganz unterschiedliche Aspekte aufweisen und die Arbeit am Behandlungsauftrag ein anhaltender Arbeitsprozess sein. Der hier beschriebene Patient hat über das Anliegen der HIV-Behandlung hinaus auch Bedürfnisse, sich mitzuteilen und eigene und fremde Akzeptanz für seine Sexualität zu finden. Er wird auch seine Beziehung zu seiner Frau schützen und gleichzeitig seine Sexualität entwickeln wollen, so dass sich hier auch gegensätzliche Anliegen finden.

Hilfe für den Patienten

Der Patient wird in kürzester Zeit mit existenziellen Bedrohungen konfrontiert. Er ist selbst vital bedroht, er kann andere Sexualpartner infizieren oder hat es bereits getan. Er leidet an einer chronischen Erkrankung mit ungewissem Verlauf. Er lebt eine nicht integrierte Sexualität und gefährdet seine Ehe und geplante Familiengründung. Die Themen sind verflochten und wirken auf ihn unlösbar, schuldbehaftet und vernichtend. Die Schwere und Vielseitigkeit der HIV-assoziierten Themen benötigen Schadenbegrenzung, Zeit, Vertrauen, Involvierung seiner Ehefrau, Akzeptanz, Kooperation, Expertenwissen und persönliche Entwicklung des Betroffenen.

Der Hausarzt ist der primäre Akteur in der Vielzahl der Herausforderungen und sieht sich stark beansprucht, kann jedoch die entscheidende Rolle in der Überwindung der Krankheitslast des Patienten spielen. Eine gute Arzt-Patienten Beziehung ist wichtig, um zu einer gemeinsamen Problemlösung kommen zu können, was entscheidend ist für die Krankheitsbewältigung. Die sofortige Diagnostik und Behandlung der fortgeschrittenen HIV-Infektion und der Schutz der Ehefrau stehen an erster Stelle. Dazu gehören die Testung der Ehefrau und das Verhindern einer Infektion. Diese Maßnahmen sind dringend, benötigen aber das Vertrauen des Patienten. Lehnt der Patient Maßnahmen ab, sollten Alternativen erwogen werden, die für ihn tragbar scheinen.

Hilfe für den Hausarzt

Der Arzt und der Patient müssen in der Behandlung einer HIV-Infektion eine gemeinsame Wirklichkeit finden, die das schambesetzte Sexualleben des Patienten und seiner Partner/-innen, sein soziales Umfeld, aber auch die aktuellen Behandlungsmöglichkeiten und Fakten der Erkrankung umfassen. Dazu gehört neben infektiologischem Wissen auch eine nicht-wertende, aber sehr konkrete Sexualanamnese und damit verbundene Handlungsanweisungen. Erforderlich ist eine eigene professionelle Haltung des Arztes zur Sexualität, die sowohl der Würde der Betroffenen als auch den infektiologischen Implikationen gerecht wird. Informationen zum Umgang mit Drogen (z. B. Amylnitrit, GHB, Kokain), die bei Männern, die Sex mit Männern haben eine erhöhte Prävalenz haben, sollten grundsätzlich geläufig sein. Das vertrauensvolle Verhältnis in den Hausarzt und dessen Lotsenfunktion bei den multidisziplinären Herausforderungen sind Vorteile in der Behandlung. Das hohe Maß an erforderlichem Spezialwissen macht jedoch eine Überweisung an eine Schwerpunktpraxis zu einem geeigneten Zeitpunkt notwendig. Das Überbringen schlechter Nachrichten und die Erörterung besonders schamhaft besetzter Themen fordern gute Kommunikationsfähigkeiten des Arztes heraus (Exkurs „Breaking bad news“).

Exkurs: HIV

Behandlungsleitlinien empfehlen, jede diagnostizierte HIV-Infektion umgehend antiretroviral zu therapieren. Der Anteil der Personen, die mit einer HIV-Infektion diagnostiziert wurden und eine antiretrovirale Therapie erhalten, ist von 78 % im Jahr 2006 auf 92 % im Jahr 2017 angestiegen. Etwa 95 % dieser Therapien verliefen im Jahr 2017 erfolgreich. Kriterium für eine erfolgreiche Therapie ist eine Viruslast von weniger als 200 Viruskopien/ml Blut (Epidemiologisches Bulletin, RKI).

Prä-Expositionsprophylaxe (PrEP): Die Einnahme eines antiretroviralen Mittels kann eine HIV-Infektion trotz riskanten Verhaltens verhindern. Die Einnahme gilt als gut verträglich. In der EU ist das Medikament Truvada® (Tenofovirdisoproxilfumarat/

Emtricitabin) zur Prä-Expositionsprophylaxe (PrEP) bei HIV-negativen Erwachsenen zugelassen.

Anwender von PrEP sind nicht gegen andere sexuell übertragbare Erkrankungen geschützt, z. B. Gonorrhoe, Chlamydien, Syphilis (Erkrankungen mit wachsender Prävalenz). Wenn PrEP primär als Mittel gegen Ängste im Rahmen der eigenen sexuellen Handlungen eingesetzt werden soll, muss diese Motivation kritisch hinterfragt werden.

In Deutschland sind HIV-Selbsttests zugelassen. Die Tests sind ohne ärztliches Rezept in Apotheken und Drogerien sowohl im stationären Handel als auch online erhältlich. Die Sensitivität liegt bei zugelassenen Tests bei 100 %, die Spezifität bei 99,5 %. Sie werden mit einem Tropfen Kapillar-Blut durchgeführt. Die Anwendung ist relativ einfach, wird der Test falsch durchgeführt, zeigt das Ergebnis dies an. Es wird aufgrund der hohen Sensitivität mit gelegentlichen falsch positiven Ergebnissen gerechnet, daher sollte jedes positive Ergebnis durch ein Labor nachgeprüft werden (ebenfalls anonym möglich). Bei allen Selbsttests handelt es sich um Antikörper-Tests, daher kann ein belastbares Ergebnis bis zu 12 Wochen nach Risikoexposition dauern.

Exkurs: „Breaking bad news"

Die ärztliche Vermittlung schlechter Nachrichten ist wichtig für den Umgang der Patienten mit existenziellen Bedrohungen. Es ist eine Weichenstellung für den Patienten im Umgang mit dem eigenen Verlust von Lebensqualität und Lebenszeit. Es ist sinnvoll, das **eigene Unbehagen genau zu betrachten:**

- Angst, die eigenen Emotionen unangemessen zu zeigen (oder nicht zu zeigen)
- Angst vor unbeherrschbaren Reaktionen des Patienten
- Angst, nicht alle Antworten zu wissen
- Angst, verantwortlich für die schlechte Nachrichten gemacht zu werden

Um diesen Ängsten adäquat zu begegnen und ein qualitativ gutes Gespräch führen zu können, wird eine **strukturierte Vorgehensweise** empfohlen:

1. Gespräch vorbereiten

Es wird empfohlen, sich gedanklich auf das schwierige Gespräch einzurichten, einen angemessenen Zeitpunkt auszusuchen und genügend Zeit einzuplanen. Wichtig ist auch, sich fachlich mit den Details des Falls nochmals vertraut zu machen. Es soll ein ungestörter Ort für das zweisame Gespräch aufgesucht werden. Dem Patienten sollte das Gespräch angekündigt werden und die Möglichkeit gegeben werden, andere Menschen mit in das Gespräch zu nehmen. Der Arzt, der die Behandlung durchführen wird, sollte der persönliche Überbringer von Diagnosen sein. Es ist wichtig, vorher einen Konsens zur Übermittlung von Diagnosen einzuholen „Will der Patient überhaupt seine Diagnose hören?" Das Gespräch sollte dokumentiert werden.

2. Vorwissen klären

Um das subjektive Krankheitsverständnis des Patienten in Bezug auf die besprochene Erkrankung zu verstehen, müssen die persönlichen Ansichten zur Erkrankung selbst, dessen Ätiologie, Therapie-Optionen und Prognose durch den Arzt erfragt und zunächst einmal ohne Kritik oder besserwissende Richtigstellung akzeptiert werden.

3. Wissensbedarf ermitteln

Hier soll geprüft werden, was genau der Patient wissen will und was er wissen muss, wie es um ihn steht und welche Informationen ihm wichtig sind. Im Vordergrund stehen neben der Diagnose die Frage nach Therapie-Optionen, nach Leiden, nach Überlebens-Wahrscheinlichkeit und der Rolle ihrer sozialen Bindungen. Um diese Themen „geschehen" zu lassen, soll der Patient das Gespräch mitsteuern, sein Erkundungsverhalten und eigene Handlungsimpulse unterstützt werden, Pausen zugelassen werden und auch das Ablehnen von Informationen akzeptiert werden.

4. Wissen vermitteln

Die Unterrichtung des Patienten über seine Krankheit sollte in kurzen Sätzen und verständliche Sprache erfolgen. Fachtermini sollten vermieden werden. Es sollte eine logische und schrittweise Herleitung des Prozesses erfolgen, d. h. Beschwerden, die zur Behandlung geführt haben und den Befund begründen und die daraus folgende Diagnose und der mögliche Verlauf der Erkrankung. Mit diagnostischen Termini ist vorsichtig umzugehen, da sie stets eine Verkürzung der Problemlage darstellen und zu erheblichen Missverständnissen führen können. Es geht um die Vermittlung von Krankheitswissen und nicht die Vermittlung von medizinischem Wissen. Anschließend sollten Therapieoptionen und deren Risiken unterbreitet werden. Zwischen den Schritten sollte Raum für Zwischenfragen bleiben. Von Uexküll benutzt den Begriff des „Titrierens", der darauf abzielt, genau zu spüren, wieviel Information angemessen ist und sich im Gespräch immer wieder daran zu orientieren. Am Ende des Gesprächs sollte ein Folgetermin angeboten werden. Im Verlauf und am Ende sollte die Informationsaufnahmefähigkeit und das Verständnis behutsam geprüft werden. Eine Fortsetzung des Gesprächs sollte am Ende des Termins festgelegt werden, um Themen die sich aus dem ersten Gespräch ergeben haben und weitere Entwicklungen, aufzugreifen.

5. Emotionen aufnehmen

Der Arzt muss Patienten auch bei der emotionalen Bewältigung lebensbedrohlicher Erkrankungen unterstützen. Die Reaktion auf eine lebensbedrohliche Situation ist schwer vorherzusehen und kann sehr unterschiedlich ausfallen, von keine Reaktion, sehr heftiger Reaktionen oder auch unangemessen wirkenden Reaktionen. Die Reaktion des Betroffenen muss in ihrer Unvorhersehbarkeit und Schwere ausgehalten werden. Verständnis für Verzweiflung, Traurigkeit, Suizid- und Euthanasie-Gedanken, aber auch Schweigen und Ablehnung sollte entgegengebracht werden. Grundsätzlich kann davon ausgegangen werden, dass die Kommunikation über negative Gefühle entlastend wirkt. Schweigen sollte vorsichtig hinterfragt werden. Es ist zu prüfen, ob der Patient mit der Informationsvermittlung oder der Gesprächssituation überlastet ist.

Suizidgedanken müssen auf ihre Akuität abgeklärt werden und ärztlicherseits angesprochen werden. Suizidalität mit starker gedanklicher Einengung, verzerrter Wahrnehmung der Realität oder hoher Emotionalität können eine Indikation zur psychiatrischen Mitbehandlung sein. Hoffnung sollte als Thema erweitert werden und nicht nur auf die verbleibende Lebenszeit angewandt werden, sondern auch auf die Lebensqualität innerhalb der verbleibenden Zeit. Es ist sinnvoll, dem Patienten eine Zweitmeinung zu den drängenden Fragen und Prozedere anzubieten. Auch sollte ein Team sich über die Patienten so weit absprechen, dass in Bezug auf besonders wichtige Fragen keine Diskrepanzen auftauchen, die die Not des Betroffenen letztlich noch vergrößern würden (z. B. unberechtigte Versprechungen oder nicht indizierte Therapien). Die Infrastruktur inner- und außerhalb des Krankenhauses für zusätzliche Hilfsmaßnahmen sollte ausreichend bekannt sein und bedarfsgerecht vermittelt werden.

6. Weiteres Vorgehen vereinbaren

Die Entscheidungsfindung bezüglich des weiteren Procedere sollte am ehesten dem „Shared decision making" folgen. Allerdings gibt es auch Patienten, die es vorziehen, „die Augen zu schließen und sich dem Arzt anzuvertrauen". Dann ist eine eher paternalistische Haltung durch den Arzt einzunehmen. Manche Patienten sehen im Arzt einen Dienstleister, der zu tun habe, was der Patient will. Dem kann entgegengekommen werden, soweit es medizinisch sinnvoll ist. Letztlich liegt es aber in der Verantwortung des Arztes, was er tut. Der Patient kann nie vom Arzt verlangen Unsinniges zu tun.

Exkurs: Männer, die Sex mit Männern haben (MSM)

Der Begriff MSM wird statt Homosexualität verwendet, da infektiologisch nur sexuelle Kontakte zwischen Männern relevant sind, nicht aber die eigentliche Neigung. Es gibt Homosexuelle ohne sexuelle Kontakte oder mit heterosexuellen Kontakten, so dass der Begriff MSM präziser ist, wenn es um sexuell übertragbare Erkrankungen (sexually transmitted disorders, STD) geht. Frauen, die Sex mit Frauen haben, spielen aus Sicht von STD durch fehlenden Geschlechtsverkehr eine geringere Rolle. Die Kontaktmöglichkeiten, die Terminologie und das Wissen um sexuelle Gesundheit in den MSM-Szenen sind komplex, heterogen und ständigem Wandel unterworfen. Durch die Nutzung von Apps auf Mobiltelefonen werden sexuelle Kontakte oft über diesen Weg gefunden. Einige Apps nennen den HIV-Status und Gebrauch von PrEP der betreffenden Person, der jedoch keinerlei Kontrolle unterliegt. Jeder Nutzer kann dort schreiben, was er möchte. Damit sind Informationen über sexuelle Gesundheit an dieser Stelle irreführend und eher als gefährlich einzuschätzen. Das Wissen um sexuelle Gesundheit ist sehr heterogen; es existieren zahlreiche Mythen über STD. Die Präferenzen, Spielarten und Terminologie gehören außer in Spezialpraxen nicht zur allgemeinen hausärztlichen Kompetenz, so dass eine ausführliche Beratung durch Fachstellen empfohlen werden sollte. Wer seinen Patienten empfiehlt, Kondome beim Geschlechtsverkehr zu nutzen, hat jedoch bereits die wichtigste Nachricht geliefert.

LITERATUR

Epidemiologisches Bulletin des Robert Koch Institutes 2019 abgerufen unter https://www.rki.de/DE/Content/Infekt/EpidBull/epid_bull_node.html am 9. Oktober 2019.

Esser S, Krotzek J, Dirks H, Scherbaum N, Schadendorf D. Sexual risk behavior, sexually transmitted infections, and HIV transmission risks in HIV-positive men who have sex with men (MSM)–approaches for medical prevention. JDDG: Journal der Deutschen Dermatologischen Gesellschaft 2017; 15(4), 421–428.

Greub G, et al. Clinical progression, survival, and immune recovery during antiretroviral therapy in patients with HIV-1 and hepatitis C virus coinfection: the Swiss HIV Cohort Study. The Lancet 2000;356(9244): 1800–1805.

Lehmiller JJ, Ioerger M. Social networking smartphone applications and sexual health outcomes among men who have sex with men. PLoS One. 2014;9(1):e86603.

Ryom L, et al. Essentials from the 2015 European AIDS Clinical Society (EACS) guidelines for the treatment of adult HIV-positive persons. HIV medicine 2016;17(2): 83–88.

Vandekieft G K. Breaking bad news. American family physician 2001; 64(12): 1975–1979.

KAPITEL

11 Der resignierte Patient

Der 23-jährige Herr G. berichtet, dass er seit dem 2. Lebensjahr wegen Neurodermitis in Behandlung war. Ausgrenzung habe er in der Schule nicht erfahren. Neben den anhaltenden Hautveränderungen litt er auch an damit assoziierten Verschlimmerungen durch Nahrungsmittelunverträglichkeiten, insbesondere Zitrusfrüchte. Die besonderen Essensvorschriften seien eigentlich viel belastender gewesen als die Hautausschläge selbst. Das Jucken sei „wirklich schlimm" gewesen. Er habe oft zur Nacht Schlauchverbände für Arme und Beine mit Fettsalbe zur (mäßigen) Linderung eingesetzt. Im Winter waren die Symptome schlimmer, „Schneebälle formen war oft schmerzhaft". Seine Eltern hätten eine „Wird schon"-Haltung gehabt, sich aber angemessen gekümmert. Die Neurodermitis verschwand mit der Pubertät zwischen seinem 13. und 14. Lebensjahr. „Da war ich sehr zufrieden mit meinem Körper", berichtet er und lächelt. Der Patient hatte seine erste Freundin im beschwerdefreien Intervall kennengelernt, so dass er keine „Schwierigkeiten in der Partnerwahl" hatte. Im Alter von17 Jahren entstanden jedoch erneut Schuppungen und Rötungen an den Ellenbeugen-Streckerseiten, Knöcheln und Unterschenkeln. Diese persistieren fast unverändert bis heute. Als er seine zweite Freundin mit 22 Jahren kennenlernte, gab „es keine Beschwerden" über seine Haut. Er „traut aber dem Frieden nicht". Er verneint stigmatisierende Erlebnisse in seinem Beruf als Krankenpfleger oder bei der Bewerbung in der Klinik.

Die Diagnose Psoriasis schien offensichtlich. Andere Erkrankungen konnten ausgeschlossen werden.

Herr G. sieht seine Hauterkrankung als „Sackgasse". Egal, zu welchem Arzt er bislang gegangen ist, es hat sich im Grunde genommen nichts an den Hautveränderungen an den Ellenbogen und Unterschenkeln geändert. Er war von seinem Kinderarzt, der ihn langjährig aufgrund der Neurodermitis und später Psoriasis behandelt hatte, zu mir als Hausarzt gewechselt. Auch einen **Dermatologen** hatte er aufgesucht, zu dem ich ihn überwiesen hatte, der jedoch nichts an der Therapie des Kinderarztes (Vitamin-D-Cremes, zeitweilig kortisonhaltige Cremes) änderte. Zu dem Dermatologen möchte er nicht erneut gehen, „da dieser noch weniger Zeit habe" und ihm keine weiteren Behandlungsoptionen erklärt habe. Der Patient nimmt seine Hautveränderungen äußerlich gelassen.

Bei vorsichtiger Nachfrage meint er, dass sein Selbstbewusstsein darunter leide. Er weiß, dass es für die Haut besser wäre, „es etwas ruhiger und gesünder angehen zu lassen". Die Idee, sein Stress-Management zu verbessern und regelmäßig Sport zu treiben, bringt er dennoch nicht mit seiner Erkrankung in Verbindung. Er kann keine Auslöser für Besserungen oder Verschlechterungen erkennen.

Je mehr der Patient von seinem Leiden berichtet, desto spürbarer wird die bestehende Belastung. Diese liegt jedoch relativ verborgen hinter viel Abfinden und Aushalten der Symptomatik.

Er wünscht sich dringend eine Rückbildung der Dermatitis. Sein Interesse an weiteren Therapieoptionen ist deutlich zu spüren. Er nimmt alle Informationsblätter mit, sei es zu Antikörpertherapien oder „Achtsamkeitstraining". Ich informiere den Patienten über unterschiedlichste topische Therapien, auch über Salben zur Entfernung der Schuppen oder Gele, die den Juckreiz unterdrückenden ohne die Haut auszutrocknen, über Phototherapien, Balneotherapie und vielfältige systemische antipsoriatische Therapien, einschließlich Biologika. Die Liste der Optionen ist lang.

Letztlich unternimmt er jedoch nichts. Was soll es bringen, nur Enttäuschung. Es wird eine allgemeine Resignation erkennbar. Diese führt auch dazu, dass der Patient die vorhandenen Therapieoptionen nicht nutzt und sich sogar dysfunktional verhält, indem er z. B. nun erst recht keine Diätempfehlungen mehr einhält. Es entwickelt sich auch ein dysfunktionales Interaktionsverhalten, mit Phantasien, dass andere

Menschen ihn auf Dauer nicht ertragen und es sich daher nicht lohnt eine Beziehung einzugehen.
Diagnose:
- Neurodermitis

Synopsis

Der Patient ist sehr offen und „geradeaus“ mit seinen Beschwerden und seiner Anamnese. Sein Anliegen ist eine Remission seiner Hautläsionen. Er ist jedoch durch seine lebenslange Leidensgeschichte so beeinflusst, dass er im Grunde genommen keine Hoffnung mehr hat. Trotz guter Coping-Mechanismen besteht ein Leidensdruck, der sich erst durch genaueres Nachfragen darstellt. Der Primärbehandler sollte ein Dermatologe sein. Der Patient lehnt dies ab, da er darin keinen Sinn sieht. Er hat resigniert und lässt sich auch nicht mehr auf weiterführende Therapieversuche ein, da er weitere Enttäuschungen fürchtet.

Der Auftrag an den Hausarzt ist auf diesem Hintergrund, symptomatisch eine Linderung der Hautprobleme zu versuchen und ein funktionales „Behinderungsmanagement“ zu fördern. Die Tatsache, dass der Patient unter einer chronischen Erkrankung leidet heißt nicht, dass man nichts tun kann, sonst ist eine Herausforderung, die aktiv angenommen werden muss.

Hilfe für den Patienten

Der erste Schritt ist eine **Einschätzung der Schwere der Hauterkrankung.** Dazu ist die Bewertung der Einschränkungen im Alltag durch Juckreiz, Stigmatisierung und weitere Probleme wichtig. Die Einschätzung, ob es sich um eine leichte, mittelschwere oder schwere Verlaufsform handelt, bestimmt die weiteren Schritte der Intervention. Die Versorgung leichter Verlaufsformen umfasst die Aufklärung über die Erkrankung kombiniert mit Patienteninformationen sowie eine Basisbehandlung der Haut mit rückfettenden Cremes und Reduzierung von Stressoren und Triggerfaktoren aller Art. Bei mittelschweren Verlaufsformen wird eine Licht- und Soletherapie ergänzend empfohlen. Schwere Verläufe stellen in der Regel eine Indikation für eine systemische Therapie mit Immunsuppressiva oder Antikörpern dar.

Patienten, die schon viele Therapieversuche hinter sich haben, resignieren gelegentlich. **Therapeutisch** ist darauf hinzuarbeiten, dass die Patienten sich bewusst damit auseinandersetzen und auch akzeptieren, dass sie unter einer chronischen, ggf. lebenslangen Erkrankung leiden. Viele Patienten sind zermürbt, weil sie immer noch auf „Heilung“ hoffen, obwohl sie natürlich rational wissen, dass das ausgeschlossen ist. Akzeptanz des Unabänderlichen ist also ein erster wichtiger Schritt. Danach stellt sich die Frage, wie man mit der Krankheit über die Jahre kommt. Der Patient wird zum Experten der eigenen Erkrankung gemacht. Daraus folgt, dass er im Weiteren daran zu messen ist, wie fach- und sachgerecht er die vielfältigen Probleme managt, seien es Diäterfordernisse, Medikamente und Salben, aber auch die Interaktion mit anderen Menschen. Es geht nicht darum gute Karten zu haben, sondern mit schlechten Karten gut zu spielen.

Hilfe für den Behandler

Der Hausarzt muss eine komplexe und vor allem chronische Erkrankung mit möglicherweise weitreichenden somatischen und psychischen Folgen behandeln. Er kann weder kausale Therapien anbieten noch eine Remission versprechen. Die Therapiemöglichkeiten und -notwendigkeiten hängen von der Schwere der Erkrankung und ihrem Verlauf ab. Es ist stets zu prüfen, welche Spezialisten wann hinzugezogen werden sollten. Das gilt insbesondere für besonders gefährdete Patienten.

Die resignative Haltung von Patienten kann anstecken. Der Patient ist pessimistisch und der Arzt zieht sich zurück. Dadurch kann es dazu kommen, dass hilfreiche Therapieoptionen nicht genutzt werden. Je resignativer der Patient ist, desto mehr muss der Arzt prüfen, wann welche Optionen sinnvoll scheinen und wie der Patient zu motivieren ist, zu tun, was getan werden kann.

Exkurs: Psychodermatologie

Die psychodermatologische und psychosoziale Therapie umfasst: (1) die Anamnese, speziell unter Berücksichtigung der Auswirkungen auf soziale, emotionale und psychische Gesundheit, (2) den Hinweis auf Selbsthilfegruppen (www.nakos.de), (3) die Teilnahme an einem strukturierten Schulungsprogramm nach Empfehlungen der Arbeitsgemeinschaft dermatologischer Prävention der DDG zum Thema Psoriasis und (4) eine psychotherapeutische Intervention zur Minderung des Leidensdrucks und Förderung eines funktionalen Krankheitsmanagements.

Für manche Patienten ist „verdrängen durch Wegsehen und Nichtstun" eine Form der subjektiven Entlastung. Falls spezifische Therapieerfordernisse oder -möglichkeiten gegeben sind, muss der Hausarzt ggf. motivierend auf den Patienten einwirken.

Ein Sonderproblem bei dermatologischen Erkrankungen ist die **soziale Stigmatisierung.** Viele Menschen reagieren mit Ekel, wenn sie Hautveränderungen bei anderen Personen sehen. Zur Förderung der öffentlichen Akzeptanz gibt es z. B. am 29. Oktober den „Welt-Psoriasis-Tag". Auch diesbezügliche Publikationen und Fortbildungen sind verfügbar (www.psonet.de). Dies kann aber nicht verhindern, dass die Betroffenen im Beruf und vor allem in Privatbeziehungen negative Reaktionen erfahren können. Dies stellt dann eine besondere Indikation für eine psychosomatisch-hausärztliche Therapie. Der Hausarzt muss als verständnisvoller Ansprechpartner und Ratgeber zur Verfügung stehen. Auch die Empfehlung einer Selbsthilfegruppe ist zu erwägen.

LITERATUR

Gieler U, Gieler T, Peters EM J, Linder D. Haut und Psychosomatik–Psychodermatologie heute. JDDG: Journal der Deutschen Dermatologischen Gesellschaft 2020; 18(11), 1280–1300.

Harth W. Leitlinie Psychosomatische Dermatologie (Psychodermatologie). Dermatologische Qualitätssicherung Leitlinien und Empfehlungen 2009, 6.

Hoering C M. Neurodermitis: Psychosomatische und psychotherapeutische Behandlung: Psychodermatologie. Hautarzt 2008; 59(4).

Moon H, Mizara A, McBride SR. Psoriasis and Psycho-Dermatology. Dermatol Ther 2013; 3, 117–130.

KAPITEL

12 Selbstwertkrise und Progredienzangst

Frau K., 40 Jahre alt, war wegen einer Autoimmunthyreoiditis seit fast 10 Jahren in meiner Praxis in Behandlung. Frau K. war in allen Dingen in ihrem Leben sehr aktiv und genau, diese Haltung ermöglichte ein einfaches Arbeiten bezüglich der Einstellung der Schilddrüsenwerte. Dann erkrankte sie an einem Tumor in der linken Brust, der sich als axillär metastasiertes, multizentrisches **Mammakarzinom** erwies. Frau K. hatte beim Abtasten ihrer Brust eine Verhärtung entdeckt und war bei ihrem Gynäkologen vorstellig geworden. Nach einem Ultraschall und einer Biopsie stand ihre Diagnose fest und sie erhielt Termine zur Chemotherapie. Um eine Arbeitsunfähigkeitsbescheinigung zu erhalten, besuchte sie mich unmittelbar nach der Diagnosestellung in meiner Praxis. Ich hatte bereits einen Arztbrief ihres Gynäkologen erhalten und war über die Entwicklungen im Bild. Sie war gefasst, noch etwas eiliger als sonst und brachte einen dafür neu erstellten Ordner mit. „Und jetzt also das", begann sie das Gespräch. Wir schwiegen ein paar Momente und ich fragte sie, welche Schritte mit ihr besprochen worden seien. Ihre Betroffenheit war deutlich zu spüren. Es geht jetzt einfach darum „was wollen wir mit meiner rechten Brust ganz genau machen, um es richtig zu machen". Ihr sei nach Mutations-Analyse und negativer Hormon-Sensibilität laut Arztbrief eine Ablation mit MAK-Entfernung mit Expander-Einlage und Axilla-Dissektion geraten worden. Ich hörte ihr zu, erklärte ihr die Begriffe des Arztbriefes und versicherte ihr mein Vertrauen zu den Empfehlungen des Gynäkologen. „Ich verstehe nicht, wozu ich so gesund lebe – und dann das." Sie schaute mich hilfesuchend an. Aus den Terminen wegen ihrer Schilddrüse wusste ich, dass ihr gesunde Ernährung und Bewegung wichtig sind, nicht zuletzt auch um ihren beiden Kinder ein Vorbild zu sein. Sie hatte mich vor Jahren einmal über den Zusammenhang von Alkohol und Brustkrebs gefragt, da ihre Schwester aus ihrer Sicht zu viel Alkohol trank.

Ich bot ihr einen zeitnahen neuen Termin an, um die weiteren Schritte zu besprechen. „Was gibt es denn aus Ihrer Sicht in der Sache für Fragen?", erkundigte sie sich. Da es ad hoc keine weiteren Dinge zu klären gab und mein Angebot eher zur Unterstützung dienen sollte, war ich etwas überrascht. Sie erkundigte sich bei mir, ob ich ihr dazu raten würde, ihren Kindern „die ganze Wahrheit zu erzählen" – ihr Partner sei dagegen. Ich schilderte ihr, dass dies gewiss eine persönliche Entscheidung sei, ich selbst aber für einen offenen Umgang mit Gefühlen und Krankheit plädiere.

In den weiteren Wochen wurde statt einer ursprünglich geplanten Ablatio eine lokale Resektion durchgeführt. Während der postoperativen Bestrahlung besuchte mich Frau K. für organisatorische Angelegenheiten. Zudem benötigte sie Rezepte für ihre mehrjährige Therapie mit Tamoxifen. Während sich bei mir Erleichterung über den Verlauf der Therapie einstellte, bemerkte ich bei Frau K. eine psychische Verschlechterung. Sie suchte nun häufiger den Kontakt zu mir, brachte eine Liste von Fragen mit. Sie war sich nicht sicher, ob sie den Umgang mit ihrer Erkrankung konstruktiv mit ihren Kindern geregelt hatte. „Ich glaube, meine Kinder haben Angst um mich." Die kurzen Gespräche, die sonst „genau richtig" waren, wirkten nun abgeschnitten und bedürftig. Ihre Sorgen kreisten erst um ihre Rolle als Mutter, im Weiteren auch um ihre Leistungsfähigkeit im Beruf. „Wer kauft mir denn Versicherungen ab, wenn ich aussehe, als ob ich selbst ein Fall bin?" Auch die Abhängigkeit von ihrem Ehemann passte nicht in ihre Rolle als eigenständige Frau. Die Themen, die sich auf ihre Familie bezogen, traten in den kommenden Wochen deutlich mehr in den Vordergrund. Ich erwog auch eine psychoonkologische Mitbehandlung, die sie jedoch ablehnte, da „sie ja geheilt war". Tatsächlich schien sie nach einigen Beratungsgesprächen in der Onkologie einen recht pragmatischen und konstruktiven Blick auf ihre Erkrankung zu haben. In Absprache mit dem Gynäkologen führte ich einige diagnostische Maßnahmen durch, die ich dem Kollegen regelmäßig mitteilte. Auch unterstützte ich Frau K. in der rehabilitativen Therapie, die sie für drei Wochen in Anspruch nehmen konnte. Ihre bisher hohe Einsatzbereitschaft wurde in ihrem Büro vermisst und ihr Arbeitgeber schien sehr unterstützend zu sein.

Die Termine beim Gynäkologen waren nun sporadischer geworden. Als sie nach einiger Zeit von einem leichten Druck im Oberbauch berichtete, führte ich ein Ultraschall des Abdomens durch, das unauffällig war. Auch die anschließende Magen-Darm-Spiegelung ergab keine pathologischen Befunde. Die Untersuchungen belasteten Frau K. deutlich mehr als die onkologische Therapie. Sie fühlte sich trotz der Remission arbeitsunfähiger als zuvor. Im Verlauf konnten keine somatischen Ursachen ihrer Bauchbeschwerden gefunden werden. In den häufigeren Gesprächen war sie besorgt, ob nicht doch ein Rezidiv zu vermuten war. Ihre drohende psychische Dekompensation konnte ich durch wiederholte, aber kurze Gespräche gut auffangen. Frau K. war insgesamt offener geworden „von anderen Hilfe annehmen“. „Ich will nicht wieder in demselben Modus leben wie vorher“, sagte sie. Sie erklärte mir, dass ihre schwere Erkrankung eine Zäsur darstellt und ihr Anlass gibt, ihre Prioritäten und Haltung zu überdenken. Einerseits wollte Frau K. nicht „psychologisiert“ werden, anderseits zeigte sie sich verunsichert und hilfesuchend bezüglich ihrer Mutterrolle, ihren beruflichen Fragen und insbesondere den als nun psychosomatisch erscheinende Bauchbeschwerden. Die Patientin schien zunehmend durch eine „Progredienzangst“ beeinträchtigt. Je länger die Operation zurücklag, desto dringlicher kam ihr die Frage, ob nicht doch mit einem Rezidiv zu rechnen sei.

Diagnosen:
- Mammakarzinom
- Autoimmun-Thyreoiditis
- Progredienzangst

Synopsis

Frau K. erkrankte an einem Mammakarzinom, das sich letztlich, trotz initialer Befürchtungen als gut behandelbar erwies. Es handelt sich um eine leistungsorientierte und selbstbewusste Frau, die ihr Leben unter Kontrolle hatte. In der kritischen Phase der onkologischen Therapie konnte Frau K. für sich selbst und ihre Familie alle Ressourcen mobilisieren. Im weiteren Verlauf blieb aber eine deutliche Verunsicherung. Es zeigte sich, dass die sachgegebene letztlich unsichere Prognose, wie auch die Reaktion der Umwelt und die veränderten Lebensanforderungen sie deutlich belasteten. Auch die krankheitsbedingte „Persönlichkeitsänderung“ (Wer bin ich noch? Warum konnte ich das durch gesundheitsbewusstes Verhalten nicht verhindern?) verunsicherte die Patientin zutiefst. Frau K. konnte von den supportiven hausärztlichen Therapien deutlich profitieren. Sie zog ihre Familie zunehmend offen in den Krankheitsverlauf ein. Auch gelang es ihr, ihre Rolle als „funktionierende Frau“ wieder zu finden. Frau K. wertete die kurzen wiederholten hausärztlichen Kontakte im Verlauf als wichtigen Bestandteil ihrer onkologischen Nachsorge.

Die **Aufgabe für den Hausarzt** änderte sich im Krankheitsverlauf und den damit verbundenen Verschiebungen der Problem-Schwerpunkte. Initial war die vertraute Rolle als langjähriger hausärztlicher Behandler wichtig, um die aktuellen Maßnahmen zu koordinieren, zu erklären und ein Ansprechpartner für die unterschiedlichsten Probleme zu sein. Während der eigentlichen onkologischen Therapie stand er für begleitende Maßnahmen unterschiedlicher Art bereit, von Arbeitsunfähigkeitsattesten bis zu Kontrolluntersuchungen. Nach Abschluss der intensiven onkologischen Behandlung musste der Hausarzt die nun anders leidvolle Situation diagnostisch neu bewerten, eine onkologische Nachsorge mittragen und die nun drängenden psychosozialen Probleme, mit zunehmender psychischer Dekompensation der Patientin und ihrer Familie, aufgreifen. Dies betraf nicht zuletzt auch die ängstliche Verunsicherung mit Fragen zur Krankheitsprognose. Dazu gehörte auch die Kooperation mit der psychischen Beratung in der Onkologie.

Insgesamt können die **Aufgaben des Hausarztes** wie folgt zusammengefasst werden:
1. „Reassurance“, d. h. emotionale Unterstützung und Versicherung
2. Unterstützung im Dschungel der Expertenmedizin
3. Schutz vor aggravierender Pathologisierung ihres Krankheitsstatus

4. Beratung hinsichtlich der Krankheitsverarbeitung
5. Unterstützung im Umgang mit der natürlichen Angst vor der Zukunft und speziell der Krankheitsprognose
6. Unterstützung bei der Klärung familiärer Probleme

Hilfe für die Patientin

Entsprechend dem Krankheitsverlauf erforderte die Unterstützung der Patientin immer wieder andere Schwerpunktsetzungen. Dabei war von Beginn an auch die Familie mit zu bedenken. Die erste Hilfe folgt dementsprechend einem **bio-psycho-sozialen Konzept** aus „bio", d. h. erkennen, versorgen oder delegieren der Behandlung der onkologischen Erkrankung, aus „psycho", d. h. dem Aufgreifen von Ängsten, Verunsicherung und negativem Affekt durch Zuwendung, Gespräch und Lösungssuche, sowie aus „sozial", d. h. der Koordination und Unterstützung der Betroffenen bezüglich ihrer akuten Einschränkungen als Versicherungsmaklerin und als Versorgerin zwei Kinder. Dabei setzt die Betroffene in den zwei letzten Domänen selbst die Schwerpunkte und den Hilfsbedarf.

Hilfe für den Behandler

Die wechselnden Anforderungen an den Hausarzt, der sich um alle Aspekte der Erkrankung und des Betroffenen kümmern muss, sind komplex. Jeder Fall ist zudem immer wieder anders. Der Hausarzt benötigt die Kooperation mit den Fachonkologen und einem Netzwerk an weiteren Behandlern. Auch die Kooperation mit den Familienmitgliedern sollte nicht außer Acht gelassen werden.

Der Behandler selbst muss damit fertig werden, das Leid des Patienten zu sehen, die eigene Hilflosigkeit angesichts des möglichen Todes zu erleben und auch mit Hilfserwartungen konfrontiert zu werden, die nicht erfüllbar sind. Dabei hilft, sich klar zu machen, dass Ärzte „Dienstverträge" und keine „Werkverträge" mit den Patienten haben. Sie werden dafür bezahlt, dass sie helfen und nicht dafür, dass sie heilen. Dies wird auch am geschilderten Fall erkennbar.

Exkurs: Progredienzangst

Progredienzangst ist die sehr nachvollziehbare Verunsicherung von Kranken, wie es mit ihnen weitergehen wird. Dies betrifft insbesondere Krebskranke. Selbst wenn der primäre Tumor erfolgreich entfernt werden konnte, bleibt dennoch die Unsicherheit bezüglich eines möglichen Rezidivs. Erst recht hängt ein Damoklesschwert über den Kranken, wenn keine vollständige Heilung möglich wurde. Fragen, wie es weiter geht, welche Krankheitsentwicklungen zu erwarten sind, welches weitere Leid auf einen zukommen wird, wie lange man noch zu leben hat, was bis dahin und danach mit den Angehörigen geschieht treten in den Vordergrund.

Diese Ängste sind nachvollziehbar und normal. Dennoch können gut begründete Ängste auch pathologisch entgleisen. Das bedeutet, dass sie mit ausgeprägter Intensität auftreten, der Betroffene sich nicht mehr davon lösen kann, die Gedanken ständig um die Bedrohung kreisen, die Ängste zum Dauerzustand werden, das ganze Leben in Beschlag genommen wird, dass die Umwelt in die eigenen Sorgen und Befürchtungen hineingezogen und dadurch ebenfalls geängstigt wird, es zu dysfunktionalem Verhalten kommt, sei es in Bezug auf die Behandlungserfordernisse, wie auch die sonstige Lebensbewältigung.

Es gibt eine Reihe von psychotherapeutischen Ansätzen zur Behandlung von Progredienzängsten. Dazu zählen kognitiv-verhaltenstherapeutische Interventionen, die metakognitive Therapie, supportiv-erfahrungsorientierte Therapie, achtsamkeitsbasierte Methoden und auch dankbarkeitsorientierte Interventionen. Auch telefonunterstützte oder Online-Interventionen sind beschrieben.

Für die hausärztliche Praxis lässt sich daraus ableiten, dass der Patient lernen muss, dass
- er unter zwei Krankheiten leidet, d. h. der Krebserkrankung und der Angststörung,
- die Angst die Lebensqualität und das Wohlbefinden unabhängig von der körperlichen Erkrankung beeinträchtigt, wenn nicht sogar primär,
- die Angst auch negative Folgen auf die Krankheitsbewältigung und -entwicklung haben kann,
- die eigene Angst auch von den Mitmenschen erlebt wird und diese negativ beeinträchtigt,

- er vielleicht die körperliche Erkrankung nicht beeinflussen, sehr wohl aber die Angst beherrschen kann,
- die Aufmerksamkeit sinnvollerweise nicht nur auf die Bedrohung, sondern auf das geschenkte Leben ausgerichtet werden sollte.

Danach sind alle Methoden des Angstmanagements anzuwenden, d. h. gedankliche Vorstellungen und Fantasien, Toleranz gegen die körperlichen Angstäquivalente, interne Dialoge mit der Angst usw.

Exkurs: Psychoonkologie

Zu einer guten onkologischen Behandlung gehört immer auch die Psychoonkologie. Die psychoonkologische Versorgung fällt je nach Tumorerkrankung, Komplikationen und Persönlichkeit sehr individuell aus. Besonders **relevante Themen** sind Schmerzen, Fatigue, psychosoziale Belastungen, neurokognitive Störungen sowie Einschränkungen der Lebensqualität, der Eigenständigkeit, der Teilhabe am Arbeitsleben und nicht zuletzt die Verunsicherung im Selbstbild und gegebene Ängste. Psychoonkologie soll zeit- und wohnorts-nah erfolgen, sektorüberschreitend sein und abgestuft auf die ganz unterschiedlichen Bedürfnisse eingehen.

Auch Patienten ohne eindeutige psychische Probleme profitieren von einer psychosozialen Begleitung, um ihre Ressourcen zu mobilisieren, ihre Erfahrungen zu integrieren und ihr Wissen zum Umgang mit schweren Krisen zu steigern. Es wird angenommen, dass ca. ein Drittel aller Krebspatienten unter deutlichen psychischen Beeinträchtigungen leidet und nahezu alle durch die schwerwiegende Erkrankung und die damit verbunden Lebensveränderungen belastet sind. Ein pro-aktives Nachfragen der Therapeuten zu den einzelnen Problemdimensionen ist wichtig, da die Betroffenen oft nicht die Worte finden, um zu beschreiben, was sie belastet, und auch ihrer existenziellen Nöte nicht benennen können. Die psychoonkologische Therapie erfolgt sowohl in Form einer allgemeinen Beratung wie auch durch supportive Gespräche, Kriseninterventionen, Kurzzeittherapien, „Early palliative Care" und Therapie- wie Selbsthilfegruppen. Neben der Behandlung von Langzeit- und Spätfolgen der Erkrankung und Therapie sind auch die Prävention, Diagnose und Überwachung bei Rezidiven wichtig.

Die Angebote erfolgen durch Krebsberatungsstellen, Akutkrankenhäuser, onkologische Rehabilitationseinrichtungen, niedergelassene Ärzte und ambulante Psychotherapeuten. Das Angebot richtet sich nicht nur an die Betroffenen, sondern auch an die Angehörigen. Psychoonkologie kann einen wesentlichen Beitrag leisten zur Verbesserung der Lebensqualität der Patienten und ihrer Familien. Auch die Überlebenschancen können sich unter psychoonkologischer Begleitung verbessern.

Exkurs: Krebs und Familie

Jede Erkrankung betrifft auch das soziale Umfeld des Patienten. Dies gilt insbesondere für schwere und chronische Erkrankungen. Neben den akuten Sorgen um den Patienten entsteht auch die tägliche Notwendigkeit, den Ausfall des Betroffenen zu kompensieren und ihn menschlich zu begleiten. Leitlinien und Versorgungspläne empfehlen daher immer auch einen „sozialen Blick" auf den Betroffenen.

Der wohl größte Teil der Pflege von krebskranken Patienten wird durch die Familien übernommen. Die Pflegenden übernehmen dabei nicht nur körperliche Aspekte der Pflege, sondern geben auch psychische und soziale Zuwendung. Der Aufwand ist erheblich und viele Angehörige verlieren dabei ihr eigenes Wohl aus dem Blick. Bei den pflegenden Angehörigen werden in bis zu 50 % der Fälle psychische und psychosomatische Beschwerden beobachtet. Diese sind abhängig vom subjektiven und objektiven Ausmaß der Krebserkrankung, dem Umgang und Kommunikation mit Gefühlen durch alle Beteiligten und nicht zuletzt auch der eigenen Widerstandsfähigkeit der Pflegenden. Die Symptome ähneln damit grundsätzlich den Problemen der Krebserkrankten selbst mit Angst, Stimmungseibrüchen oder psychosomatischen Beschwerden und Schlafstörungen. Die Zusammenarbeit mit der Familie kann bereits mit wenig Aufwand positive Effekte haben. Auch wenige und fernmündliche Kontakte können entlastende Auswirkungen haben und den Zusammenhalt der Betroffenen stärken. Es wird Behandlern empfohlen, sich zusammen mit den Betroffenen einen

Überblick über die familiäre Versorgungssituation zu verschaffen, wichtige Bezugspersonen und ihre Rollen zu identifizieren. Eine gemeinsame Besprechung kann situationsbedingt sinnvoll sein. Wichtige Bezugspersonen sollten im Verlauf auf Belastungen gescreent werden.

LITERATUR

Brathuhn S. Psychoonkologische Aspekte beim fortgeschrittenen Mammakarzinom. Die Onkologie 2020; 26(6), 548–553.

Kapfhammer H P. Psychoonkologie. Der Nervenarzt 2015;86(3): 255–257.

Gensichen J, Linden M. Psychische Gesundheit: Gesundes Leiden – die „Z-Diagnosen". Dtsch Arztebl 2013; 110(3): A-70/B-65/C-65.

Mehnert A, Hartung TJ. Psychoonkologische Versorgungsforschung. Der Nervenarzt 2015;86(3): 258–265.

Popek V, Hönig K. Krebs und Familie. Der Nervenarzt 2015;86(3): 266–273.

Weis J, Brehm F, Hufeld J, Blettner G, Bruns G, Gruber H, et al. Die Aktualisierung der S3-Leitlinie „Psychoonkologische Diagnostik, Beratung und Behandlung von erwachsenen Krebspatienten". Die Onkologie 2022; 28(9), 812–817.

KAPITEL

13 Der therapieablehnende Patient

Herr S., 35 Jahre, verdrehte die Augen und fiel mit seinem Gesicht voran von der Untersuchungsliege. Er hatte schon Schweiß auf der Stirn, als ich ihm sagte, wir brauchen diesmal wirklich eine Blutuntersuchung. Nachdem ich ihn in die stabile Seitenlage gebracht hatte, wachte er rasch auf. Verletzt hatte er sich nicht. „Ich kann das einfach nicht." Ich glaube, die angekündigte Blutentnahme führte dazu, dass der Patient eine vagovasale Synkope erlitt. Ich habe eine Spritzenphobie sagte er und verließ die Praxis, sobald er wieder auf den Beinen war.

Herr S. war neu in meiner Praxis. Bei seinem ersten Besuch zu einer allgemeinen Untersuchung und einer Krankschreibung wegen Tinnitus erwähnte, dass er als Bundeswehrsoldat in seinen Auslandseinsätzen „einiges Krasses erlebt hatte". Einige Narben auf seinen Unterarmen sprachen für ältere Verletzungen. Er sei nun in einer ruhigeren Position bei der Bundeswehr, um sich zu erholen und wieder „etwas auf den Boden zu kommen". Er wolle aber über diese Themen nicht weitersprechen. „Hässliche Geschichten." Er hatte auch der Sprechstunden-Mitarbeiterin berichtet, seine Freundin verlassen zu haben, nachdem es nach seiner Rückkehr nach Deutschland viel Streit gegeben hatte. Es stand gar der Vorwurf von Gewalt im Raum, den er vehement zurückwies. Er vermutete, seine ehemalige Freundin habe ihn zuerst hintergangen und dann „abserviert".

In der weiterführenden **Anamnese** berichtete er über einige Krisen, auch habe er seine Mutter wiederholt vor Angriffen durch seinen Stiefvater schützen müssen. Als er 15 war, kam es zu einer vehementen Auseinandersetzung, die zu seinem Auszug in eine Jugend-WG führte. Nach diesem Vorfall trank er öfter Alkohol, um die Anspannung zu reduzieren. Dabei fühlte er sich insgeheim seinem Stiefvater sehr ähnlich. Gelegentlich war er auch sehr wütend auf seine Mutter, die ihn immer wieder in solche Situationen reinzog, die sie selbst verursacht hätte. Der Patient wirkte in seiner Berichterstattung recht offen, manchmal geradezu stolz über die „krassen" Dinge, die er zu berichten hatte.

Herr S. hatte bei seinem zweiten Termin erwähnt, dass er sich Sorgen um seinen Schlaf mache, deswegen trinke er oft 3–4 Bier vor dem Einschlafen. Insgesamt schlafe er dann besser. Er wolle deswegen einmal seine Leberwerte kontrollieren lassen. Diesen Wunsch hatte er im Weiteren dann aber nicht mehr erwähnt. Auf meine Nachfrage meinte er, dass eine Kontrolle bei der Bundeswehr unauffällig gewesen sei. Meine Bitte, die Ergebnisse doch mitzubringen, wurde jedoch nie befolgt. Als er über Blutauflagen im Stuhl klagte, teilte ich ihm mit, eine Laborkontrolle sei indiziert. Auch für Patienten mit einer Spritzenphobie sei dies angemessen und machbar.

Herr S. kehrte eine Woche später wieder. Er bat mich darum, mit mir einmal wegen mehrerer Schwierigkeiten reden zu können, die ihn seit den Auslandseinsätzen bewegen würden. Er wirkte angespannt, hilfesuchend und ambivalent. „Es sind diese Bilder, jedes Mal wenn ich Desinfektionsmittel rieche und es um Nadeln und solche Dinge geht." Genauso wie auch im Traum geht es immer wieder um eine Verletzung nach einem Angriff während seines Auslandseinsatzes. Er hatte geglaubt, dass diese Bilder verschwinden, wenn es ruhiger in seinem Leben würde. Das Gegenteil war jedoch der Fall. Auch war sich Herr S. sicher, dass ein „Rumstochern" in der Geschichte seine Symptome verschlimmern würde, „dann werde ich wirklich verrückt". Das wäre schon jetzt sichtbar, wo er darüber spreche. Er hatte zudem Sorgen, dass er seinen Arbeitsplatz riskiert, wenn er sensibel oder gar „traumatisiert" sei. „Heute Abend muss ich eine ganze Kiste Holsten trinken, um wieder runterzukommen – oder am besten sie geben mir ein paar Pillen mit." Es war schon davor zu vermuten, dass seine Spritzenphobie doch eher im Kontext einer traumaassoziierten Störung stand, die mit Vorerlebnissen zusammenhängt, ebenso wie das „Wirkungstrinken" wegen seiner Schlafstörungen. Da

Herr S. aber recht eindeutig in der ablehnenden Haltung bezüglich seiner psychischen Schwierigkeiten war, entschied ich mich für ein Zuwarten. „Machen sie doch, dass der ganze Scheiß weggeht, Dok." Seine Geschichte konnte ich über mehrere Wochen, in denen er wegen unterschiedlichen Problemen kam, zusammensetzen. Herr S. war aus seinem Feldlager ohne Absprache verschwunden, um eine Frau zu treffen. Auf dem Rückweg wurde er überfallen und schwer verletzt. Er wurde dann in einem Krankenhaus französischer Streitkräfte notoperiert. Auch aufgrund der Sprachbarriere und seiner zunehmenden Schwäche bei hohem Blutverlust fühlte er sich plötzlich besonders ausgeliefert und hilflos. In dem Moment, als die eigentliche chirurgische Versorgung begann, glaubte er, sterben zu müssen. Er erinnert sich an diesen Moment sehr genau, an alle Gerüche um ihn herum, das Licht am Nachmittag in den staubigen Behandlungsräumen, den Blick auf seine durch Macheten aufgeschnittenen Unterarme und das Blut auf seiner Kleidung. Später hatte man ein Disziplinarverfahren erwogen, da er sich gegen die Regeln verhalten hatte, dies wurde jedoch eingestellt. Er traute sich deshalb jedoch nicht, seine Beschwerden als berufliche Folge anerkennen zu lassen.

Ich empfahl ihm, eine **traumaspezifische Therapie** in Anspruch zu nehmen. Herr S. gab an, dass es ihm grundsätzlich schlechter gehe, wenn er sich mit dieser Geschichte auseinandersetze. Er sei froh, dass er mir davon teilweise berichten konnte. Damit fühle er sich besser verstanden, aber nicht seelisch stabiler. Herr S. beklagte neben den Schlafstörungen auch Nackenverspannungen. Bei einigen Messungen war sein Blutdruck zu hoch, laut seinen eigenen Messungen zuhause sei es aber „ein Weiß-Kittel-Effekt" (auch wenn ich keinen Kittel trug). Herr S. war scharfsinnig und wusste recht genau, dass er mit einer **posttraumatischen Belastungsstörung** (PTSB) zu kämpfen hatte. Er hatte auch, so erzählte er mir erst später, im Internet „alles Mögliche" über dieses Störungsbild gelesen. Da für ihn sein übermäßiges Trinken beschämend war und er sich mit einer PTBS in der Bundeswehr als berufsunfähig ansah, wollte er diese Thematik nicht weiterbearbeiten. Er war aber nun an einem Punkt angelangt, wo eine Intervention notwendig schien. Seine Fehlzeiten bei der Arbeit waren beträchtlich und auch die Qualität seiner Arbeit ließ nach. Er wirkte unkonzentriert, rasch erschöpft. Auch im Umgang mit seinen Kollegen fiel er als gereizt auf.

Herr S. erkundigte sich bei mir, ob es nicht Verfahren gäbe, die ohne Konfrontation und Exposition auskämen und ob ich glaube, damit Erfolge erzielen zu können. Insgesamt gehe es ihm schlechter, seit er in meine Praxis käme. „Bisher hat mir das Feierabend-Bier mehr geholfen als Sie." Ich verschrieb Herrn S. niederpotente Antipsychotika und bat ihn dringend, fachspezifische Hilfe in Anspruch zu nehmen. Inzwischen war jedoch eine Blutentnahme durchaus geworden. Dazu gab es dann die Vereinbarung, bei der Blutentnahme zu versuchen seine Panik bewusst anzunehmen, bis sie wieder von selbst abklang. Herr S. war dann stolz, aber Schweiß gebadet. Die Ergebnisse der Mühe erbrachten deutlich erhöhte Leberwerte. Damit gab es dann jedoch auch Gründe weiterzumachen. Insgesamt zeichnete sich eine deutliche Verbesserung der „Spritzenphobie" ab, ohne dass sich seine psychische Stabilität insgesamt besserte.

Letztlich half ihm das Erfolgserlebnis der „Habituation" bei seiner Blutentnahmen. Herr S. sah, dass er doch Einfluss auf seine einschießenden Emotionen hatte. Mit diesem Erlebnis konnte er sich dann auch vorstellen, weitere Erfolge erreichen zu können.

Nach einer beträchtlichen Wartezeit gelang es, Herr S. davon zu überzeugen, eine **EMDR-Therapie** zu versuchen. Er brach die Therapie aber nach der ersten Sitzung wieder ab. „Die Frau ging gar nicht", sagte er mir bei einem erneuten Kontakt. Eine Woche später sandte er mir einen Screenshot einer internetbasierten Traumabehandlung zu. In der E-Mail, die er mir dazu geschrieben hatte, wirkte er begeistert. „Hier kann ich auch nachts schreiben, wenn es mir sowieso schon schlecht geht. Man kann notfalls sogar ein Bier dabei trinken". Herr S. berichtete in den weiteren Wochen auch ohne Nachfrage mit erhöhtem Mitteilungsbedürfnis, man hätte ihm doch diese Methode gleich empfehlen sollen. Es war für Herrn S. offenbar ein Therapieansatz, der seine psychische Verfassung besserte. Sein Alkoholkonsum war geringer, sein Schlaf besser und seine Fehlzeiten verringerten sich. Herr S. brachte mehrere Ausdrucke nach Abschluss seiner Therapie mit, damit ich diese auch weiteren Betroffenen zur Verfügung stellen könnte. Auf Nachfrage berichtete er, dass er für die Therapie eine Art Tagebuch führen sollte. Zuvor lernte er einige Entspannungstechniken, z. B. durch sportliche Aktivität, Imagination und Atem-Technik. Die Imagination stellte einen „sicheren Platz dar", hierbei war es ihm freigestellt worden, wie dieser aussähe. Er wollte es mir nicht sagen, dieser Ort schien seiner Mimik nach jedoch sehr angenehm zu sein. Auch musste er ausführliche Fragebogen beantworten und sich zu der Thematik einer Selbstmordgefährdung äußern. Zu der Thematik von süchtigem Verhalten log er, sagte er mir ganz ehrlich. Danach sollte er zwei Mal pro Woche Texte über den Vorfall schreiben und diese einsenden. Es sei in Ordnung, wenn diese unvollständig oder gedoppelt seien. Ein wichtiges Kriterium war, dass möglichst viel und detailliert aus seinem Vorfall geschildert wird. Ihn selbst erinnerte das wiederholte Schreiben an die Gewöhnung bei der Blutentnahme. Er konnte beide Prozesse miteinander vergleichen und sich auf diese Art des „Journaling" einlassen. Da er weiterhin wegen Blutdruckproblemen und Rückenschmerzen konkrete Anliegen hatte und sich kurzfassen konnte, war es mir möglich seine Therapie mit zu verfolgen. Inzwischen scheint es Herrn S. wieder deutlich besser zu gehen.

Diagnosen:

- Posttraumatische Belastungsstörung
- Spritzenphobie (ICD-10 F 40.2.)
- Alkoholmissbrauch (ICD-10: F10.0)

Synopsis

Der Patient präsentiert sich mit psychischen und psychosomatischen Symptomen, die er im Zusammenhang mit einem lebensbedrohlichen Vorfall sieht. Allerdings scheint die Problematik des Patienten dadurch alleine nicht zu erklären, da es sich um einen Menschen mit darüber hinausgehenden Problemen handelt, sowohl im Interaktionsverhalten mit anderen Menschen wie mit der Anpassung an Regeln. Im Kontext eines Überfalls mit schweren Verletzungen, ärztlicher Behandlung unter schwierigen Bedingungen und drohendem Disziplinarverfahren kam es zu einer Symptomaggravierung mit persistierender Symptomatik, die als **Posttraumatische Belastungsstörung** angesehen werden kann. Diese Diagnose entsprach auch den Vorstellungen des Patienten, weil sie ihm eine externalisierende Erklärung für alle seine Probleme gibt. Wenn es zu einer berufsgenossenschaftlichen Begutachtung käme, wäre möglicherweise von einer „Gelegenheitsursache" zu sprechen und versicherungsrechtlich ein Berufsunfall zu verneinen, da die Symptomentwicklung im Kontext der Gesamtmorbidität zu beurteilen wäre.

Aufgrund der vorliegenden psychischen Beeinträchtigung mit zunehmendem Alkoholabusus und den zusätzlichen familiären und beruflichen Beeinträchtigungen erscheint eine Richtlinienpsychotherapie indiziert. Dieser Vorschlag widerspricht dem Selbstbild des Patienten. Eine entsprechende Empfehlung wird abgelehnt. Nachdem er doch einmal Kontakt aufgenommen hat, wird die Therapeutin gleich zu Beginn abgelehnt und herabwürdigend kommentiert. Die psychische Grundstörung des Patienten verhindert eine geordnete Behandlungsaufnahme.

Also ist der Hausarzt gefragt. **Stabilisierende Techniken** im Umgang mit Angst und Stress und damit verbundene erste positive Erfahrungen steigern die Bereitschaft des Patienten, sich für eine Psychotherapie zu öffnen. Alkoholmissbrauch und ambivalente Gefühle erweisen sich jedoch weiterhin als blockierend. Es ergibt sich die Möglichkeit einer internetbasierten Therapie ohne persönliche Kontakte, auf die sich der Patient einlassen kann. Er kann mit dieser Methode gut arbeiten, erlebt weniger Scham und spürt eine deutliche Entlastung. Die dysfunktionalen Verhaltensweisen bessern sich, er hat weniger Streit mit seinem schwierigen Nachbarn, exzessive Einkäufe im Baumarkt werden seltener und beim Autofahren ist er rücksichtsvoller. Auch eine Reduktion des Alkoholkonsums gelang ihm. An einigen Tagen trank er sogar keinen Alkohol mehr und er fühlte sich allgemein besser und kam zur Ruhe.

Hilfe für den Patienten

Der Patient profitierte davon, einen Ansprechpartner für seine Klagen und seine schwierige Lebenssituation zu haben. Für ihn war die bereits selbstgestellte Diagnose einer PTBS entlastend, weil sie eine „normale Erklärung" auch für seine vielfältigen sonstigen Probleme ist. Stabilisierende Techniken, die das Gefühl der Kontrolle über Emotionen und Erlebnisse wiedergeben können, waren der nächste

Schritt. Es können Techniken zur Entspannung und Emotionskontrolle vermittelt werden. Für die Spritzenphobie ist auch eine gestufte Exposition in der Praxis machbar. Als „erste Hilfe" sollten hier die ersten Schritte für solche Techniken genannt werden, z. B. eine Aufklärung über Durchführung und Sinn de Techniken, vielleicht ein erstes Üben besonders einfacher Techniken. Der Betroffene sollte über sein Störungsbild aufgeklärt werden, mit dem Ziel seine unerträglichen Gefühle kontrollieren zu können. Es gilt, eine Therapiemotivation zu fördern, damit er sich auf eine weiterführende Therapie einlassen kann. Es gehört dazu, auch die Not des Patienten anzunehmen, insbesondere auf Suizidgedanken zu achten, gewaltsame Impulse gegen sich und andere einzugrenzen und immer wieder die Alkoholproblematik anzusprechen.

Hilfe für den Behandler

Der Behandler sieht sich mit mehreren sehr unterschiedlichen psychischen, psychosomatischen und somatischen Symptome wie auch einer schwierigen Interaktion konfrontiert. Symptome einer Belastung mögen nicht eindeutig sein und auch die eigentlich auslösende Situation bleibt oft unklar, wird verdrängt oder falsch berichtet, erinnert oder verzerrt dargestellt. Auch wenn es dem Behandler eindeutig erscheint, welche Ätiologie hinter den Symptomen steht, mag der Betroffene nicht bereit sein, dem Erklärungsmodell zu folgen oder sich mit den auslösenden Umständen auseinanderzusetzen. Einige Betroffene nehmen eine anhaltende Schädigung durch psychische, finanzielle oder physische Schädigung weiter in Kauf und suchen gleichzeitig Entlastung. Der Umgang mit diesem Verhalten stellt auch psychotherapeutisch geschultes Personal vor Grenzen. Es sollte vermieden werden „die Büchse der Pandora" zu öffnen und durch wohlgemeintes Konfrontieren eine Destabilisierung auszulösen, die der Behandler nicht mehr auffangen kann. Das bedeutet, dass im Umgang mit Folgeerscheinungen von Belastungen (nach Abklärung akuter Komplikationen) Zurückhaltung und Geduld gefragt sind. Ein allgemeines Fördern der Problemlösungskompetenz im systemischen Sinne ist angezeigt bei Störungen, die nicht einer sofortigen und dringenden Intervention bedürfen. Es gelten zusammenfassend folgende Hinweise für die Therapie von Traumafolgestörungen.

Exkurs: Posttraumatische Belastungsstörung (PTBS)

Die Diagnose einer PTBS wird nicht aufgrund von Berichten über Vergangenes gestellt, sondern aus dem aktuellen Befund abgeleitet. Die meisten Menschen mit Unfallerlebnissen, Bedrohungserlebnissen usw. entwickeln keine PTBS. Die PTBS ist eine Angststörung, an deren Anfang ein unbedingt panikauslösendes Ereignis steht, d. h. laut ICD eine „außergewöhnliche Bedrohung katastrophenartigen Ausmaßes". In der Folge löst eine Erinnerung daran assoziierte Emotionen aus, mit der Folge, dass der Patient versucht Erinnerungen zu unterdrücken, was die Häufigkeit und die Intensität des Wiedererlebens und das begleitende emotionale Erleben verstärkt. Eine PTBS entsteht dann, wenn auf dieser Basis Intrusionen entstehen, d. h. ein unwillkürliches Wiedererleben (nicht nur erinnern!) einer kritischen Situation. **Akzessorische Symptome** sind:

- Traumaspezifisches Vermeidungsverhalten gegenüber inneren und externen Triggern, die an das Trauma erinnern
- Negative innere Einstellungen und Emotionen (Schuld- und Schamerleben, Anhedonie, Dysphorie)
- Veränderungen im vegetativem Erregungsniveau, das sich in erhöhter Wachsamkeit, Übererregung, Schlafstörungen und Anspannung zeigt

Zur Behandlung gibt es mehr als ein Dutzend therapeutischer Methoden, die alle im Kern darauf abzielen, dass der Patient sein Vermeidungsverhalten aufgibt und lernt, sich zu erinnern, ohne sich aufzuregen. Dies geschieht durch wiederholtes bewusstes Erinnern mit gleichzeitiger Emotionsdistanz. **Traumafokussierte Psychotherapien** wirken durch Psychoedukation und vor allem durch Exposition, Habituierung und Reaktionsmanagement. Im geschilderten Fall wurde das u. a. über narratives Schreiben erreicht, das dem Patienten ermöglichte, die kritische Situation in immer größerer Detailliertheit im langsamen Rhythmus eines schriftlichen Berichts zu erinnern, bis die primäre emotionale Reaktion „abgekühlt" war.

Im Allgemeinen umfasst eine Traumatherapie **drei Phasen:**

- Stabilisierung (Fähigkeit zum Management heftiger Gefühle, Ausschluss von psychotischen, selbstverletzenden und suizidalen Zuständen)
- Exposition (meist im Gespräch und durch Imagination)
- Integration und Rehabilitation (psychosoziale Maßnahmen)

Exkurs: Internettherapie

Viele Patienten tun sich schwer, Psychotherapie in Anspruch zu nehmen. Gelegentlich sind auch keine Therapieplätze verfügbar. In diesen Fällen ist an eine Internettherapie zu denken. Es gibt zunehmend Angebote, die zum Teil auch wissenschaftlich evaluiert sind. Die Internetbehandlung ist bei Depressionen und Angststörungen teilweise ähnlich wirksam wie Sitzungen beim Psychotherapeuten. Auch Krankenkassen übernehmen die Kosten. Allerdings gibt es im Internet auch unseriöse Angebote.

Aufgabe des Hausarztes ist, den Patienten zu beraten und ihm zu helfen, das richtige Angebot zu finden.

LITERATUR

Frommberger U, et al. Post-traumatic stress disorder – a diagnostic and therapeutic challenge. Dtsch Arztebl Int 2014; 111(5): 59–65.

Kuester A, et al. Internet-based interventions for posttraumatic stress: a meta-analysis of randomized controlled trials. Clin Psychol Rev 2016; 43: 1–16.

Liedl A et al. Psychoedukation bei posttraumatischen Belastungsstörungen. Manual für Einzel- und Gruppensetting. Stuttgart: Schattauer, 2010.

Maercker A, Hecker T. E. Heim. Personalisierte Internet-Psychotherapie-Angebote für die posttraumatische Belastungsstörung. Der Nervenarzt 2015; 86(11): 1333–1342.

McGuire, et al. Potential of eye movement desensitization and reprocessing therapy in the treatment of post-traumatic stress disorder. Psychol Res Behav Manag 2014; 7: 273–283.

Schäfer I, et al. S3-Leitlinie Posttraumatische Belastungsstörung. Berlin Heidelberg New York: Springer, 2019.

Wagner B, Knaevelsrud C. Traumatherapie über das Internet. PiD-Psychotherapie im Dialog 2011; 12(02): 167–170.

KAPITEL

14 Pflegemanagement

Der 69-jährige türkische Mann kam erst seit einiger Zeit zu mir in die Sprechstunde. Der 38-jährige, in Deutschland geborene Sohn und seine Mutter wurden schon von meinem Praxisvorgänger seit etlichen Jahren behandelt. Die Eltern kamen selten und hatten beide deutliche Probleme mit der deutschen Sprache. Obwohl der Sohn seit Jahren arbeitslos ist und genau wie seine Eltern hier im Viertel wohnt, begleitete er seine Eltern leider nie. Fragen der Eltern zu Anträgen oder Krankenversicherungsfragen stellten sie mir und nicht dem Sohn, obwohl ich die Eltern mehrfach darum gebeten hatte, den Sohn mitzubringen, er könne schließlich übersetzen. Die Mutter lachte das jedes Mal herzlich weg und schüttelte den Kopf, als sei dies der abwegigste aller Gedanken.

Der **Sohn** selbst besuchte nur wenige Male meine Praxis. Bei einem dieser Besuche verlangte er eine Stellungnahme von mir, um die HNO-Ärzte eines Krankenhauses wegen eines Kunstfehlers verklagen zu können. Er wurde mehrfach an der Nase operiert, bekäme nun „keine Luft" mehr und die Nase sei entstellt. Die Nase sah tadellos, wohlproportioniert, gerade und schön aus. Ein Spezialtest in der Universitätsklinik ergab eine einwandfrei funktionierende Nasenatmung und keinerlei Pathologika bei Z.n. erfolgreicher Nasenmuschelkappung und Nasenseptumbegradigung. Er suchte auch eine Psychiaterin auf, um dem Gericht sein seelisches Leiden wegen der missglückten Nasen-OP fachärztlich bestätigen zu lassen. Danach sprach der Sohn nicht mehr mit mir über diese Klage.

Stattdessen beklagte er sich über sein Bein. Vor fast zwanzig Jahren hatte er ein Unterschenkeltrauma bei einem Sportunfall erlitten. Dabei kam es zu einem Kompartmentsyndrom, das leider durch eine Peroneusschädigung einen irreversiblen Fallfuß zur Folge hatte. Er erzählte mir, dass er die „Schweine im Krankenhaus" verklagt hätte, den Prozess aber wegen vieler Ungerechtigkeiten verloren hätte. Er käme gegen „die da oben", einfach nicht an. Ich machte ihm Mut und letztendlich verhalf ihm eine Sehnentransfer-Operation wieder zu einem funktionstüchtigen Fuß, so dass er sogar den lang ersehnten Aufnahmesporttest bei der Polizeischule bestand.

Sein Vater kam etwa zwei- bis dreimal jährlich in die Praxis. Völlig unerwartet bekam ich Post von einem Hausarztkollegen mit dem Hinweis „Arztwechsel". Wir kopierten die gesamte Kartei und sandten sie dem neuen Hausarzt zu. Gut zwei Monate später erklärten der Sohn und die Ehefrau des Patienten auf unsere erstaunte Nachfrage lapidar: „Das ist ein Irrtum."

Der **Vater** wurde vor fast 20 Jahren wegen einer ausgeprägten Autoimmun-Thrombozytopenie splenektomiert. Durch eine dauerhafte immunsuppressive Kortikosteroidtherapie in einer hämatologischen Praxis konnte die Thrombozytenzahl stabil gehalten werden. Wegen eines Typ-2-Diabetes wurde eine Insulintherapie notwendig. Herr T. sowie seine Ehefrau erfassten beide Erkrankungen leider nicht ausreichend.

Vor drei Monaten flog das Ehepaar für einen Urlaub in sein Heimatland Türkei. Dort musste Herr T. sofort nach der Ankunft stationär aufgenommen werden. Dem Krankenhausentlassungsbericht zufolge litt er bereits während des Hinflugs unter Schüttelfrost und kollabierte. Im dortigen Krankenhaus wurde noch am gleichen Tag eine schwere **Pneumonie** diagnostiziert. Im Verlauf kam es zu einer Sepsis mit beginnendem Leber- und Nierenversagen. Nach etwas mehr als einem Monat erfolgte die Verlegung des intensivpflichtigen und seit Wochen beatmeten Patienten via „fliegender Intensivstation" aus der Türkei in eine Klinik unserer Stadt. Trotz mehrfacher verschiedener antibiotischer Kombinationstherapien gelang es nicht, den Keim zu eradizieren. Während der Monate andauernden Krankenhausbehandlung traten **multiple Komplikationen** auf, beispielsweise ein linksseitiger Schlaganfall, eine Pseudomonas-Harnwegsinfektion, eine Cholezystitis, Sinusitis,

Mastoiditis, beidseitige Pleuraergüsse, einseitiger Pneumothorax, Vorhofflimmern, Lungenarterienembolien und immer wieder aufkeimende neue Infektionen, auch „autoimmuner Genese", die wiederum eine immunsuppressive Therapie erforderten. Nach langer Ursachensuche deutete man in der Klinik die auch dort auffallende Thrombozytopenie fälschlicherweise als Folge der Sepsis, obwohl die autoimmune Genese der Thrombozytopenie seit langem bekannt war. Gemäß Bericht standen später dann die neurologischen Symptome, wie Hemiparese rechts, Dysarthrie und Dysphagie im Vordergrund. Nach Abschluss der langen Krankenhausbehandlung sollte zur weiteren Therapie und Genesung die Verlegung in eine stationäre neurologische Frührehabilitation erfolgen. Die Suche war aufgrund der mikrobiologischen Befunde (Acinetobacter baumannii-4-MRGN) erschwert und es fand sich keine Institution, die zu einer Übernahme des Patienten zur weiteren Rehabilitation bereit war.

Mittlerweile wurde der Sohn zum gesetzlichen Betreuer ernannt. Durch ihn erfahre ich jetzt erstmals von diesem tragischen Fall. Der Sohn muss dringend mit mir sprechen, obwohl sich der Vater noch in stationärer Krankenhausbehandlung befindet und wir darum keine Ordinationsziffer/Fallpauschale abrechnen dürfen. Er wirkte erschöpft und schilderte verzweifelt und ausführlich die ganze Geschichte bis zum heutigen Tag. Der Sohn selbst hätte „vier Wochen auf der Straße" vor dem Krankenhaus in der Türkei verbracht. Nun soll der Vater in den nächsten Tagen aus dem Krankenhaus entlassen werden. Die ursprünglich geplante stationäre „Reha" wurde wegen des „Keims" abgesagt. Nun drängte das Krankenhaus auf die zügige Entlassung zur Kurzzeitpflege in einem Pflegeheim in einem anderen Stadtteil. Der Sohn stimmt dem auf „keinen Fall" zu, er möchte den Vater direkt aus dem Krankenhaus in die eigene Wohnung aufnehmen, eine Pflegestufe wurde im Krankenhaus bereits beantragt. Ich soll dabei helfen.

Ich beriet ihn ausführlich über notwendige Vorbereitungen, zunächst am Beispiel der Medikamentengabe, mit der er sich nicht auskennt. So erkläre ich das „Lesen" von Medikamentengaben am Beispiel „1-0-1", ebenso das „Stellen" der Medikamente am Beispiel von Wochenboxen. Der Vater braucht Hilfe bei der Körperhygiene, Hilfsmittel wie Haltegriffe und Spezialsitze fürs Bad, Pflegebett, Rollstuhl, Rollator, ich frage nach Treppenstufen, Hindernissen, Inkontinenzvorlagen, Pflegedienst etc. Der Sohn wird wortkarg. Hierüber hat er sich bisher keine Gedanken gemacht. Abwehrend erwidert er: „Damit kenne ich mich nicht aus! Ich habe keine Erfahrungen mit kranken Menschen!" Er wirkt aggressiv, verzweifelt und mit der gesamten Situation und allen anstehenden Entscheidungen überfordert. Er stellt viele Fragen und verlangt häufig Wiederholungen. Er zeigt sich zunehmend unkonzentriert und kann sich meine Antworten auf seine Fragen nicht merken. So wiederholt er diese immer wieder. Weitere ausschweifende Fragen folgen zu multiresistenten „Problemkeimen" im Allgemeinen, zu Rehabilitationsmaßnamen, dem Begriff „Reha", Möglichkeiten der Reha, Ergotherapie, Krankengymnastik etc. Er tut mir leid. Zaghaft weise ich auf meine begrenzte Gesprächszeit hin. Für heute sei es genug. Er akzeptiert das nicht und fragt weiter. Letztendlich schien er von dem Gespräch zu profitieren und wirkte gelassener.

Ich stimme zu, dass ich im Fall einer **Kurzzeitpflege** oder für einen überschaubaren Zeitraum von einigen Monaten die Betreuung seines Vaters gern auch in jenem Pflegeheim übernehme, obwohl dies in einem anderen Stadtteil gelegen ist. Sollte der Vater jedoch dauerhaft in einem weiter entfernten Pflegeheim leben, könne ich aus Kapazitätsgründen seine Versorgung aufgrund der Entfernung nur übernehmen, bis sich ein neuer Hausarzt finde.

Empört bittet er mich um Hilfe. Sein Vater soll auf keinen Fall vom Krankenhaus in die Kurzzeitpflege, nicht nur aus finanziellen Gründen, er soll nach Hause! „Dazu bräuchte es Vorlaufzeit", zu dieser „muss" ich ihm verhelfen. Ich schlug vor, dass der Sohn sich dann noch heute an den Stationsarzt und den Sozialdienst des Krankenhauses wende, und schrieb hierzu ein Attest: „Der Sohn als gesetzlicher Betreuer lehnt die für morgen geplante Entlassung in die Kurzzeitpflege ab, er wünscht die Entlassung in die Häuslichkeit. Hierzu ist die Organisation eines Pflegedienstes notwendig. Weiterhin fehlen Pflegebett, Inkontinenzartikel, Rollator und Rollstuhl als Voraussetzung für eine Entlassung nach Hause." Allein an diesem Tag sprach ich ca. 50 Minuten mit dem Sohn, was unsere gesamte Sprechstunde nebst Hausbesuchszeit durcheinanderbrachte.

Der Sohn bringt uns den Krankenhausbericht. Die Krankenversicherungskarte hat er vergessen. Er bittet um Rezepterstellung für die im Brief genannten Medikamente, er hätte jetzt aber keine Zeit, darauf zu warten! Anscheinend wurde der Vater gestern aus dem Krankenhaus doch zur Kurzzeitpflege ins Pflegeheim entlassen. Sonst erfahren wir üblicherweise direkt vom Pflegeheim von der Aufnahme, indem wir den Krankenhausentlassungsbericht mit der Bitte um ärztliche Verordnungen/Medikationspläne/Rezepterstellung etc. per Fax erhalten. Dies ist für die lückenlose Fortführung der Medikation notwendig, da die Krankenhäuser die Medikamente im Allgemeinen nur bis zum Morgen des nächsten Werktages mitgeben, also bis zum Morgen des heutigen Tages!

Die Arzthelferin „schiebt" in Absprache mit dem Sohn für den Nachmittag einen „Doppeltermin" in den Terminkalender, deswegen müssen wir andere Patienten vertrösten. Damit der Patient rechtzeitig seine Medikamente erhält, mache ich mich, zwischen den Patientengesprächen während der Sprechstundenzeit, sofort ans Werk. Ich sorge mich um die medikamentöse Versorgung des Vaters, die er dringend benötigt. Wenn alle Rezepte bis zum Mittag an die „Hausapotheke" des Pflegeheims gefaxt werden, gewährleisten die meisten Apotheken eine Lieferung der Medikamente noch am selben Abend. Derartige Krankenhausentlassungen kosten uns als Team teilweise mehr als eineinhalb Stunden Arbeitszeit, nicht zuletzt um den mehrseitigen Brief mit Diagnosenverschlüsselung und -eintrag im PC durchzuarbeiten, Anweisungen an die MFA für die Erstellung von KG-Rezepten, Erstellung des Medikamentenplans, Rezepte erstellen, Planung des weiteren Procedere etc. Erstaunt lese ich im Krankenhausbericht: „Durch den Sohn ist bereits eine ambulante Physiotherapie im Rahmen der Kurzzeitpflege angebahnt." Alle mir bekannten Pflegeheime arbeiten mit einem Team von Physiotherapeuten zusammen, die nach einer gewissen Vorlaufzeit und natürlich nach Vorliegen einer ärztlichen Verordnung die Therapien als Hausbesuch direkt in den Pflegeheimen durchführen. Auch dies erkläre ich dem Sohn beim nächsten Praxisbesuch.

An diesem Nachmittag kommt er jedoch nicht zum vereinbarten Doppeltermin und sagt auch nicht ab. Die Versicherungskarte liegt immer noch nicht vor, dafür ein Fax vom Pflegeheim: „Sehr geehrte …, wir warten noch auf die Antwort betreffend der Übernahme des Bewohners von der hiesigen Hausarztpraxis für die KZP (Kurzzeitpflege). Die Rezepte haben wir zugefaxt bekommen und an unsere Apotheke weitergeleitet. Nochmals vielen Dank." Der Sohn hat dem Pflegeheim offenbar nicht einmal mitgeteilt, wer der behandelnde Hausarzt ist.

Fünf Tage später taucht der Sohn ohne Versicherungskarte und ohne Termin in der Praxis auf. Ich soll weiter die Hausärztin sein. Ich kläre ihn auf, dass mir die letzte Medikation (noch vor der Türkeireise seines Vaters) des Diabetologen sowie des Hämatologen nicht bekannt sei und erkläre mehrfach die Notwendigkeit der fachärztlich hämatologischen Empfehlung zur Erhaltungsdosis der immunsuppressiven Therapie mit Prednisolon wegen der vorbestehenden Thrombozytopenie als auch die Notwendigkeit des letzten Insulinschemas des Diabetologen unter häuslichen Bedingungen bzw. im Pflegeheim. Diese müssen in die aktuelle Medikationsempfehlung aufgenommen werden. Das Krankenhaus hatte aus Unkenntnis der Autoimmunthrombozytopenie das vollständige Ausschleichen von Prednisolon empfohlen. Hierdurch könne es zu potenziell lebensbedrohlichen Blutungen durch Thrombozytopenien kommen. Es folgt aufgrund zahlreicher Nachfragen des Sohnes wieder ein langes Gespräch von mehr als 50 Minuten Dauer. Er wünscht erneute Aufklärung über diese Erkrankungen, die ihm offensichtlich bisher nicht oder kaum bekannt waren. Leider gestaltete sich bereits in den letzten Jahren auch die hausärztliche Betreuung des Vaters schwierig, da er mich über die Facharztkonsultationen häufig nicht informierte, einschließlich der dort durchgeführten Medikationsänderungen. Er ging stets ohne Überweisungsscheine zu den Fachärzten. Leider erhalte ich dann nur selten Befundberichte der Kollegen. Ich stelle nun Überweisungsscheine für den Diabetologen und den Hämatologen aus, bitte durch kurze Notiz auf dem Formular um die letzte Medikation und gebe diese dem Sohn mit der Empfehlung mit, diese dort abzugeben. Weitere Empfehlungen sind dann von den Kollegen zu erwarten.

Sodann „verlangt" der Sohn das Ausstellen einer Überweisung und eines Krankentransportscheines für eine „Rehaärztin". Ich frage zur Klärung und Prüfung der Indikation nach, was gemeint ist. Über meine Nachfrage ist er empört, beantwortet diese nicht und fordert in gereiztem Ton: „Sie sind verpflichtet, diese Papiere auszustellen!“ Wieder ein langes Gespräch. Ich bettle schon förmlich um die notwendigen Informationen. Er hätte dort einen Termin gemacht. Nun bräuchte er für den Vater natürlich ein Transportmittel und daher „muss“ ich einen Krankentransportschein erstellen. Er verspreche sich von diesem Termin, dass man den Vater dort rehabilitiere oder ihm zeitnah zu einer stationären Rehamaßnahme verhelfe, alles organisiere und in die Wege leite. Meine erneuten Erklärungsversuche ignoriert er, unterbricht mich mehrfach, um mir dann wieder eine Frage nach der anderen zu stellen. Sobald ihm Inhalte sachlich missfallen, reagiert er gereizt und wechselt sofort das Thema.

Nun wünscht der Sohn einen Rollator, der Vater sei bereits am Rollator gehfähig. Verfügbare Modelle sind dem Sohn nicht bekannt, darum wünscht er eine Beratung durch mich. Nach ausführlicher Aufklärung wird, trotz Zuzahlungspflicht, ein Leichtgewichtrollator rezeptiert. Das gesamte Praxisteam erklärte dem Sohn bereits mehrfach, dass sich das Pflegeheim um fehlende Verordnungen kümmert. Wir senden notwendige Verordnungen umgehend per Fax und Post an das Pflegeheim, welches eng mit Sanitätshäusern, Therapeuten und Apotheken zusammenarbeitet, die dann alles erledigen. Zu seiner Entlastung bräuchte er sich um diese Dinge aktuell nicht zu kümmern. Er wirkte auf uns mit alledem überfordert, durcheinander, stellte immer die gleichen Fragen: er bräuchte dies und jenes, wohin er damit solle, wie das alles ginge etc. etc. Wir beruhigten ihn, antworteten hilfsbereit und geduldig, versuchten weiterhin, ihm einen roten Faden vorzugeben, das entstandene Chaos zu entwirren.

Am folgenden Montag kommt der Sohn zwar ohne Termin, aber endlich mit der Krankenversichertenkarte des Vaters. Heute möchte er „mal über den Keim“ sprechen und fragt insbesondere nach Basisinformationen. Was ist das überhaupt, ist die Familie gefährdet, besteht Ansteckungsgefahr, warum ist der Vater isoliert, was bedeutet isoliert, warum nimmt ihn keine Rehaklinik auf? Er fragt mich dies alles, als hätte er noch nie davon gehört, obwohl ich selbst mehrfach hierüber mit ihm sprach. Wieder beantworte ich all seine Fragen, habe aber zunehmend den Eindruck, dass meine Erklärungen bei ihm nicht ankommen. Ich informiere darüber, dass für den Vater unter häuslichen Bedingungen in einer privaten Wohnung keine Isolation erforderlich sei. Weiterhin sei der Vater nun bei einem niedergelassenen Neurologen angebunden. Er stellt mir nun viele Fragen zu all dem, was er in den Gesprächen mit den Fachärzten nicht verstanden hat. Ich soll ihm Dinge erklären, von denen er mir nicht einmal ein Stichwort wiedergeben kann. Okay. Trotzdem freue ich mich darüber und lobe ihn, rate aber auch zu „ein wenig“ Geduld: „Heilung braucht Zeit.“ Der Vater erlitt schwere Infektionen, es dauere, bis er wieder zu Kräften käme. Obwohl ich mir wieder mehr als 30 Minuten Gesprächszeit bei hohem Patientenaufkommen nehme, wirkt der Sohn unzufrieden und frustriert.

Nach vier Wochen nimmt der Sohn den Vater aus dem Pflegeheim nach Hause. Besorgt frage ich, ob alles vorbereitet und vorhanden ist. Wurde der Rollator geliefert, ein häuslicher Pflegedienst bestellt, wird ein Pflegebett benötigt, Haltegriffe, Inkontinenzmaterial? Welche Rezepte sollen wir erstellen? Auch wir brauchen eine Vorlaufzeit. Wie er weiß, steht unser Praxisurlaub bevor. Der Sohn scheint kaum zuzuhören und wechselt mehrmals das Thema. Ich erinnere erneut daran, dass wir nur noch wenige Tage Zeit hätten und ich die Vertretungsärzte nicht mit derartig planbaren und aufwendigen organisatorischen Verordnungen behelligen möchte. Auch die Sanitätshäuser bräuchten Zeit, Lieferzeiten und Krankenkassengenehmigungen seien zu berücksichtigen, auch Pflegedienste brauchen Vorlaufzeit.

Der Sohn verzweifelt schon bei dem Gedanken, dass die Physiotherapie kurzzeitig unterbrochen werde. Alles dreht sich im Kreis. Der Sohn stellt Frage um Frage, konfus, diffus, gereizt, zunehmend verbal aggressiv. Nahezu ständig äußert er Formulierungen wie „Sie müssen“ und er hat „ein Recht“ darauf. Auch heute vergehen trotz der immer begrenzten Gesprächszeit bei hohem Patientenaufkommen wieder mehr als 40 Minuten. Die Inhalte der Gespräche betreffen kaum noch Themen ärztlicher Behandlungen und Verordnungen. Dies wurde in den letzten Wochen so nebenbei direkt von uns mit dem Pflegeheim organisiert.

An diesem Nachmittag erscheint der Sohn wieder ohne Termin. Zu meinem Erstaunen kommt er in Begleitung einer ca. 60-jährigen Dame in das

Sprechzimmer. Er stellt sie nicht vor, sie sich selbst auch nicht. Beide beäugen und beobachten mich, keiner spricht ein Wort. Die Begleitung scheint auch ihm eher fremd und offensichtlich nicht zur Familie zu gehören. Ich fühle mich nicht wohl. Der Sohn scheint sich ungefragt und unangemeldet „Verstärkung in Form einer Zeugin" mitgebracht zu haben. Im Nachhinein vermute ich eine Mitarbeiterin einer „Patienteninitiative". Beide wollen nun „sofort" von mir eine Lösung, wie er an einen Physiotherapeuten kommen kann. Ich soll endlich handeln, ich „muss" zuhören, ich „muss" Verständnis zeigen, ich „muss" zu einem Therapeuten verhelfen, ich „muss" trotz gesichert nachgewiesenem MRGN neue Abstriche machen. Als Arzt sei das meine Pflicht. Ich fühle mich drangsaliert! Höre mich selbst rechtfertigen, merke jedoch schnell, dass meine Ausführungen nicht interessieren. Ich weise auf eine begrenzte Gesprächszeit bei hohem Patientenaufkommen kurz vor unserem Urlaub hin und bemerke, dass ich in dieser Sache nichts Neues sagen könne. Während ich bereits aufstehe, um den Raum zu verlassen, biete ich an, auf Wunsch des Sohnes noch Verordnungen für Physiotherapie oder Ergotherapie oder Logopädie vor unserem Urlaub zu erstellen, um unsere Vertretungsärzte damit nicht zu belasten. Ich gehe kurz die Sprechstundenhilfe holen, die die Rezepte, wie üblich, vorbereiten soll. Ich kümmere mich noch schnell um einen anderen Patienten, der sich im zweiten Sprechzimmer befindet, weil es ihm offensichtlich körperlich schlecht geht.

Als ich kurz darauf zurückkomme, höre ich im Tresenbereich, wie die beiden auf sofortigen Hausarztwechsel und sofortige Herausgabe der Patientenunterlagen bestehen. Dies sei für die weitere Versorgung des Vaters vor unserem Urlaub unbedingt nötig. Noch an diesem Abend fertigen wir 83 Kopien an und stecken den dicken Umschlag mit den Patientenunterlagen in den Briefkasten. In der Post finde ich nach unserem Urlaub ein juristisches Schreiben, ich wurde wegen vieler Behandlungsfehler und unterlassener „Hilfe" angezeigt, obwohl ich doch mal geschworen hätte, „den Menschen zu helfen".

Sechs Monate später sehe ich den Vater in einiger Entfernung mit dem Rollator durch die Innenstadt laufen, seine nicht gehbehinderte Ehefrau ca. fünfzig Meter dahinter, sie kam so schnell einfach nicht hinterher.

Diagnosen:

- Pflegebedürftigkeit
- Autoimmun-Thrombozytopenie
- Diabetes Typ II, nicht insulinpflichtig
- Besiedlung mit Acinetobacter baumannii-4-MRGN
- Linksseitiger Apoplex

Synopsis

Der Fall beschreibt die medizinische, pflegerische und rehabilitative Versorgung eines schwer erkrankten 69-jährigen türkischen Mannes. Sein Sohn kümmert sich um die Betreuung und sucht dazu Hilfe durch die Hausärztin. Die große Anzahl involvierter ambulanter, stationärer und rehabilitativer Behandler erschwert das Fallmanagement ebenso wie der positive Befund multiresistenter Bakterien. Vor allem jedoch erschwert die allgemeine Überforderung des Sohns eine zielführende Problemlösung. Er ist nachvollziehbar von der Vielfalt der medizinischen Aspekte und der Komplexität des Versorgungssystems überwältigt. In dieser Hilflosigkeit kommt hinzu, dass er bereits in der Vorgeschichte mit Ärzten partiell schlechte Erfahrungen gemacht hat und als „Lösung" die Anklage der Behandler sieht. Auf diesem Hintergrund führt die Sorge um den Vater zu überzogenen Erwartungen an die Hausärztin und letztlich wegen offensichtlicher Missverständnisse sogar zu einem Behandlungsabbruch.

Es handelt sich in diesem Fall nicht um eine Behandlung im engeren Sinne, sondern um die Beratung eines Angehörigen, der mit der Pflege seines schwer kranken Vaters betraut und überfordert ist. Die Organisation der Pflege des Vaters erfordert Handeln seitens des Sohnes wie auch unmittelbar durch die Hausärztin. Dabei kommt es zu einer Reihe nicht untypischer Schwierigkeiten, wovon die Abrechnungsprobleme die geringsten sind. Letztlich fällt der Hausärztin zu, den ganzen Prozess im Interesse des Patienten zu steuern, alle Beteiligten nach Notwendigkeit einzubinden und vor allem den Angehörigen überhaupt in die Lage zu versetzen, seine Aufgaben erfüllen zu können. Dabei ist obendrein ein Ausgleich zwischen Wünschen und Machbarem zu finden.

Hilfe für den pflegenden Angehörigen

Die Beratung und Betreuung von pflegenden Angehörigen ist eine übliche ärztliche Aufgabe. Die erste Hilfe ist die eindeutige Klärung von Prioritäten und jeweiligen Ansprechpartnern des Helfernetzwerkes. Sind diese Aspekte geklärt, muss diese Struktur von allen Beteiligten so gut wie möglich eingehalten werden.

Für pflegende Angehörige gibt es Beratungsinstitutionen und spezielle Kurse. Die Kosten werden nach §§ 45 des SGB XI erstattet. Die Pflegeberatung kann sowohl grundsätzliche Beratung anbieten als auch die Verbindung zu den Pflegestützpunkten in den einzelnen Stadtteilen herstellen. Auch eine kulturspezifische Beratung kann erfolgen. Die Pflegeberatung bietet nicht nur Hilfe für ältere Menschen, sondern auch umfassende Beratung und Vermittlung zur ambulanten, teil- und vollstationären Pflege für jeden Bedürftigen. Dies können auch Eltern behinderter Kinder sein oder Menschen mit Mehrfachbehinderungen.

Hilfe für den Behandler

Die Arbeit mit Angehörigen ist wichtiger Bestandteile in der hausärztlichen Betreuung von Familien. Da mit der Schwere der Erkrankung und der Anzahl der Angehörigen der Umfang des Beratungsbedarfs sehr hoch werden kann, muss der Behandler die Angehörigen für nicht spezifisch medizinische Informationen auf entsprechende Hilfsangebote verweisen. Dennoch bleibt viel bei der Hausärztin hängen. In diesem Fall zeigt sich, dass die gut gemeinte ärztliche Grundhaltung der unkonditionalen und umfassenden Zuwendung nicht immer zielführend ist. Es ist zudem nur bis zu einem gewissen Grad machbar, zu beruhigen, Mut zusprechen, zu erklären, zu motivieren.

Im Kontakt zum Sohn, der sich eher unzuverlässig, misstrauisch und ansatzweise dissozial verhält, schützt es dem Behandler, klare Grenzen zu setzen. Ohne Grenzen führt der fürsorgliche Kontakt zu Fehlerwartungen und zum Schaden für alle Beteiligten. Eine erste Hilfe für die Behandlerin wäre also eine einmalige schriftlich dokumentierte Beratung für den Sohn mit detaillierter Weitergabe aller relevanten Ansprechpartner. Danach sollten weitere Kontakte begrenzt werden.

Wenn die Ärztin nach sorgfältiger Abwägung zu dem Schluss kommt, dass eine ärztliche Behandlung nicht mehr sinnvoll und zielführend möglich ist, kann sie die Beziehung abbrechen und nach entsprechenden Hinweisen und Verstößen durch den Patienten als letzte Möglichkeit auch ein Hausverbot erteilen. In diesem Fall hat der Sohn die ärztliche Beziehung abgebrochen und ist damit der Hausärztin zuvorgekommen.

Exkurs: Pflegeberatung und Pflegekurse

Im § 7a SGB XI (https://www.sozialgesetzbuch-sgb.de/sgbxi/45.html) steht zur Pflegeberatung: Personen, die Leistungen nach diesem Buch erhalten, haben Anspruch auf individuelle Beratung und Hilfestellung durch einen Pflegeberater oder eine Pflegeberaterin bei der Auswahl und Inanspruchnahme von bundes- oder landesrechtlich vorgesehenen Sozialleistungen sowie sonstigen Hilfsangeboten, die auf die Unterstützung von Menschen mit Pflege-, Versorgungs- oder Betreuungsbedarf ausgerichtet sind (Pflegeberatung); Anspruchsberechtigten soll durch die Pflegekassen vor der erstmaligen Beratung unverzüglich ein zuständiger Pflegeberater, eine zuständige Pflegeberaterin oder eine sonstige Beratungsstelle benannt werden. [...].

Aufgabe der Pflegeberatung ist es insbesondere,

1. den Hilfebedarf unter Berücksichtigung der Ergebnisse der Begutachtung durch den Medizinischen Dienst der Krankenversicherung sowie, wenn die nach Satz 1 anspruchsberechtigte Person zustimmt, die Ergebnisse der Beratung in der eigenen Häuslichkeit nach § 37 Absatz 3 systematisch zu erfassen und zu analysieren,
2. einen individuellen Versorgungsplan mit den im Einzelfall erforderlichen Sozialleistungen und gesundheitsfördernden, präventiven, kurativen, rehabilitativen oder sonstigen medizinischen sowie pflegerischen und sozialen Hilfen zu erstellen,
3. auf die für die Durchführung des Versorgungsplans erforderlichen Maßnahmen einschließlich deren Genehmigung durch den jeweiligen Leistungsträger hinzuwirken,

4. die Durchführung des Versorgungsplans zu überwachen und erforderlichenfalls einer veränderten Bedarfslage anzupassen,
5. bei besonders komplexen Fallgestaltungen den Hilfeprozess auszuwerten und zu dokumentieren
6. über Leistungen zur Entlastung der Pflegepersonen zu informieren.

Im § 45 SGB XI steht zu Pflegekursen für Angehörige und ehrenamtliche Pflegepersonen:

(1) Die Pflegekassen haben für Angehörige und sonstige an einer ehrenamtlichen Pflegetätigkeit interessierte Personen unentgeltlich Schulungskurse durchzuführen, um soziales Engagement im Bereich der Pflege zu fördern und zu stärken, Pflege und Betreuung zu erleichtern und zu verbessern sowie pflegebedingte körperliche und seelische Belastungen zu mindern und ihrer Entstehung vorzubeugen. Die Kurse sollen Fertigkeiten für eine eigenständige Durchführung der Pflege vermitteln. Auf Wunsch der Pflegeperson und der pflegebedürftigen Person findet die Schulung auch in der häuslichen Umgebung des Pflegebedürftigen statt. § 114a Absatz 3a gilt entsprechend.

(2) Die Pflegekasse kann die Kurse entweder selbst oder gemeinsam mit anderen Pflegekassen durchführen oder geeignete andere Einrichtungen mit der Durchführung beauftragen.

(3) Über die einheitliche Durchführung sowie über die inhaltliche Ausgestaltung der Kurse können die Landesverbände der Pflegekassen Rahmenvereinbarungen mit den Trägern der Einrichtungen schließen, die die Pflegekurse durchführen.

LITERATUR

Miersch W. Pflegekurse für pflegende Angehörige (§ 45 SGB XI) Eine angehörigenorientierte Bestandsaufnahme. Doctoral dissertation, Hochschule für angewandte Wissenschaften Hamburg, 2016.

Ripke S, Schinke J. Arzt & Wirtschaft (8/2016) unter https://perspectiv.de/praxisalltag/wie-kann-haus-bzw-praxis-verbot-wirksam-erteilt-werden/)

Tripp-Reimer T, Williams JK, Gardner SE, Rakel B, Herr K, McCarthy AM et al. An integrated model of multimorbidity and symptom science. Nursing outlook 2020; 68(4), 430–439.

§ 45 SGB XI Pflegekurse für Angehörige und ehrenamtliche Pflegepersonen (sozialgesetzbuch-sgb.de) abgerufen am 11.02.2024

14

B Psychische und somatische Probleme

KAPITEL

15 Der verwahrloste Patient

Meine Sprechstundenhilfe war verzweifelt. Haben sie eine Krankenkassenkarte, darf ich fragen, wie Sie heißen und wo Sie wohnen? „John", sagte er zum dritten Mal. Er kramte in seiner dreckigen Trainingshose und legte den Inhalt auf die Theke. Die Sprechstundenhilfe stellte einen Mülleimer daneben, aber John packte alles wieder in seine Tasche. Ich kann nicht gehen, sagte er und ließ sich auf die Wartebank fallen. „Ohne einen Namen und eine Karte kann ich Ihnen nicht helfen", die Sprechstundenhilfe entschuldigte sich bei zwei älteren Damen, die ebenfalls auf der Bank saßen und pikiert zur Seite rückten.

Ich wurde in die Situation einbezogen. Dem offensichtlich obdachlosen Patienten konnte man trotz seines langen Haars und dem ungewaschenen Gesicht seine Schmerzen ansehen. Ich beschloss die Situation zu deeskalieren, indem ich ihn direkt in mein Behandlungszimmer begleitete. Mit Hilfe der sich so weit wie möglich abwendenden Sprechstundenhilfe konnte er zur Untersuchungsliege gebracht werden. Das Ausziehen der Hose erreichte eine Stufe der allgemeinen Belastung, die zum Öffnen der Fenster und Flucht der Sprechstundenhilfe führte. Ich konnte eine Untersuchung durchführen und vermutete ein linksseitiges Erysipel und mehrere chronische Wunden. Ich nahm Blut ab und bemühte mich um eine Anamnese. Er konnte außer John nicht viel sagen, roch nach Alkohol und Ausscheidungen. Meinen Vorschlag einer Einweisung in die Klinik lehnte der Patient ab.

Ich gab ihm in der Praxis eine i. v.-Antibiose, orale Antibiose und Analgesie für den eigenen Gebrauch und bat ihn am nächsten Tag wiederzukommen. Am besten um 17 Uhr (wenn niemand mehr hier ist – dachte ich). „Was?", war die verdutzte Antwort der Sprechstundenhilfe. „Wir können doch hier nicht die ganze Praxis wegen dem Penner lahmlegen." Inzwischen waren zwei Patienten abgesprungen, die nicht warten oder leiden wollten.

Der so titulierte „Penner" hatte inzwischen den Inhalt des Süßigkeitenkorbs meiner Praxis in seine Taschen gestopft und hinkte raus, als ich die Antibiose abnahm. Trotz langjähriger Tätigkeit in der Praxis war bisher kein Obdachloser einfach „hineingestolpert". Ich besprach den Fall am Abend mit einer Freundin, die bei der AWO arbeitet. „Du musst ihm eine Rechtsbetreuung beschaffen und Du musst ihn auch ohne Versicherung behandeln. Außerdem solltest Du ihm Adressen für eine Unterkunft mitgeben. Es gibt in der Stadt auch eine Praxis, die nicht versicherte Patienten behandelt". Am nächsten Morgen fragte mich die Sprechstundenhilfe, wie sie ihn in die Kartei einfügen kann. „Herr Unbekannt, 01.01.1900"; das funktionierte. Sein **Labor** war ein „Desaster", deutlich erhöhte Entzündungswerte, eine CK über 5000, erhöhte Leberwerte. Ich war nicht sicher, ob ich hoffen sollte, dass er sein Leben hier in meiner Praxis retten wollte.

Ich hatte einige Adressen für ihn ausgedruckt und das Behandlungszimmer selbst gereinigt, ich hatte den Eindruck, den Geruch nicht ganz eliminieren zu können. Ich rief die zwei Patienten, die die Praxis verlassen hatten, für einen neuen Termin an.

Am nächsten Morgen saß John auf den Stufen der Praxis. Er klagte über Zahnschmerzen und schien ein gerötetes Gesicht zu haben. Ich half ihm in die Praxis, es war noch kein Mitarbeiter oder Patient da. John schlief auf der Liege ein, so dass ich die Beine untersuchen, Blut abnehmen und erneut eine Antibiose geben konnte. Ich überlegte, wie er den Bogen für die Praxis ausfüllen könnte und wie es überhaupt weitergehen sollte. Als er auswachte, fragte ich ihn, ob er eine Rechts-Betreuung wolle. Er sah mich an und wollte etwas von meinem Brot, das ich auf dem Tisch liegen hatte. Er zeigte auf seine Zähne, die nach seinem Bein eine neue Baustelle zu sein schienen. Er war auch harninkontinent und hatte Flöhe.

Eine genauere Betrachtung schien auch Krätzmilben in den Bereich des Möglichen zu rücken.

„So arbeite ich hier nicht", war die Begrüßung der Sprechstundenhilfe. Meine Vermutung bezüglich seiner Parasiten teilte ich nicht mit ihr. Sein Erysipel schien ein wenig rückläufig. Ich fragte mich, ob ich ihm neue Kleidung geben und eine Skabiesbehandlung beginnen könnte.

Der Antrag an das Amtsgericht für eine Betreuung scheiterte an seinem fehlenden Namen. „Ohne einen Namen kann ich keinen Betreuungsantrag annehmen", war auf dem Fax des Gerichts zu lesen. Ich rief auch den Sozialpsychiatrischen Dienst an. Dort sah man aber keine psychiatrische Problematik, was ich überraschend fand.

John war dann für eine Woche verschwunden und Erleichterung machte sich breit. Die für ihn durch meine Tochter gesammelten Altkleider und Schuhe lagen in einem Schrank der Praxis, wir konnten seine Schuhgröße nur schätzen. „Sind sie auch eine Samariter-Station", fragte mich ein Patient und es dauerte einen Moment, bis ich seine Frage verstand.

Aber John kam zurück und hatte auch einen Freund mitgebracht. Dieser war deutlich betrunken und hielt sich an der Jacke einer Mitpatientin an der Garderobe fest. „Verschwinden Sie beide oder ich rufe die Polizei", rief die Sprechstundenhilfe und wandte sich zu mir: „Er wollte etwas aus der Jacke klauen." Ich nahm an, dies war nicht der Zeitpunkt für die Übergabe neuer Kleidung für ihn und zuckte mit den Schultern.

Das nächste Mal sah ich John am Supermarkt betteln. Ich sprach ihn an, wie „es so läuft". Seine letzten Laborergebnisse lagen der Praxis vor, die Entzündungswerte waren unverändert, seine CK deutlich besser. Ich gab ihm 5 Euro, weil ich ein schlechtes Gewissen hatte. In den nächsten Wochen mied ich diesen Supermarkt.

Ein Telefonat mit einem Kollegen, der wohl öfter „solche Patienten" hat, hatte eher einen Balint-Charakter. Ich lernte, dass es auch „normale" Patienten gibt, die nicht versichert sind. Und dass ich es einfach hatte mit einem Patienten, der Deutsch sprechen konnte. Der Kollege hatte ein **Netzwerk,** das ihm in einigen Aspekten helfen konnte. Eine Kirchengemeinde half bei der sozialen Betreuung von Obdachlosen und organisierte Rechtsbeistand für untergetauchte Asylsuchende. Ein Apotheker stand zur Verfügung Masken oder Medikamente zu spenden. Eine Gruppe von Studenten hatte zusammen mit einer Wohltätigkeitsorganisation eine „mobile Dusche" gegründet, in der auch einige dermatologische Probleme erkennbar wurden, wie auch Zeichen für häusliche Gewalt. Als ich etwas naiv meinte: „Muss man für häusliche Gewalt nicht ein Haus haben?", konnte mein Freund meinen Humor nicht teilen. Sein Rat war aber eine Bereicherung für meine weitere Tätigkeit in der Praxis. Ich sammelte für ihn alle Gegenstände, die zu spenden mir möglich schien. Persönlich kaufte ich ein Raum-Deo-Spray, das auch für Patienten mit Obdach und Versicherung von Nutzen war.

Letztlich war medizinisch unbefriedigend, dass keine Einordnung der bestehenden Problematik möglich war. Dazu hätte es einer detaillierten Anamnese bedurft, mit Klärung seit wann der Patient auffällig war, seit der Kindheit, nach Beginn einer Psychoseerkrankung, nach einem Unfall, nach einem Psychotrauma, als Resultat einer Alkoholabhängigkeit usw. Möglicherweise hätten sich daraus auch therapeutische Konsequenzen ergeben. Für mich ist letztlich nicht fassbar, warum man einem solchen Menschen nicht helfen und ihn nicht in Betreuung nehmen kann, nur weil er seinen Namen nicht sagt.

Diagnosen:

- Wesensänderung
- Alkoholabusus
- Erysipel
- Inkontinenz
- Skabies
- Läuse

Synopsis

Der Hausarzt ist mit einem anonymen, multimorbiden Patienten konfrontiert, der psychisch und somatisch krank ist. Es besteht die Gefahr einer Sepsis. Der hilfesuchende Betroffene ist nicht fähig, seine Beschwerden adäquat zu berichten oder einer Therapie angemessen zu folgen. Er kann diese auch nicht bezahlen und scheint nicht geschäftsfähig und damit einwilligungsfähig zu sein. Er kann durch seine Erkrankungen ein hygienisches Risiko darstellen und auch strafrechtliches Verhalten ist nicht ausgeschlossen. Der Patient wird durch die meisten Institutionen abgelehnt und entzieht sich selbst den vorhandenen Angeboten, die ihm langfristig helfen und ihn reintegrieren könnten. Der Hausarzt ist dennoch in der Pflicht, eine Notbehandlung durchzuführen und seine Möglichkeiten einer Zuführung in eine Betreuung auszuschöpfen. Der Hausarzt befindet sich in einer rechtlichen Unsicherheit bezüglich der Behandlung und möglicher Komplikationen.

Hilfe für den Patienten

Erste Hilfe ist fast immer möglich. Die Erkrankungen sind nach Akuität zu bewerten. Die Behandlung richtet sich nach den Möglichkeiten, involvierten Institutionen, den Dienstwegen und der eigenen Haltung des Behandlers.

Eine lebensbedrohliche Krankheit muss ggf. in einer Klinik behandelt werden. Die Abwägung zwischen Akuität und Maßnahme ist immer wieder neu zu treffen. Wenn eine Behandlung umsetzbar ist, die die Akuität ausräumt, kann diese begonnen werden, während der Behandler ein formelles und ggf. informelles Netzwerk weiterer Institutionen hinzuzieht. Nicht bedrohliche Erkrankungen sind nach Möglichkeit zu behandeln. Die Rückführung des betroffenen Patienten in den Versichertenstatus ist anzustreben.

Die meisten Patienten ohne Obdach leiden unter psychischen Erkrankungen, die sich fast immer durch die Verwahrlosung verschlimmern. Viele Patienten außerhalb des Sozialsystems sind suchtkrank, zeigen hirnorganische Langzeitschäden durch Alkohol oder anderen Drogen, leiden an Psychosen, haben eine seelische Behinderung oder geminderte kognitive Fähigkeiten.

Lebensbedrohliche Zustände oder erhebliche Gesundheitsgefährdungen (Amputationen o. Ä.), die keiner Behandlung zugängig sind, könnten nach §§34 StGB als rechtfertigender Notstand auch gegen den Willen des Betroffenen behandelt werden. Die Rechtslage zur Einwilligung, eine Einschätzung der Geschäftsfähigkeit und Bedingungen einer Unterbringung nach §§1906 und PsychKG sollten bekannt sein.

Hilfe für den Behandler

Da die Behandlung dieser Patienten ist aufwendig und mit vielen Herausforderungen verbunden. Erforderlich ist, sich der rechtlichen Möglichkeiten und Pflichten bewusst zu sein, auf ein Netzwerk von Helfern zurückgreifen zu können und eine klare Haltung zum eigenen Behandlungsauftrag zu haben, um derartige Patienten außerhalb des üblichen Rahmens tragen zu können. Für die Behandlung sollten möglichst Medikamente eingesetzt werden, deren Missbrauchspotenzial und Komplikationsrisiko gering ist.

Der Sorge, durch soziales Engagement zu einem „Magneten" zu werden, kann am ehesten durch **klare Regeln und Haltung** entgegengewirkt werden. Dies mag die organisatorische Gestaltung betreffen, die verwendeten Mittel, die Dokumentation oder den Umfang der behandelten Patienten. Nur ein Netzwerk unterschiedlicher Disziplinen kann den vielfältigen Bedürfnissen der Patienten gerecht werden.

Die sichtbare Not korrespondiert dennoch nicht mit einer (intuitiv erwarteten) „Dankbarkeit" oder „Mitarbeit". Die Gründe, die zu Obdachlosigkeit oder Ausschluss aus dem sozialen System geführt haben, werden oft auch in der Behandlung sichtbar. Dies mögen erhöhte Aggressivität, Rauschzustände, Verwirrung, paranoides Denken oder völlig fehlendes Verständnis für Selbstfürsorge sein. Dazu kann auch strafrechtlich oder schädliches Verhalten gehören, das gemeistert werden muss und nicht dazu führen darf, dem Patienten Hilfe zu verweigern.

Exkurs: Persönlichkeits- bzw. Wesensänderung

Persönlichkeits- bzw. Wesensänderungen sind charakterisiert durch eine Änderung von Affekten mit Affektinkontinenz und Parathymie, Beeinträchtigung der kognitiven Fähigkeiten, des Denkvermögens, der Intentionalität und Planungsfähigkeit oder unkontrollierten Impulse. Typischerweise entwickelt sich die Störung erst im Verlauf des Lebens. Die Ursachen können vielfältig sein wie Psychose-Erkrankungen, organische Hirnschädigungen, Suchterkrankungen oder sogar psychotraumatischer Störungen. Je nach Ursache können sich therapeutische Ansätze ergeben. In vielen Fällen ist eine Betreuung, wenn nicht Kontrolle durch andere Personen oder Institutionen erforderlich.

Exkurs: Medizinische Hilfe für Wohnungslose, Geflüchtete und Menschen ohne Krankenversicherung

Patienten ohne Krankenversicherung können sowohl deutsche Bundesbürger wie EU-Bürger ohne sozialversicherungspflichtige Arbeit oder auch papierlose Ausländer sein. Es gibt mehrere Praxen, **Netzwerke und Hilfsorganisationen,** die sich auf die Versorgung von Patienten ohne Wohnung, Versicherung oder legalen Aufenthalt spezialisiert haben. Der Umgang mit betroffenen Patienten ist komplex, jedoch existieren bei genauer Betrachtung vielfältige Ressourcen und „offene Türen", die den Hausarzt unterstützen.

Eine Behandlung richtet sich nach der medizinischen Indikation. Der finanzielle und legale Status sollte die Entscheidung bei wichtigen und akuten Behandlungen nicht beeinflussen. Diese Haltung liegt nahe, ist aber mit komplexen Fragestellungen verknüpft: Was ist ein Notfall? Wer bezahlt die Arbeit? Welche Rechte gelten? Die mit „üblichen Patienten" ausgelasteten Behandler kommen somit rasch an die Grenzen, wenn es um die Behandlung von Wohnungslosen, Geflüchteten und Menschen ohne Krankenversicherung geht. Die Versorgung der Betroffenen benötigt ein Netzwerk, Informationen und Kreativität.

Patienten ohne gültige Versicherung sollten nach akuter Versorgung durch eine soziale Beratung zurück in die Krankenversicherung gebracht werden. Akut ist eine Untersuchung notwendig, um die Akuität und eine Behandlungsindikation für eine Not-Hilfe einschätzen zu können. Das Sozialamt kann eine Behandlung bezahlen, wenn bestimmte Bedingungen erfüllt werden. Dazu gibt die Bundesärztekammer folgende Hinweise:

- Voraussetzung für die Kostenübernahme durch das Sozialamt ist die **Bedürftigkeit** der Patienten. Bedürftigkeit sowie die Identität des Patienten oder der Patientin muss dem zuständigen Sozialamt möglichst bald nachgewiesen werden.
- Bei Arbeitsunfällen können die Behandlungskosten selbst bei illegaler Beschäftigung gegenüber den gesetzlichen Unfallversicherungen der Berufsgenossenschaften geltend gemacht werden, sofern der Arbeitgeber bekannt ist.
- Gehen die Erkrankten einer nicht geringfügigen Beschäftigung nach, sind sie per Gesetz automatisch Mitglied der gesetzlichen Krankenversicherung. Dies setzt aber voraus, dass die Betroffenen bereit sind, das Beschäftigungsverhältnis nachzuweisen.
- Bei Erkrankungen, die unter das Infektionsschutzgesetz fallen – z. B. Tuberkulose oder sexuell übertragbare Krankheiten –, ist das Gesundheitsamt nach § 19 Infektionsschutzgesetz zur Übernahme der Kosten verpflichtet, sofern keine andere Abrechnungsmöglichkeit besteht.

Es gibt in den meisten Städten Organisationen, die sich auf die Behandlung von nicht versicherten Patienten spezialisiert haben. Ein Beispiel im norddeutschen Raum ist das Netzwerk „**Praxis ohne Grenzen**" (www.praxisohnegrenzen.de). Die ehrenamtlichen Mitarbeiter der Praxis ohne Grenzen können entsprechende Angebote in verschiedenen Städten nennen, aber auch fallbezogene Informationen anbieten.

Für Patienten ohne gültigen **Aufenthaltsstatus** gilt nach Ausführungen des Bundesministeriums des Inneren: „Ärztinnen und Ärzte haben die Pflicht, medizinische Hilfe zu leisten. Sie machen sich bei der Behandlung von Menschen ohne legalen Aufenthaltsstatus nicht strafbar, wenn sich ihre Handlungen objektiv auf die Erfüllung ihrer beruflichen Pflichten beschränken." Die Schweigepflicht gilt auch für Patienten ohne gültigen Status. Es ist bei einer möglichen Abrechnung darauf zu achten, dass diese Patienten besonderen Schutz brauchen.

Eine langfristige Reintegration der Betroffenen ohne gültigen Aufenthalt ist oft nicht möglich, so dass eine Akutversorgung zur langfristigen Unterstützung wird. Die Betroffenen misstrauen den Behandlern möglicherweise aufgrund schlechter Erfahrungen in ihrer Heimat. Die Ärzte misstrauen den Patienten, für Aufenthaltsgründe instrumentalisiert zu werden. Insgesamt liegen höherer Barrieren vor als für Patienten, denen „nur" der Versichertenstatus fehlt.

Die Bundesärztekammer hat eine Informationsbroschüre zum Umgang mit „Patientinnen und Patienten ohne legalen Aufenthaltsstatus in Krankenhaus und Praxis" veröffentlicht. Diese ist online abrufbar und bietet Informationen, die dann durch lokale Netzwerke fallbezogen ergänzt werden können.

- Nach dem Opferentschädigungsgesetz können auch Ausländer und Ausländerinnen ohne gesicherten Status Leistungen beziehen, wenn sie Opfer einer Gewalttat geworden sind.
- Wenn mit dem Herkunftsland eine Krankenversicherung und ein Sozialversicherungsabkommen besteht, ist im Rahmen der Leistungspflicht die gesetzliche Krankenkasse im Heimatland der Leistungsträger.

Ein Beispiel für ein Netzwerk ist das „Medi-Büro Berlin“ (www.medibuero.de), das weiterführende Informationen bietet. Für politische Arbeit und eine Übersicht kann das Forum https://www.armut-und-gesundheit.de/ empfohlen werden.

Anonyme Patienten stellen den Behandler vor besondere Herausforderungen. Es gibt so gut wie keine Studien oder Informationen zum Umgang mit fehlenden Patienten-Namen. Es ist zu unterscheiden, ob die Betroffenen aus krankheitsbedingten oder aus persönlichen Gründen keinen Namen nennen können. Krankheitsbedingte Gründe sind meist schwerwiegend und damit offensichtlich. Diese Fälle bedürfen vermutlich einer Sicherung der „hilflosen Person“, aber entsprechend dem Fallbeispiel können die Gründe unklar bleiben. Der Arzt weiß insbesondere bei bewusst anonymen Patienten nicht, ob die Identität im Verlauf aufgeklärt werden kann. Im psychiatrisch-stationären Setting gibt es bisweilen Patienten, die trotz Hilfe der Polizei wochenlang „Herr Unbekannt“ bleiben.

Anonymität reduziert grundsätzlich das für einen Behandlungsvertrag notwendige Vertrauensverhältnis. Eine Abrechnung ist in den meisten Fällen nicht möglich. Aufgrund dieser Schwierigkeiten gibt es experimentelle Projekte wie den „Anonymen Krankenschein“ des Vereins „Anonymer Krankenschein Thüringen e. V.“ (www.website.aks-thueringen.de). Hier soll es Behandlern leichter gemacht werden, Patienten ohne Identität bei entsprechender Indikation zu helfen, ohne gänzlich mit den zusätzlichen Problemen allein gelassen zu werden Dieses Projekt wird für die meisten Hausärzte nicht erreichbar sein, zeigt aber die Probleme im Umgang mit anonymen Patienten. Wer keine anonymen Patienten behandeln kann, sollte die lokal nächste Anlaufstelle für Betroffene kennen.

LITERATUR

Freyberger HJ, Schmidt L G. Organische Wesensänderungen. Psychiatrie der Gegenwart 4: Psychische Störungen bei somatischen Krankheiten 2013; 271.

Meller I, et al. Die Inanspruchnahme medizinischer und psychosozialer Dienste durch psychisch erkrankte Obdachlose Ergebnisse einer epidemiologischen Studie. Der Nervenarzt 2000;71(7): 543–551.

Zielke-Nadkarni A. Obdachlosigkeit, psychische Störungen und Versorgungslücken. PPH 2006;12(06): 302–308.

https://www.website.aks-thueringen.de/informationen-fuer-behandelnde/ abgerufen am 27.01.2022

https://www.praxisohnegrenzen.de/ abgerufen am 27.01.2022

https://medibuero.de/ abgerufen am 27.01.2022

KAPITEL

16 Die rückfällige Patientin

Vor inzwischen dreißig Jahren kam Frau G., damals noch beim Praxisvorgänger, zum ersten Mal nach einem Treppensturz in die Praxis. Sie war damals 25 Jahre alt und berichtete laut Aufzeichnungen „total besoffen" gewesen zu sein. Sie blieb der Praxis treu, um ihre gelegentliche Neurodermitis behandeln zu lassen oder, seltener, um eine Krankschreibung wegen grippaler Infektionen zu erhalten. Die gelegentlichen Laboruntersuchungen zeigten wiederholt leicht erhöhte Transaminasen- und erhöhte Blutfett-Werte. Eine Abklärung wünschte sie nicht, wollte sich aber „gesünder ernähren".

Vor fünfundzwanzig Jahren wurde ihr Sohn Lukas geboren. Er fällt mit einem geringen Geburtsgewicht auf, die Entbindung verläuft komplikationslos. Für Frau G. sind die folgenden 5 Jahre anstrengend, aber erfüllend und harmonisch.

Vor zwanzig Jahren fiel anlässlich einer Grippe-Impfung auf, dass ihr Atem nach Alkohol roch. Im Gespräch wirkte sie unsicher und wich meinem Blick aus. Ich war unsicher, ob ich sie zu ihrem Alkoholkonsum fragen sollte. Ihre Eile an dem Tag ließ keine weiteren Fragen zu. Bei dem nächsten Gespräch ca. 6 Monate später hatte ich den Vorfall vergessen, las aber meine Notiz in der Akte und frage sie ganz direkt nach ihrem Alkoholkonsum. Sie wirkte peinlich berührt, dann etwas gereizt und teilte mir mit, sie sei „dankbar um die Sorge, aber sie trinke nur zu besonderen Anlässen".

Fast 2 Jahre lang kam sie nicht mehr in die Praxis, ich erhielt jedoch einen Bericht von der örtlichen Klinik über eine eintägige Behandlung wegen einer depressiven Anpassungsstörung und Alkoholmissbrauch. Eine Woche später suchte sie mich wegen morgendlicher Übelkeit, Reizhusten und Oberbauchbeschwerden auf. Es ergab sich der Verdacht auf eine Ösophagitis und Gastritis. Ich nahm mir Zeit, mit ihr den Klinikbericht und den aktuellen Befund zu besprechen. Sie äußerte, im Beruf als Krankenpflegerin sehr gestresst zu sein und dass sie sich „in den letzten Wochen mal den Stress wegtrinken musste". Ohne Alkohol „gehe es ihr bestimmt noch schlechter". Außer einem Rezept für Pantozol konnte ich nicht weiterhelfen. „Ich schaffe das alleine", sagte sie in der Tür.

Ein Jahr später ruft mich der Ehemann der Patientin an: „Karin liegt betrunken im Bett, es geht nicht mehr, bitte helfen Sie uns." In einem Telefonat mit der Patientin am selben Tag ist sie hörbar intoxikiert, weint und wehrt ein Gespräch ab. Es wird keine Lösung gefunden, der Ehemann ruft jedoch am Folgetag wieder an und erhöht den Druck auf eine „rettende Maßnahme". Er zieht sie schließlich ins Auto und fährt sie zur Rettungsstelle der lokalen Klinik, wo sie mit 2,1 Promille als „geh- und standfähige Patienten" wieder weggeschickt wird. Es wird ein **stationärer Aufenthalt zum Entzug** vereinbart und sie bekommt einen Platz auf der Warteliste. Die Tage bis zur Aufnahme sind eine Qual für alle Beteiligten. An einem Samstagabend wird sie mit 3,2 Promille als nicht vigilante Person auf die internistische Station aufgenommen. Von dort wird sie auf die Sucht-Station zur weiteren Entgiftung verlegt, bricht den Aufenthalt jedoch nach einer Woche ab. In der Klinik waren ihre Transaminasen deutlich erhöht, aber rasch rückläufig. Ein Ultraschall ergab eine Verfettung der Leber ohne zirrhotischen Umbau. Die Sozialarbeiterin stellte einen Antrag auf Leistungen zur Teilhabe zur weiteren Entwöhnung.

Ein einmaliger Kontakt zu einer lokalen Selbsthilfegruppe war für die Patientin unangenehm, sodass diese Treffen nicht weiter wahrgenommen wurden. Ein hausärztlicher Besuch nach dem Klinikaufenthalt zeigte eine niedergeschlagene Patientin mit deutlich reduziertem Allgemeinzustand, jedoch ehrlichen Angaben zum süchtigen Verhalten.

Es gelingt die Patientin dazu zu motivieren, sich in eine Rehaklinik für Alkoholkranke zu begeben. Nach Abschluss dieser **Entwöhnungsbehandlung** ging es für Frau G. bergauf. Sie kehrte in den

Beruf zurück und engagierte sich vermehrt in der Gemeinde ihres Wohnortes. Hausärztlicherseits erhielt sie auf Empfehlung der Klinik B-Vitamine zum Schutz vor einem Korsakow-Syndrom und einer Polyneuropathie. Sie erhielt Accamprosat als Anti-Craving-Substanz und Sertralin zur Behandlung einer nach vollständiger Entgiftung bestehenden leichten Depression. Bei den Kontakten nach der Entwöhnung berichtete sie, dass sie nun eine Psychotherapie wünsche. Es gelingt, einen Therapeuten zu finden. Die Zeit bis dahin überbrücken wir mit kurzen supportiven Kontakten. Sie berichtet erstmals, dass ihre Mutter ebenfalls alkoholabhängig war. Sie selbst sei früh in die Verantwortung gekommen, sich um ihre Schwester und ihre Mutter zu kümmern. Sie benutzt den in der bisherigen Therapie gelernten Begriff „Parentifizierung", um die Schuld an ihrer Sucht auf die Mutter übertragen zu können. Ich versuche vorsichtig darauf hinzuweisen, dass es auch eine genetische Disposition gebe und unabhängig davon, sie selbst hier und jetzt für ihre Sucht verantwortlich ist.

Frau G. erkundigt sich nach einigen Wochen bei mir, ob sie Sertralin absetzen könne. Da keine strenge Indikation vorliegt, setzen wir es ohne Negativfolgen ab. Die Accamprosat-Einnahme hatte sie bereits selbst aufgrund von Heißhunger-Attacken, die zu einer Gewichtszunahme geführt hatten, beendet.

Nach über 5 Jahren Abstinenz schätzt Frau G. ihre Situation als sicher genug ein, um „Bier-Mischgetränke" zu sich zu nehmen („Radler"). Sie empfindet eine gute Kontrolle über den gelegentlichen Konsum und freut sich über „mehr Lebensqualität". An einem Sonntagmorgen schaut sie aus einer Laune auf die WhatsApp-Nachrichten ihres Ehemanns und findet Nacktbilder einer unbekannten Frau. Zur Rede gestellt, räumt ihr Mann eine Affäre mit einer anderen Frau ein. Frau G. ist zutiefst bestürzt und zieht sich ab den Mittagstunden zu einer Freundin zurück. Sie betrinkt sich hemmungslos mit Sekt und schläft stark intoxikiert ein. In den folgenden Tagen kommt es zu wiederholten Auseinandersetzungen mit ihrem Mann und sie betrinkt sich täglich. Schließlich zieht der Mann vorläufig aus. Frau G. meldet sich am Arbeitsplatz krank und trinkt fast 3 Wochen lang mit völligem Kontrollverlust. Einen Versuch ihrer Familie, sie in die Klinik zu bringen, lehnt sie aus Scham ab.

Es gelingt ihr, über 2 Monate hinweg ihre nötigsten Dinge zu erledigen, obwohl sie täglich Alkohol trinkt. Sie erhält eine Abmahnung wegen fehlender Arbeitsunfähigkeitsbescheinigung und lässt eine Vorladung bei einem Amtsarzt verstreichen. Bei einem Besuch des Sozialpsychiatrischen Dienstes, den ihr Mann gerufen hatte, konnte sie nach Vorwarnung eine aufgeräumte Wohnung präsentieren und versprechen, sich zu einer Entgiftung vorzustellen. Ein (kontraindizierter) Versuch, sich selbst mit Diazepam zu entziehen scheitert und sie findet sich morgens auf dem Küchenboden liegend wieder, nachdem sie Wein und Diazepam gleichzeitig eingenommen hatte. Aufgrund einer Hämaturie stellt sie sich betrunken in meiner Praxis vor. Sie ist bereits vegetativ entzügig und pustet 0,2 Promille Atemalkoholkonzentration. Ich weise sie per Krankentransport in die Klinik ein. Hier wird sie wegen einer massiven CK-Erhöhung infundiert. Sie bleibt für 14 Tage in der Klinik, wegen vorübergehendem Schattensehen wird sie mit 1 mg Risperidon behandelt. Zudem wird sie auf 50 mg Naltrexon gegen Alkoholverlangen (Craving) eingestellt, was sie als Entlastung empfindet. Nach einem Vierteljahr setzt sie Naltrexon und B-Vitamine ohne Rücksprache ab.

Dem Antrag auf eine erneute Rehabilitation als **Auffang- und Festigungstherapie** wird stattgegeben. Ihr Arbeitgeber möchte ihren Arbeitsplatz erhalten unter der Bedingung regelmäßige CDT-Kontrollen. Ihr Ehemann trennt sich nach erster Stabilisierung von ihr. Sie hat erstmals Suizidgedanken, die sie jedoch zunächst verschweigt. In der Rehabilitation lernt sie eine Patientin kennen, mit der sie sich gut versteht und die sie zu einer Selbsthilfegruppe mitnimmt, die ihr zunächst gut gefällt. Sie hat beschlossen, nie wieder rückfällig zu werden oder sich ansonsten umbringen zu wollen. Diesen Beschluss behielt sie für sich. Die Selbsthilfegruppe besucht sie nach zwei Monaten nicht mehr, da sie die Themen „deprimieren".

Nach 3 Monaten Abstinenz erleidet sie einen erneuten Rückfall und es kommt zu einem **Suizidversuch** durch Fenstersprung. Die Patientin wird auf die Intensivstation aufgenommen; eine ausgeprägte retrograde Amnesie verhindert, die näheren Umstände aufzudecken. Schuld- und Schamgefühle sind für sie schwer auszuhalten. Zu diesem Zeitpunkt gibt sie zu, dass sie den Suizid bereits lange vorher im

Falle eines Rückfalls erwogen hatte. Eine Rehabilitation wird wegen fehlender Rehabilitationsfähigkeit abgelehnt. Die Wohnung wird fristlos gekündigt, da sie einen schweren Wasserschaden verursacht hat. Ihre Religiosität vertieft sich und stellt sich als Ressource dar.

Mit der Diagnose einer mittelgradigen Depression wird Frau G. nach Hause entlassen, wo sie Unterstützung durch ihre Gemeinde und Freundin erfährt und sich stabilisiert. Sie liest im Internet über das **Konzept „Kontrolliertes Trinken"** in Kombination von einer Trinkmengenreduktion mit Nalmefen und möchte von mir darüber beraten werden. Ich stelle sie auf Nalmefen ein und wir erarbeiten ein Konzept des kontrollierten Trinkens. Ich sehe dies kritisch, lasse mich aber darauf ein, um die Patientin da abzuholen, wo sie bereit ist mitzuarbeiten. Sie sucht sich einen lokalen Trainer über das Internet (www.kontrolliertes-trinken.de) und beschäftigt sich mit dem dort beschriebenen Selbstlernprogramm: „10-Schritte-Programm zum selbstkontrollierten Trinken", vergisst aber einige Punkte rasch wieder. Dennoch absolviert sie den Kurs unter engmaschiger Anleitung. Ihr Trinktagebuch aus dem Programm wird zusehends auch ein persönliches Tagebuch, das ihr in der Reflektion hilft und Freude macht. Sie bringt das Buch auch in die Sprechstunde mit, um ihre Erfolge zu zeigen.

Frau G. gelingt es nach eigenen Angaben, über fünf Jahre hin ihren Alkoholkonsum im Rahmen zu halten. Ein Mamma-Karzinom wird rechtzeitig erkannt. Ihre Onkologin verlangt eine Alkoholabstinenz, die ihr nicht gelingt. Unter Diazepam schafft sie eine 3-wöchige Phase, in der sie onkologisch behandelt wird. Danach entgleitet ihr abermals die Kontrolle über ihren Alkoholkonsum. Sie trinkt bis zu zwei Flaschen Wein und eine halbe Flasche Korn täglich. Ihre Laborwerte zeigen erstmals schlechte Gerinnungswerte, im Ultraschall wird eine Leberzirrhose diagnostiziert. Ihr Gangbild wirkt ataktisch, die kognitiven Fähigkeiten haben sich deutlich verschlechtert. Das sog. kontrollierte Trinken war offenbar kein adäquat dosiertes Trinken, sondern die Fortführung der Sucht. Ein cMRT zeigt eine leichtgradige Atrophie. Ihre Wohnung ist bei einem unaufschiebbaren Handwerker-Termin verwüstet und hygienisch verelendet. Sie erhält eine Kündigung, gegen die ihre Sozialarbeiterin nichts ausrichten kann.

Die Patientin stimmt einer gesetzlichen Betreuung für alle Betreuungsfelder zu, da sie große Angst vor einer Obdachlosigkeit hat. Sie bekommt über das Sozialamt eine Unterkunft in einem Wohnheim, nachdem sie ihre Vermögensverhältnisse offengelegt hat und keine andere Wohnform finden konnte.

In dem Wohnheim für chronisch Kranke gelingt es Frau G., abstinent von Alkohol zu leben. Aufgrund ihres ataktischen Gangbildes hat sie Schwierigkeiten, die Treppe zu ihrem Zimmer zu bewältigen. Auch leidet sie weiterhin an einer starken Antriebsschwäche und Lebensüberdrussgedanken. Ich stelle sie auf 37,5 mg und schließlich mit 150 mg Venlafaxin ein, das eine Verbesserung des Antriebes bewirkt. Ihre eingeschränkte Leberfunktion macht eine Spiegelmessung sinnvoll, dieser liegt im oberen Normbereich. Insgesamt wirkt sie vorgealtert, im Affekt zunehmend gröber, manchmal fehlt ihr die Distanz. Sie leidet darunter, dass ihr Sohn immer weniger Kontakt zu ihr sucht. Sie findet eine wichtige Unterstützung in der ambulanten Suchttherapie, die sie für etwa ein Jahr regelmäßig aufsucht. Sie hat den Verdacht, dass auch ihr Sohn zu viel Alkohol trinkt.

Im weiteren Verlauf findet in der Wohneinrichtung nun eine Selbsthilfegruppe statt. Da die Patientin recht einsam ist, nimmt sie nun teil, „um in Gesellschaft zu sein". Die ungezwungene Atmosphäre ist für sie angenehm und sie hört immer aufmerksamer zu. Schließlich beteiligt sie sich ebenfalls mit Wortbeiträgen und stellt fest, dass sie sich nach den Stunden erleichtert fühlt und ihr Interesse an den nächsten Terminen wächst. Sie merkt, dass andere Gruppenteilnehmer vergleichbare Erfahrungen gemacht haben. Die Offenheit einiger Teilnehmer ist für sie bestärkend und reduziert ihr Schamerleben.

Frau G. entsorgt daraufhin zwei Flaschen Korn, die sie seit fast 2 Jahren im Zimmer unter dem Schrank versteckt hatte, „für ganz schlechte Zeiten". Sie stellt fest, dass sich ihre Einstellung in den letzten Monaten geändert hat und sie sich erleichtert über einen weiteren Abschied vom Alkohol fühlt.

Ihre Zimmernachbarin stirbt und Frau G. gerät in eine tiefe Krise. Sie bittet ihren Betreuer, sie noch vor einem Rückfall in die Klinik zum Schutz einzuweisen. Die Mitarbeiter der Klinik nehmen sie für 3 Tage auf. Sie wird entlassen und erlebt sich als stabil genug, um den Trauerfall zu bearbeiten.

Diagnosen:
- Alkoholabhängigkeit
- Alkoholtoxische Leberzirrhose
- Neurodermitis
- Mamma-Karzinom

Synopsis

Es wird der Verlauf einer schwergradig alkoholabhängigen Patientin über 30 Jahre beschrieben. Lebenskrisen verschärfen das Problem immer wieder, auch unabhängig davon kommt es immer wieder zu Rückfällen. Die Patientin ist nicht bereit oder nicht in der Lage, auf Alkohol zu verzichten und kaschiert ihre andauernde Sucht hinter dem Begriff des „kontrollierten Trinkens". Es ist dementsprechend ein kontinuierlicher Verfall ihres psychischen Zustands (z. B. Depression, „Alkoholdemenz"), ihres somatischen Befunds (Ösophagitis, Gastritis, Leberzirrhose, neurologische Veränderungen) und ihrer sozialen Ressourcen (Ehe und Beruf) zu beobachten. Ihre Auseinandersetzung mit ihrer Biografie und Erkrankung bringt sie in ihrer persönlichen Entwicklung nicht weiter. Ein Mamma-Karzinom kann durch erhöhten Alkoholkonsum mitbedingt sein. Sie profitiert von dem verlässlichen und langjährigen Kontakt zu ihrem Hausarzt, mit dem sie immer wieder neue Wege der Schadensreduktion findet. Dabei gelingt ihr keine anhaltende Abstinenz, aber dennoch eine Trinkmengen-Reduktion. Ihr Hausarzt behandelt zudem ihre alkohol-assoziierten Erkrankungen und zeigt sich beharrlich in seinem Engagement. Rehabilitative Angebote zur Teilhabe stellen einen wesentlichen Beitrag zur Milderung der Erkrankung dar. Im fortgeschrittenen Stadium der Erkrankung bleibt die Patientin stabil und nutzt regelhaft suchttherapeutische ambulante Angebote und besucht eine Selbsthilfegruppe.

Hilfe für die Patientin

Die Maßnahmen unterscheiden sich, abhängig davon, in welchem Stadium der Suchtentwicklung der Patient sich befindet. Wichtige Ziele der Behandlung sind die Abwendung einer akuten Gefährdung bei Intoxikation, die medikamentöse Behandlung eines Entzugssyndroms und die Prävention und Behandlung von Alkoholfolgeschäden. Eine individuelle Aufklärung über die Folgen eines Alkoholabusus erübrigt sich, da das jeder Mensch auch ohne ärztliche Erläuterung weiß. Entscheidend ist eine langfristig angelegte konsequente **supportiv-psychotherapeutische Führung** des Patienten durch den Hausarzt. Im vorliegenden Fall stellt sich die Frage, ob nicht viel früher hätte energischer und konsequenter interveniert werden müssen und wie das zu bewerkstelligen gewesen wäre. Die meisten Patienten sehen keinen Bedarf für Hilfe von außen und nehmen relevante Hilfsangebote erst spät an. Die Behandlung einer Alkoholabhängigkeit umfasst meistens internistische, psychotherapeutische, medikamentöse und sozialarbeiterische Aspekte.

Hilfe für den Behandler

Ziele der Behandlung ist eine langfristige Schadensreduktion und Beendigung der chronischen Alkoholerkrankung im Sinne einer bleibenden Abstinenz. Rückfälle sind Bestandteil der Erkrankung und keine Willensschwäche. Der Prozess vom Stadium der „Ahnung süchtig zu sein" über ein „Entscheidungsstadium" (handeln sollen) bis zum durch die Behandler meist erwarteten „Aktionsstadium" ist ein langsamer und mühsamer Prozess, der den Behandlern Geduld abverlangt. Der Ablauf dieser Einsichts- und Handlungsstadien kann Jahre dauern, in denen sich die Alkoholfolgeschäden verstärken können. Die Chronizität der Erkrankung sollte keinen Nihilismus bei den Behandlern auslösen. Psychische Erkrankungen, z. B. Depressionen oder „vergröberte", impulsive Charakterausprägungen, können Ursache oder Folge von Alkoholkonsum sein und sollten genauso wie somatische Erkrankungen erkannt und mitbehandelt werden. Die Behandlung einer Alkoholabhängigkeit ist ein multidisziplinärer Prozess, so dass der Hausarzt eine koordinierende Rolle in der Zusammenarbeit mit der Suchtberatung, dem Arbeitgeber, Sozialarbeitern, der Familie des Patienten und anderen Beteiligten einnehmen kann.

Der Hausarzt ist nicht nur oft der erste Ansprechpartner von Suchterkrankten, sondern vor allem derjenige, in dessen Händen die Langzeitbetreuung liegt. Mehr als zwei Drittel der alkoholgeschädigten

Patienten werden primär von Hausärzten und allgemeinmedizinischem Personal in Krankenhäusern gesehen. Eine entsprechende Sensibilisierung und Schulung dieses Personals kann Frühmaßnahmen einleiten helfen und eine Brücke zur suchtspezifischen Behandlung bauen. Dazu ist die suchtmedizinische Basisversorgung wichtig, die im Folgenden erläutert wird.

Exkurs: Psychotherapie von Patienten mit Alkoholabhängigkeit

Zuhören, Verständnis zeigen, Motivieren und Gradlinigkeit sind Voraussetzungen für eine Basisversorgung im Umgang mit Suchterkrankten. Ein suchtmedizinisches Konzept zur Lenkung der Gesprächsführung ist das Motivational Interviewing (MI). Belehrungen und Ermahnungen sind zu vermeiden.

Es ist dann zu klären, auf welcher **volitionalen Stufe** der Patient steht:

1. Vorkontemplation: Der Patient sieht kein Problem
2. Kontemplation: Der Patient überlegt, ob es ein Problem gibt
3. Intention: Der Patient meint, er soll etwas tun
4. Planung: Der Patient überlegt sich, was er tun könnte
5. Implementierung: Der Patient beginnt etwas zu tun
6. Verstetigung: Der Patient versucht, dabei zu bleiben.

Je nach Stufe ist unterschiedlich vorzugehen. Auf der Stufe 1 sind wiederholte konkrete Verhaltens- und Ablaufbeschreibungen geboten, aus denen sich das Problem ergibt, ohne dass ärztlicherseits dem Patienten Vorhaltungen gemacht werden. Auf der Stufe 2 ist Reassurance geboten, d. h. dem Patienten wird vermittelt, dass er recht hat und sich das auch von außen betrachtet auch so darstellt. Auf der Stufe 3 geht es darum, Hoffnung zu vermitteln, d. h. es kann besser werden. Auf der Stufe 4 sind konkrete Hinweise hilfreich. Auf der Stufe 5 ist dem Patienten einerseits zu vermitteln, dass man sein Handeln beeindruckend findet, und andererseits aber auch, dass man sich klar sein muss, dass es möglicherweise nicht klappt. Auf Stufe 6 sind Unterstützungsfaktoren zu etablieren, z. B. über die Familie, den Arbeitgeber usw. Keine Stufe darf übersprungen werden, wenn man erfolgreich sein will. Diese Stufen brauchen Zeit. Manchmal geht es auch vor und zurück. Das ist kein Grund, die therapeutische Strategie nicht konsequent weiterzuverfolgen.

Es ist ein Fehler, sich vertieft mit dem persönlichen Lebensentwurf Suchtkranker zu befassen. Suchtkranke leiten daraus gerne ab, dass die Mutter schuld ist, womit sie selbst ja nicht verantwortlich sind für den Abusus. Die Grundstrategie ist aber eine andere. Wer heute das Glas hebt, ist heute dafür verantwortlich es wieder hinzustellen. Die seit Jahren tote Mutter wird das Glas nicht hinstellen. Gleiches gilt für Erklärungen durch aktuellen Stress, Partnerkonflikte usw. Süchtige machen sich selbst gerne vor, dass sie „trinken müssen", weil die Gattin so wenig Liebe zeigt.

Hilfreich kann auch das **Konzept der „Achtsamkeit/Mindfulness"** in der Suchtbehandlung angewendet werden. Es geht darum, den Cravingdruck auszuhalten durch akzeptieren, dass man sich unwohl fühlt und ein Verlangen nach Alkohol spürt. Der Patient soll lernen, diese Gefühle bewusst wahrzunehmen und sie hinzunehmen, ohne den Versuch, ihnen entgehen zu wollen. Die Aufmerksamkeit wird dabei auf das gegenwärtige eigene Erleben ausgerichtet. Es können zur Erleichterung körperbezogene (z. B. Atemübung) und sinnesbezogene Übungen (z. B. Riechen oder Schmecken) durchgeführt werden.

Von besonderer Bedeutung ist die Vermittlung in eine Selbsthilfegruppe, deren Therapieerfolge einer Psychotherapie gleichzusetzen sind. Sie sind wirksam und kostengünstig. Patienten finden immer wieder vielfältige Ausflüchte, nicht hinzugehen. Im vorliegenden Fall haben der Patientin die Inhalte nicht gepasst, d. h. sie wollte nicht hören, dass sie nicht trinken soll. Hier ist der Hausarzt gefragt, konsequent auf den Besuch einer solchen Gruppe hinzuarbeiten.

Eine darüberhinausgehende Indikation für eine Psychotherapie besteht in der Regel nicht. Es sei dann, dass weitere Gründe vorliegen, z. B. eine manifeste Angststörung.

Exkurs: Pharmakotherapie in der Behandlung der Alkoholabhängigkeit

Es gibt mehrere Indikationen und Möglichkeiten der pharmakologischen Behandlung der Alkoholabhängigkeit. Der Kreislauf aus Verlangen nach einer psychotropen Substanz (Craving), Entzugserscheinungen, Konsum, körperlicher Schädigung und Ausweitung des Suchtgedächtnisses kann an mehreren Stellen durch Medikamente beeinflusst werden. Die Entgiftung ist eine primäre Indikation für eine medikamentöse Behandlung, beispielsweise mit Clomethiazol, Clonidin, Benzodiazepinen oder Neuroleptika. Alle anderen medikamentösen Behandlungskonzepte reichen als alleinige Therapie in der Regel nicht aus und müssen eher als begleitende Maßnahmen gewertet werden. Zu berücksichtigen ist, dass eine Medikation der Tendenz Suchtkranker entgegenkommen kann, statt Verantwortung für das Suchtverhalten zu übernehmen lieber eine Tablette zu nehmen.

Craving, d. h. der „Suchtdruck" kann durch Medikamente reduziert werden, die das Belohnungszentrum modulieren oder andere suchtfördernde Mechanismen des zentralen Nervensystems (ZNS) beeinflussen (z. B. Naltrexon, Nalmefen, Acamprosat). Eine Aversion gegen den Suchtstoff kann pharmakologisch induziert werden (z. B. Disulfiram bei Alkoholabhängigkeit, jedoch in Deutschland nicht zugelassen).

Viele komorbide psychische Störungen, die mit der Sucht im Zusammenhang stehen, können medikamentös behandelt werden (z. B. Depression, Angst). Dies sollte aber zurückhaltend erfolgen. Antidepressiva wirken bei Depression, aber nur bedingt bei suchtassoziierter Dysphorie.

Exkurs: Soziale Unterstützung für Patienten mit einer Alkoholabhängigkeit

Da die soziale Integration bei chronischen Erkrankungen besonders relevant ist, ist die soziale Unterstützung eine unverzichtbare Säule in der Versorgung von Patienten mit einer Alkoholabhängigkeit. Der Hausarzt hat die Möglichkeit, alle sozialen Hilfen durch Kooperation mit entsprechenden Stellen heranzuziehen.

Dazu gehört die Einleitung einer rehabilitativen Therapie (Entwöhnungsbehandlung), die meist im Anschluss an eine Entgiftung folgt. Die **Entwöhnungsbehandlung** kann stationär oder ambulant, z. B. an zwei Abendterminen über ein halbes Jahr erfolgen. Bereits stattgefundene Entwöhnungstherapien sind grundsätzlich keine Ausschlussgründe für einen erneuten Antrag. Dazu muss der Patient beim Rentenversicherungsträger oder der Krankenkasse entsprechende Antragsformulare, einen aktuellen Befundbericht und einen Sozialbericht einer Suchtberatungsstelle einsenden.

Je nach Situation ist an eine **gesetzliche Betreuung** zu denken. Diese kann beim Amtsgericht beantragt werden, der Sozialpsychiatrische Dienst des lokalen Gesundheitsamtes kann dabei helfen.

Es gibt überall lokale Suchtberatungen, die mit eingeschaltet werden können. Schuldnerberatungsstellen, Familien- und Erziehungsberatungsstellen, Sportvereine, Arbeitgeber und Betriebsärzte und viele andere soziale Unterstützungsmöglichkeiten können ebenfalls hinzugezogen werden.

Exkurs: Zwangsunterbringung von Patienten mit einer Alkoholintoxikation

Eine Unterbringung in einer Klinik gegen den Willen des Patienten ist notwendig, wenn anzunehmen ist, dass der Patient in den nächsten Stunden aufgrund seiner Alkoholintoxikation ohne ärztliche Überwachung schweren Schaden nehmen, versterben oder anderen Menschen schweren Schaden zufügen wird. Die Betroffenen werden abhängig von einer akut somatisch bedrohlichen Intoxikation entweder stationär internistisch oder psychiatrisch behandelt. Besonders gefährdet sind alkoholintoxikierte Patienten, wenn:

- Es sehr kalt ist (Tod durch Unterkühlung)
- Keine Geh- und Standsicherheit besteht, wenn es bereits zu Stürzen oder Unfällen gekommen ist, bei Verwirrung oder Hilflosigkeit
- Im psychischen Untersuchungsbefund schwere qualitative oder quantitative Bewusstseinseinschränkungen, Handlungsstrukturdefizite, deutliche gedankliche Einengung, maniformer Affekt mit Enthemmung, Gewaltfantasien oder Gewaltandrohungen sowie Suizidalität vorliegen
- Prellmarken/Wunden am Kopf ersichtlich sind, da insbesondere bei Gerinnungsstörungen eine zerebrale Blutung vorliegen kann

Der Transport in eine Klinik, z. B. durch die Feuerwehr unter Mitwirkung der Polizei, ist bei akuter

Gefährdung als rechtfertigender Notstand begründbar. Die weitere Unterbringung in einer Klinik nach PsychKG erfolgt bei Feststellung einer akuten Eigen- und/oder Fremdgefährdung entsprechend den Gesetzen der Bundesländer. Die Behandlung von Komplikationen (Krampfanfälle, Aspiration von Erbrochenem, Auskühlung, Stürze) muss jederzeit eingeleitet werden können. Oft folgt nach einer Ausnüchterung eine psychische Stabilisierung, sodass keine weitere Unterbringung notwendig ist.

LITERTATUR

Bühringer G.et al. S3-Leitlinie Screening, Diagnose und Behandlung alkoholbezogener Störungen. Springer Berlin Heidelberg, 2015.

Bschor T. Medikamente zur Behandlung der Alkoholabhängigkeit. Sucht Aktuell 2015; 2: 7–11.

Deutsche Hauptstelle für Suchtfragen (Hrsg.) Akhoholabhängigkeit. Bundeszentrale für gesundheitliche Aufklärung, Köln, 2023

Hettema J, Steele J, Miller W. Motivational interviewing. Annu. Rev. Clin. Psychol. 2005; 1: 91–111.

KAPITEL

17 Der verworrene Patient

Der 16-jährige Patient B. M. kam in meine Sprechstunde, um seine Sorge um einen schwarzen Fleck im rechtsseitigen Visus zu besprechen. Er gab an, ständig eine dunkle Verfärbung im Sichtfeld des rechten Auges zu haben und nahm an, dies sei mit seinem Computer-Bildschirm, an dem er viel Zeit verbringt in Verbindung zu bringen. Er schloss Schmerzen oder Visusverlust aus. Ich hatte B. M. zwei Jahre zuvor in meine Praxis übernommen, nachdem seine Mutter und er in die Stadt gezogen waren. Ich überwies ihn zum Ausschluss eines akut ophthalmologischen Notfalls (i. e. Netzhautablösung) am selben Tag zum Augenarzt, der außer einer leichten Rötung des rechten Auges keinen auffälligen Befund feststellen konnte.

Für zwei Monate hörte ich nichts mehr von B. M. Dann stellte er sich in Begleitung der Mutter vor, die sich Sorgen um seine schulischen Leistungen machte. Auch ihr gegenüber hatte er sich über seine **Sehstörung** geäußert, die ihn nun auch bei der schulischen Arbeit behindere. Er sei sonst ein guter, manchmal angepasster Schüler, nun schreibe er schlechtere Klassenarbeiten in allen Bereichen. Ein Lehrer berichtete über kurze Phasen, in denen er sehr verträumt wirke. B. M. beklagte Konzentrationsschwierigkeiten, er wirkte jedoch insgesamt in sich gekehrter und wollte sich nicht näher äußern. Er verneinte in meinem Beisein die Frage seiner Mutter nach Drogenkonsum. Die Mutter drängte mich zu einem Drogen-Test, den ich jedoch nicht gegen den Willen von B. M. umsetzen wollte und konnte. Einige Wochen später berichtete die Mutter telefonisch, dass die Augenprobleme des Sohns verschwunden seien, er aber weiterhin Konzentrationsdefizite zeige und seine ehemaligen Freunde kaum noch sehe. Er kleide sich seit kurzem recht auffällig im „Gothic"-Stil, ich vermutete eine normale Adoleszentenentwicklung.

Ein Jahr später rief mich die Mutter wieder an und schilderte sehr besorgt, dass ihr Sohn nach ausbleibender Besserung seiner Noten die Schule verlassen müsste. Sie bat mich um Hilfe, da die Schulpsychologin eine ärztliche Abklärung empfohlen hatte. Der Sohn hatte einen Termin bei der Schulpsychologin abgelehnt. Er erzählte sowohl den Mitschülern wie auch seinem Klassenlehrer und seiner Mutter, dass er die Psychologin bereits aus dem Internet kenne. Sie sei ja „gut bekannt" und „die letzte, der man etwas Vertrauliches sagen könnte". Die Mutter erlebte ihren Sohn gereizt und angespannt. B. M. selbst war stark unter Druck durch die schulischen Schwierigkeiten und die soziale Isolation. Er rauchte seit einigen Monaten Cannabis, das seinen Schlaf besserte und seine Anspannung linderte. Er fiel in der Schule weniger auf, wenn er am Vortag konsumiert hatte. Mit zunehmender Dosierung kam jedoch eine Vergesslichkeit zu den bestehenden Aufmerksamkeitsdefiziten dazu.

Er ließ sich schließlich überzeugen, einen Termin bei mir wahrzunehmen. Ich bat die Mutter, im Wartezimmer zu warten und ermöglichte eine ruhige Atmosphäre. Wir sprachen zunächst über sein Augenproblem. Dabei wurde er zunehmend offen im Rapport. Allerdings schloss er zuerst das gekippte Fenster und prüfte den Verschluss. Er berichtete, dass man ihn dränge, mit „Petzern" (die Psychologin) zu reden. Die Psychologin wolle ihn von der Schule werfen und würde mit den Lehrern schlecht über ihn reden. Auch habe er einen neuen Bildschirm kaufen müssen, um die Augenprobleme zu beheben. Mit dem neuen Bildschirm sei es aber so, dass dort mehrfach Personen zu sehen gewesen seien, auch wenn der Computer ausgeschaltet gewesen sei. Er schlafe auch sehr schlecht. Wenn ich ihn an einen „Dienst-Psychologen" oder „Dienst-Psychiater" überweisen würde, sähe ich ihn nie wieder. Was genau er mit dem Ausdruck „Dienst" meinte, verschwieg er mir. Ich verschwieg ihm meinen Verdacht einer Psychose. Den scharfen Ton und die anspannte Mimik kannte ich von B. M. noch nicht. Ich fragte ihn, ob „gefährliche Dinge" vor sich gehen würden oder er Angst habe und Schutz brauche. „Vielleicht." Ich empfahl ihm ein niederpotentes Antipsychotikum als „Schlafhilfe" und bot ihm wöchentliche Termine an, die er unkommentiert ließ. Er untersagte mir Gespräche mit seiner Mutter oder Schule und ließ Folgetermine offen.

Als die Mutter danach anrief, war es schwierig, mit ihr zu reden, weil ich sie auf die Vertraulichkeit der Gespräche hinweisen musste. Die Mutter war nun sehr auf Cannabis fokussiert, das sie in seinem Zimmer gefunden hatte. „Das ist doch das Übel", wiederholte sie genauso oft wie die Aufforderung an mich, ihm dies nachzuweisen und zu verbieten. Der Mutter bot ich ein längeres Gespräch an, das sie dankend annahm. Hier konnte ich ihr Informationsbroschüren für Angehörige geben (z. B. Thomas Bock: Umgang mit Psychose) und eine Gruppe für Angehörige psychisch Kranker empfehlen. Ihre spätere Rückmeldung zu beiden Angeboten war sehr positiv, auch wenn sie wegen des Krankheitsverdachts sehr geschockt war.

Zwei Wochen später rief mich B. M. „von Freunden" aus an. Er sei zuhause „rausgeflogen", könne mir aber zum Eigenschutz keine weiteren Informationen geben. Die Mutter hatte die Polizei informiert, um ihn finden zu lassen. Aus Angst vor der Polizei hatten ihn auch seine Freunde wieder rausgeworfen. Er hatte eine Nacht in einem Park verbracht und war morgens zu meiner Praxis gekommen. Ich war schon vor dem Öffnen meiner Praxis da und sah einen verworren wirkenden Jugendlichen mit nasser Kleidung. Er konnte mir nicht sagen, was er wollte und zeigte eine lähmende Ambivalenz, als ich ihm eine Einweisung in ein **Krankenhaus oder ein Krisenzentrum** empfahl. Ich sagte ihm, dass ich ihn für „paranoid" halte und er „nicht in der Realität sei". Er verlangte eine Blutuntersuchung, um Beweise zu haben. Ein Blick auf das Etikett verriet, dass sein 18. Geburtstag in der nächsten Woche anstand. Er ließ eine Blutabnahme zu, lehnte aber weitere Diagnostik ab. Die Beurteilung einer akuten Eigen- oder Fremdgefährdung war durch seine widersprüchlichen Angaben oder Schweigen erschwert. Suizidalität wurde negiert. Er akzeptierte schließlich 2 mg Risperidon und 1 mg Lorazepam und das Angebot, sich im Hinterzimmer der Praxis auszuruhen. Die Mitarbeiter trugen die Maßnahme mit und boten ihm auch ein Frühstück an, das nicht angerührt wurde. Vor einem erneuten Gespräch war er ohne Rücksprache verschwunden. Ich informierte den sozialpsychiatrischen Dienst und die Mutter des Patienten über den Vorfall. Der sozialpsychiatrische Dienst kannte B. M. aufgrund einer Anfrage für ein Früherkennungszentrum für Psychosen seitens der Schulpsychologin, wohin aber nie ein Kontakt hergestellt wurde.

B. M. wurde durch die Polizei als hilflose Person am Tag nach seinem 18. Geburtstag aufgegriffen und in eine psychiatrische Klinik gebracht. Durch den Dienstarzt wurde gemäß PsychKG (Unterbringungsgesetz) eine **stationäre Aufnahme gegen den Willen des Patienten** angeordnet. Der danach hinzugezogenen Richterin präsentierte sich BM als geordnet. Sie meinte, es handele sich „nur" um einen Cannabis-Exzess und hob die vorläufige Unterbringung auf, so dass B. M. am Folgetag das Krankenhaus verlassen konnte, ohne dass seine weitere Unterkunft oder Behandlung geklärt war. Die Mutter war inzwischen wegen erheblicher psychischer Belastungen mehrfach in meiner Praxis. Ich stellte neben einer Aufklärung über eine mögliche Psychose unklarer Ätiologie und einer AU für eine Woche auch den Kontakt zu einer Angehörigengruppe für Eltern psychisch erkrankter Kindern und Jugendlicher her.

B. M. wurde schließlich von der Polizei aufgegriffen, nachdem er in einem Elektronikladen mehrere Spannungsmesser gestohlen hatte. Man brachte ihn abermals in die psychiatrische Klinik. Hier wurde (laut Klinik-Arztbrief) eine akute Gefährdung aufgrund von psychotischen Fehlhandlungen festgestellt. B. M. wollte in seiner Wohnung die Stromversorgung genau überprüfen. Er hatte laut Aufnahmebefund eine Schnittwunde am rechten Bein. Ein Polizist fühlte sich von ihm bedroht und hatte seine Hände mit Kabelbindern fixiert. Ein Cannabis-Test war negativ. BM wurde für eine Woche nach PsychKG untergebracht. Im psychopathologischen Befund wird ein ruhiges, aber misstrauisches Verhalten beschrieben. Er bejahte Stimmenhören, verneinte Ich-Störungen, deutete paranoide Wahrnehmungen über das Personal seiner ehemaligen Schule an. Ein Kopf-cMRT zeigte neben einer Arachnoidalzyste einen unauffälligen Befund.

Weiter wurde im Arztbrief berichtet, dass es zu Aggressionen gegenüber einem Mitpatienten gekommen war, von dem er sich belauscht fühlte. Er wurde dann nach Ablehnung einer oralen

Medikation mit 2 mg Benperidol und 2,5 mg Tavor i. m. zwangsmediziert. Er sei im weiteren Verlauf sehr ruhig gewesen. Schließlich gelang eine regelhafte Einnahme von Risperidon. B. M. blieb nach Ablauf der Unterbringung noch 2 Wochen als freiwilliger Patient, insbesondere um mit der Sozialarbeiterin eine Wohnung zu finden. Sowohl B. M. als auch seine Mutter wollten nicht wieder unter einem Dach wohnen.

B. M. hatte Glück und konnte nach einer vorübergehenden kurzen Zeit im Gästezimmer seiner Mutter in eine WG für jugendliche Patienten einziehen. Die zahlreichen Probleme durch Fehlzeiten an der neuen Schule und die abgebrochene Planung für eine Ausbildung zeigten sich als spürbare Belastung für alle Beteiligten. Die Mutter, der sozialpsychiatrische Dienst und ich als Hausarzt wurden durch den Patienten am ehesten akzeptiert, ein ambulanter Psychiater war B. M. leider immer noch nicht zu vermitteln. Das Verhältnis zur Mutter war seitens des Patienten höchst wechselhaft. Sie berichtete bei einem späteren Termin über eine verheimlichte Schizophrenie ihres Bruders und das damit verbundene Leid. Er sei jedoch nach einigen Jahren „wieder normal" gewesen.

Da B. M. die **poststationäre Nachsorge** gerne in meiner hausärztlichen Praxis durchführen wollte, stimmte ich zumindest für die ersten 6 Monate zu. Er schien nicht bereit, eine andere ambulante Stelle zu akzeptieren. EKG-Kontrollen zeigten eine grenzwertige QTc-Zeit-Erhöhung von 440 ms, eine wechselhafte Transaminasen Erhöhung, aber keine weiteren relevanten Befunde. BM lehnte Spiegelkontrollen ab, holte aber regelhaft seine Rezepte für Risperidon ab. Er bezeichnete das Medikament als Notfallpillen und nahm die Tabletten wohl entsprechend unregelmäßig ein. Die Forderung der Mutter nach Urin-Kontrollen wollte ich nicht gegen den Willen von BM umsetzen.

Ich war froh um das relativ gute Verhältnis zu B. M. Ich fragte ihn in den monatlichen ambulanten Terminen relativ gezielt nach psychotischen Symptomen und erklärte ihm stets jede Handlung meinerseits. Auch erklärte ich ihm, wer sein Helfernetz sei und mit wem ich welche Inhalte über ihn und die Behandlung kommuniziere. Eine Rechtsbetreuung lehnt er weiter ab und es schien in seiner Erkenntnisfähigkeit keine Einschränkungen zu geben, die eine freie Willensbildung verhindert hätten. Somit musste man seine Ablehnung gelten lassen.

Nach Einzug in seine WG zeigte sich der betreffende Wohnbetreuer als guter Kontakt. Der Patient war ca. 2 Jahre stabil und begann eine Ausbildung in einer geschützten Holzwerkstatt und berichtete über Graffiti-Sprühen als Hobby. Es zeigten sich dann jedoch wieder ein leises **Stimmenhören und einige wahnhafte Ideen.** Risperidon wurde bei unklarer Einnahmetreue und Abwehr durch B. M. nicht erhöht. Ich nutzte unsere Termine zur Förderung seiner Kooperation und stellte ihm frei, auch zu einem anderen Antipsychotikum zu wechseln. In den letzten Terminen bemerkte er mir gegenüber öfter, dass er im sozialen Vergleich zu seinen ehemaligen Freunden zurückgeblieben war. Er habe weder eine Beziehung, bestand die Führerscheinprüfung trotz dreier Versuche nicht und hatte auch wenig Geld zur Verfügung. B. M. wies weniger Antrieb auf und fehlte öfter an seiner Ausbildungsstätte. Er wurde schließlich sehr zur Sorge seines Wohnbetreuers dort entlassen. Inzwischen waren deutlich mehr als 6 Monate vergangen. Seine Mutter und ich überlegten, B. M. an einen psychiatrischen Facharzt zu überweisen, da ich mich mit der Behandlung unsicher fühlte. B. M. wehrte sich aber dagegen. Zudem hatten die naheliegenden ambulanten Behandlungsplätze lange Wartezeiten. Nachdem endlich ein MVZ bereit war, B. M. weiter zu behandeln, brach er den Kontakt zu mir ab. Er war danach für einige Monate nicht mehr erreichbar, laut seiner Mutter sei er bei „Graffiti"-Freunden. Im Nachhinein hätte ich B. M. eher in der Praxis behalten. Ich erfuhr im Gespräch mit Kollegen, wie viele Patienten mit Psychose von der vertrauensvollen Bindung und wenig stigmatisierten Rolle des Hausarztes profitieren.

Im weiteren Verlauf wurde B. M. überraschend mit einem oberflächlichen Schnitt über dem Kehlkopf als Notfall in die psychiatrische Klinik eingewiesen. Ich erfuhr von diesem Vorfall über die Mutter und ausführlicher durch den Brief der Klinik. B. M. gab laut Bericht an, zum Suizidversuch durch imperative Stimmen getrieben worden zu sein. Es sei ihm verboten gewesen, Hilfe zu holen. Eine Spiegelbestimmung bestätigte seine Aussage, er habe in seiner Not recht hohe Dosen von Risperidon eingenommen.

In der Klinik wurde er aufgrund von **psychotischer Suizidalität,** chronischer Negativsymptomatik und nicht ausreichender Wirksamkeit von Risperidon und Olanzapin auf Clozapin eingestellt. Die Aufdosierung mit 25 mg/Woche erfolgte mit einigen Komplikationen, die jedoch beherrschbar waren. B. M.s QTc-Zeit erhöhte sich mit Erreichen des wirksamen Serum-Clozapin-Spiegels auf 460 ms und blieb konstant. Seine regelhaften Blutbildkontrollen zeigten in den ersten zwei Wochen ein leichtes Absinken seine Granulozyten, erholten sich dann aber im weiteren Verlauf. Da BM starker Raucher war, wurde er über das Risiko von Serumspiegel-Erhöhungen bei Reduktion von Nikotin bzw. einem Rauch-Stopp hingewiesen.

Ich wurde durch eine Assistenzärztin zur ambulanten Nachsorge befragt, da B. M. meinen Namen als medizinischen Ansprechpartner genannt hatte. Ich sprach die evtl. Notwendigkeit einer fachärztlichen Versorgung und die Sorge um seine mangelnde Therapietreue an, die bei Clozapin wünschenswert wäre. B. M. versprach mir im ersten poststationären Termin, sich abermals im ihm bereits bekannten MVZ vorzustellen. Im Verlauf zeigte sich dort eine psychische Stabilisierung, leider unter einer bedauerlichen Gewichtszunahme. Nach 6 Monaten im MVZ willigte ich ein, ihn wieder hausärztlich zu behandeln. Er selbst war der Gewichtszunahme gegenüber ab einem gewissen Grad nicht mehr gleichgültig. Seine Blutfettwerte zeigten sich im letzten Labor des MVZ deutlich erhöht. Er zeigte einen Diabetes mellitus Typ II. Eine Behandlung mit Metformin und Statinen brachte die Gewichtszunahme mit insgesamt 20 kg über seinem Normgewicht zum Sistieren. Die regelmäßigen Spiegelkontrollen für Clozapin waren zufriedenstellend. Er konnte auch wieder innerhalb der nächsten 6 Monate eine geschützte Arbeitsstelle besuchen und erste soziale Kontakte aufbauen.

Diagnose:

- Schizophrene Psychose

Synopsis

Es wird die mehrjährige Entwicklung einer paranoid-halluzinatorischen Schizophrenie beschrieben. Dabei zeigen sich die typischen Entwicklungsstadien: Prämorbide Phase und Frühwarnzeichen, Erstmanifestation, stationäre Behandlung, Remission und Erhaltungstherapie, mangelnde Therapietreue und Rezidiv. Der Erkrankungsbeginn liegt typisch in der späten Adoleszenz und ist gekennzeichnet durch ein Versanden der intentionalen Lebensgestaltung. Der ätiologische Anteil seines erst spät begonnen Cannabis-Abusus lässt sich nicht sicher beurteilen. Der Patient ist erblich vorbelastet. Die mangelnde Krankheitseinsicht von B. M. lässt ihn alle sinnvollen Therapieangebote ablehnen. Erst in großer Not wird er durch eine richterliche Anordnung erstmalig einer Therapie zugeführt. Die Beziehung zum Hausarzt ist ein wichtiger stabilisierender Faktor. Die Schwere und Chronizität der Erkrankung führen sowohl seine Familie und Ausbilder, aber auch die sonstigen ambulanten Therapeuten rasch an ihre Grenzen. Aufgrund seiner wahnassoziierten Fehlhandlungen kommt es wiederholt zur Eigen- und Fremdgefährdung, die ein rasches Handeln einfordern. B. M. gehört zu den Patienten, die unter Antipsychotika durchaus remittieren, leider aber keine konsequente Behandlung mittragen können. Wegen der Psychose kommt es zum Abbruch der Schule, zu einem erschwerten Eintritt ins Berufsleben und einer Abkapslung von seinem Elternhaus. Nach einer mehrjährigen instabilen Phase erlangt er unter Clozapin einen relativ stabilen Zustand. Allerdings sind die Nebenwirkungen ernst zu nehmen.

Eine akute Psychose geht meistens mit fehlender Krankheitseinsicht und Einschränkung der Einwilligungsfähigkeit einher. Wahn als Leitsymptom der Psychose ist definiert als nicht korrigierbare Fehlinterpretation der Realität. Aufgrund dieser besonderen Umstände ist das Anliegen des verworrenen oder florid psychotischen Patienten nur begrenzt Ausdruck seines „natürlichen Willen", wie beispielsweise seine Kooperation nach eingeleiteter Behandlung und Ende der Zwangseinweisung zeigt. Der Behandlungsauftrag wird vorrangig durch Dritte formuliert und umfasst den Schutz des Patienten und Dritter und vor allem die Behandlung der Psychose. Bis zum Wiedererlangen der Einwilligungsfähigkeit werden die Behandlungsaufträge durch Bevollmächtige oder Betreuer mit den Behandlern beschlossen.

Eine langfristige Kooperation zur Behandlung kann nur auf dem Boden einer guten Beziehung zwischen Arzt und Patient gelingen. Ist der Patient chronisch verhindert, für seine Belange einzutreten und daher eine Rechtsbetreuung vorhanden, obliegt es dem Betreuer und ggf. dem Amtsgericht, so gut wie möglich die Interessen des Betreuten umzusetzen. Es ist wichtig, in möglichst symptomarmen Phasen mit dem Patienten einen langfristigen Behandlungsauftrag zu erstellen und ggf. sogar einen schriftlichen Behandlungsvertrag zu unterzeichnen als Mittel zur Verbesserung der Kooperation und Vermeidung von Zwang und Gewalt.

Hilfe für den Patienten

Die erste therapeutische Aufgabe ist der **Ausschluss akuter Eigen- und Fremdgefährdung.** Die Einschätzung der Gefährdung ist keine einfache Aufgabe. Sie benötigt fast immer eine Fremdanamnese, da die Eigenanamnese nicht konkret, meist unvollständig oder sehr verzerrt bis unwahr ist. Gibt es keine Fremdanamnese, kann eine Gefährdung nur ausgeschlossen werden, wenn der psychische Gesamteindruck und die erkennbaren äußerlichen Zeichen gegen eine akute Gefährdung sprechen. Zum psychischen Gesamteindruck gehören der Auftritt des Patienten, sein formaler Gedankengang, seine kognitiven Fähigkeiten, seine Anspannung und die eigenanamnestische Stellungnahme zu Halluzinationen, Wahn, Aggressionen gegen andere und Suizidalität. Gefährdungen entstehen aus wahnhaften Fehldeutungen und -handlungen (z. B. Manipulation von Geräten), der Dynamik (hochangespannter Patient) und der Einengung auf seine Symptome.

Grundsätzlich stellen wahnhafte Gedanken immer einen Behandlungsauftrag dar, aber keinen stets gültigen Grund für eine stationäre Einweisung.

Schizophren Kranke haben Angst. Sie fühlen sich unspezifisch oder mit Blick auf bestimmte Personen und Situationen bedroht. Sie haben auch Probleme damit, andere Menschen emotional an sich heranzulassen. Hausärzte können in einer freundlich-distanzierten Unterstützerrolle, und weil sie auch konkrete medizinische Aufgaben haben, Kontakt zu den Psychoseerkrankungen bekommen und halten. Viele dieser Patienten haben ausschließlich zu Hausärzten Kontakt, woraus sich dann auch ein Behandlungsauftrag ergibt.

Hilfe für den Behandler

Die Psychose ist ein Krankheitsbild, das Hausärzte regelhaft sehen. Stets sind rasches und multidisziplinäres diagnostisches und therapeutisches Handeln erforderlich. Eine Psychose kann eine Indikation zur stationären Behandlung sein, häufig aber auch suffizient ambulant behandelt werden. Dabei ist der Patient oft nicht in der Lage, den Behandlungspfad selbst vernünftig zu bestimmen, so dass dem Hausarzt eine Verantwortung dafür zukommt. Der Hausarzt kann der Erstkontakt des Patienten sein, er kann aber auch im Verlauf im Rahmen der Erhaltungstherapien oder bei Rezidiven eine relevante Rolle spielen.

Eine gute **Kommunikation,** die zugleich aber auch Abstand hält, ist im Kontakt zu psychotischen Patienten von besonderer Wichtigkeit, da sie oft eine erhöhte Sensibilität für Authentizität, Ehrlichkeit und klare und kongruente (Mimik und Inhalt passen zusammen) Aussagen haben.

Wegen der unterschiedlichen Symptome, Schwergrade und Verläufe gestaltet sich die Versorgung im Einzelfall sehr unterschiedlich. Der ambulante Behandler muss immer wieder neu entscheiden, welche Therapien indiziert sind, welche er davon selbst anbieten kann und welche stationären, psychologischen und psycho-sozialen Anlaufpunkte es im Einzugsgebiet gibt.

Exkurs: Kommunikation mit psychotischen Patienten

Ein Hauptsymptom der Psychose ist Wahn. Der Umgang mit wahnhaften Patienten fällt nicht leicht, da es keine gemeinsame Realität gibt, die Kommunikation gestört ist, eine mögliche Eigen- und Fremd-Gefährdung kann im Raum stehen, so dass der Behandler in die Pflicht kommen kann, gegen den Patienten Zwangsmaßnahmen einzuleiten.

Zur Vertrauensbildung unter erschwerten Bedingungen gibt es folgende Empfehlungen:

- Jedes Vorgehen soll transparent gemacht werden.
- Die eigenen Eindrücke der Beziehungsdynamik sollen als Rückmeldung offen mitgeteilt werden (Metakommunikation).
- Der Patient soll aktiv in ihn betreffende Entscheidungen eingebunden werden.

- Wahninhalte sollten nicht diskutiert und nicht in Frage gestellt werden.
- Der Untersucher sollte die subjektive, „innere" Wahrheit des Betroffenen als solche zur Kenntnis nehmen, da sie für die Gefühle des Betroffenen ausschlaggebend ist. Er kann erklären, dass es sich aus seiner Sicht um ein Krankheitssymptom handelt, er muss aber die Bedeutung für den Betroffenen antizipieren.
- Ziel der Kommunikation ist es, die Mitte zwischen angemessener Korrektur und Empathie zu finden.
- Schizophren Kranke sind in der Regel „verworren", d. h. im Denken inkongruent, in ihrer Argumentation unklar, in ihrer Intentionalität und Zielsetzung unstet, in der Kontaktaufnahme wechselnd. Dies muss seitens des Behandlers kompensiert werden, durch eine einfache und klare Sprache, die Vermeidung von komplizierten Diskussionen und begrenzte Absprachen.

Exkurs: Schizophrene Psychose

Die Schizophrenie oder auch paranoid-halluzinatorische Psychose ist eine schwerwiegende und meist chronische Erkrankung, die typischerweise im frühen Erwachsenenalter erstmals auftritt. Kennzeichnende Symptome sind Ich-Störungen, komplexe Halluzinationen (dialogisches Stimmenhören oder leibliche Beeinflussungserlebnisse) und Wahn. Diese Symptome müssen mindestens für 1 Monat bestehen.

Die Lebenszeitprävalenz liegt bei ca. 1 % Patienten. Ein Folgeproblem ist in ca. 40–60 % ein Alkohol- oder Drogenabusus. Die Suizidrate ist ca. 25- bis 50-mal höher als in der Allgemeinbevölkerung.

Neben den schizophrenen Psychosen gibt es auch eine Reihe weiterer Psychoseerkrankungen, die durch ihre Ätiologie (z. B. Wochenbettpsychosen, substanzinduzierte Psychosen), ihre Symptomatik (z. B. anhaltende wahnhafte Störungen) oder ihren Verlauf (z. B. akute vorübergehende psychotische Störung) gekennzeichnet sind.

Der Hausarzt ist vielfach der Erstkontakt für Psychosekranke. Es ist ein Ausschluss organischer Ursachen für die psychotische Symptomatik erforderlich.

Die **Behandlung** gliedert sich in die Akutbehandlung (erste Wochen), postakute Stabilisierungsphase (Wochen bis Monate) und Remissionsphase (Jahre).

Die Akutbehandlung umfasst die ersten Tage akuter Schübe. Eine Eigen- und Fremdschädigung des Betroffenen muss abgewendet werden. Der Aufbau der therapeutischen Beziehung ist die Grundlage für die weiteren Ziele. In dieser Phase ist zu beachten, dass der Behandlungsanfang eine besonders wichtige Erinnerung schafft. Erlebt der Patient diese Phase als traumatisierend, werden Behandler oft ein Leben lang als bedrohlich wahrgenommen.

Die **Primärtherapie** ist die Gabe von Neuroleptika. Ein Problem ist die Einnahmetreue, die daher ein spezielles psychotherapeutisches Ziel darstellt. Die Patienten benötigen eine supportiv-psychotherapeutische Behandlung und Psychoedukation, beispielsweise durch den Hausarzt. Sie kann helfen ein Krankheitsverständnis zu fördern und die Krankheitsbewältigung unterstützen. Regelhaft ist das soziale Umfeld des Patienten (Familie, Freunde und Beruf) mit betroffen und sollte daher mit einbezogen werden. Ziel der Akutbehandlung ist die Symptomreduktion und der Eintritt in die Stabilisierungsphase.

Die eigentliche therapeutische Herausforderung stellt die Sicherstellung einer jahrelangen konsequenten **prophylaktischen Pharmakotherapie** dar. Insbesondere bei erreichter Remission sehen die Patienten das Risiko eines Rezidivs nicht mehr. Oft stehen Patienten einer medikamentösen Behandlung dann skeptisch gegenüber. Das unterscheidet sich in Nichts von Vorbehalten oder Kooperationsproblemen anderer Kranker. Hier bedarf es einer guten Patientenedukation und „shared decision making". Der Behandler muss hier helfen und die Medikation als Sicherung der psychischen Stabilität vermitteln.

Bei langfristiger Medikationsgabe sind auch die Nebenwirkungen zu beachten, die je nach Substanz anders sind, von Adipositas, über Dyskinesien, Affektverflachungen bis hin zu Sexualstörungen. Bei guter Kooperation zwischen Arzt und Patient können viele Kranke völlig beschwerde-, symptom- und nebenwirkungsfrei werden.

Exkurs: Früherkennung und „Frühbehandlung" von Psychosen

Der Früherkennung von psychotischen Erkrankungen kommt eine große Bedeutung zu, weil damit Fehlentwicklungen vorgebeugt werden kann. Dabei ist es nicht einfach, Verhaltensstörungen während der Pubertät von Frühzeichen einer Psychose abzugrenzen. **Typische Frühzeichen** sind sog. Basis-Symptome und kurzzeitige psychoseähnliche Zustände. Basis-Symptome erinnern an die Hauptsymptome der Schizophrenie und umfassen Gedankeninterferenz, zwangsähnliche Gedankenperseveration, Gedankendrängen, Gedankenblockierung, Störung der rezeptiven und expressiven Sprache, Störung der Symbolerfassung, Eigenbeziehungstendenzen, optische und akustische Wahrnehmungsstörungen, Störung der Diskriminierung von Vorstellungen/Erinnerungen und Wahrnehmungen, Derealisationserleben, Unfähigkeit die Aufmerksamkeit zu spalten, Fesselung durch Wahrnehmungsdetails oder sozialer Rückzug.

Die sog. zusätzlichen Kriterien ähneln kurzen psychotischen Episoden oder weisen auf einen Leistungsknick hin. Dazu gehören kurzfristige spontan remittierende psychotische Symptome. Dabei können formale und inhaltliche Denkstörungen (Wahn), Halluzinationen oder desorganisiertes Verhalten auftreten, eigentümliche Vorstellungen oder magisches Denken, eine eigenartige Denk- und Sprechweise, ungewöhnliche Wahrnehmungserlebnisse, Beziehungsideen, paranoide Ideen oder Größenideen äußern können. Absinken des Funktionsniveaus (Global Assessment of Functioning) im letzten Jahr um mindestens 30 % und zugleich Vorhandensein eines Erstgradverwandten mit einer nichtorganischen Psychose oder einer schizotypen Persönlichkeitsstörung.

LITERATUR

Bock T. Basiswissen: Umgang mit psychotischen Patienten. Göttingen: Psychiatrie Verlag, 2013.

Gaebel W, Hasan A, Falkai P (Hrsg.) S3-Leitlinie Schizophrenie. Heidelberg: Springer, 2019.

Karow A, et al. Früherkennung und Frühintervention bei psychotischen Störungen in der Transitionsphase. Fortschritte der Neurologie·Psychiatrie 2019; 87(11): 629–633.

Rüger U, et al. Psychotherapie bei Patienten mit psychotischen Störungen. Psychotherapeut 2015;60(5): 397–400.

KAPITEL

18 Der suizidale Patient

Ich lernte den Patienten wegen der Nachsorge einer Basaliom-Entfernung kennen, die ihn in eine Krise gestürzt hatte. Davor war er in einer Praxis in seinem Viertel, die geschlossen hatte. Eine Übergabe war nicht erfolgt, so dass eine vollständige Anamnese erneut notwendig war.

Vordergründig erweckte Herr Z. den Eindruck mit seinen 83 Jahren müde und erschöpft vom Leben zu sein. Er hatte das Basaliom fälschlicherweise als bedrohliche Malignom-Erkrankung verstanden. Er litt zudem unter chronischen Schmerzen (Arthrose und Hyperurikämie-Anfälle) und einer progredienten Erblindung (Makula-Degeneration) auf beiden Augen. Auch hatte er zwei Ehefrauen und einen Sohn überlebt. Geistig war der ehemalige Lehrer sehr klar und wirkte so, als ob er die Realität gut einschätzen könnte. Nicht mehr lesen zu können, war besonders schrecklich für ihn. Eines seiner zwei Kinder war an einem Glioblastom verstorben. Dem anderen Sohn ging es gut, er wohnte jedoch im Ausland und war nur sehr selten zu Besuch. Herr Z. wirkte so, als ob er nun mit dem Leben abgeschlossen hätte. „Ich will und kann nicht mehr. Lassen sie mich gehen, bitte." In den letzten Wochen kam eine deutliche Einschlafstörung hinzu. Er bat mich, ihm ein Medikament zu geben, „um einfach ein- für allemal einzuschlafen". Er reichte mir seine Patientenverfügung, in der er handschriftlich festgehalten hatte, in medizinisch hoffnungslosen Fällen keine lebensverlängernden Maßnahmen zu unternehmen. Daher sei ich doch in der Pflicht, nun sein Leben nicht unnötig zu verlängern. Er hatte mich als letzter Patient an einem erschöpfenden Tag tatsächlich innerlich überzeugt, dass es nicht ethisch sei, an einer weiteren Lebensverlängerung zu arbeiten.

Auf der **Beck-Depressionsskala** kam er auf 34 Punkte, was für eine schwere depressive Phase sprach. Statt inadäquatem Mitgefühl war medizinisch eine konsequente Behandlung geboten. Am nächsten Tag rief ich ihn an und bestellte ihn in die Praxis. „Haben Sie die Medikamente für mich?" Ja, aber andere. Sehr zögerlich war er damit einverstanden, ihn mit anfänglich 0,5 mg Lorazepam und 15 mg Mirtazapin anzubehandeln. Zudem ließ er sich auf die Idee für eine ambulante psychiatrische Pflege ein, die ihn zwei Mal am Tag besuchte. Er schlief spontan besser und rief mich eine Woche später zum ersten Mal selbst wegen eines Termins an. Er berichtete, vor ca. 3 Jahren für einige Monate mit Venlafaxin behandelt worden zu sein. Er erinnere sich, dass dieses Antidepressivum seinem Antrieb geholfen habe. Da ihm Mirtazapin aber ebenfalls helfe, würde er gerne wissen, ob er auch beide Präparate einnehmen könne. Ich war einverstanden, ihn zusätzlich mit 37,5 mg Venlafaxin zu behandeln.

Es folgte eine beeindruckende **Remission** der depressiven Erkrankung. Der Patient las wieder Zeitung und knüpfte wieder soziale Kontakte. Sein verbesserter Antrieb ermöglichte ihm die Teilnahme an der Physiotherapie, die seine Schmerzen linderte. Es stellte sich zudem heraus, dass er mit seiner Sehschwäche gut umgehen konnte, wenn er ein Ziel für eine Unternehmung oder seine Hörbücher hatte. Der Patient verstarb vier Jahre später an einem Schlaganfall. Laut seiner Angehörigen war er in seinen letzten Lebensjahren überwiegend stimmungsmäßig stabil.

Erst im Entlassungsbrief der neurologischen Klinik war vermerkt, dass der Patient an einer langjährigen Depression litt und bereits zuvor mit zwei Suizidversuchen in derselben Klinik behandelt worden war. Er selbst hatte mir dies stets verschwiegen, ich hatte aber auch nicht danach gefragt.

Diagnosen:

- Rezidivierende depressive Störung
- Hyperurikämie
- Arthrose, n. n. bez.
- Basaliom
- Makula-Degeneration

Synopsis

Es wird der Fall einer suizidalen Krise eines betagten und somatisch belasteten Patienten beschrieben. Seine Suizid-Gedanken wirken vordergründig nachvollziehbar. Der Patient ist alt, körperlich schwer krank, leidet an Schmerzen, hat kaum soziale Kontakte und ist männlich (Risikofaktoren für Suizidalität). Der Lebensüberdruss und Wunsch zu sterben erscheint so rational und nachvollziehbar. Insbesondere eine quälende Einschlafstörung hat akut zum Leidensdruck beigetragen. Der Fokus auf diese äußeren Rahmenbedingungen verdeckt jedoch den Blick darauf, dass der Patient seit Jahren unter einer rezidivierenden Depression leidet. Er hat bereits zuvor Suizidversuche begangen, was den Lebensüberdruss gefährlich macht. Psychopathologie ist ansteckend und der depressive Negativismus erfasst den Betrachter. Er erschwert auch die präzise Anamnese und damit Diagnosestellung. Von daher darf sich der Hausarzt nicht in die depressive Weltsicht des Patienten hineinziehen lassen, sondern muss mit der gebotenen therapeutischen Distanz die vorliegende Grunderkrankung fachgerecht und konsequent behandeln. Der Patient remittierte glücklicherweise unter pharmakologischer Behandlung sehr rasch. Ohne Depression ist der Patient in die Lage, sein Leben kompetent zu meistern und die vorgetragenen Suizidgründe werden belanglos.

Hilfe für den Patienten

Das Wichtigste im Kontakt zu Patienten, die suizidgefährdet sein könnten, ist die gezielte Exploration. Zu unterscheiden sind krisenhafte Situationen einerseits und langlaufender Lebensüberdruss andererseits.

In emotionalen Krisensituationen kommt es häufig zu spontanen und oft unüberlegten Suizidhandlungen, was immer mitbedacht werden muss. Beispiele sind Suizidhandlungen im Kontext von Partnerkonflikten. Sie sind häufig auch mit akutem Alkohol- oder einem sonstigen Mittelabusus verknüpft. Diese Patienten sind meist schon am kommenden Morgen distanziert. Hier ist in der akuten Situation Vorsorge zu treffen, beispielsweise durch Hinzuziehung von Familienangehörigen oder Freunden, die sich vorübergehend um den Betroffenen kümmern.

Eine andere Form der Suizidalität sind langanhaltende Lebensüberdrussgedanken und Todeswünsche. Diese sind zu erspüren und zu erfragen. Die gelegentlich geäußerte Befürchtung, das Ansprechen lebensmüder Gedanken könne den Patienten erst auf Suizidideen bringen, ist unbegründet. Im Gegenteil gilt, dass viele Patienten sich entlastet fühlen, wenn das Thema nicht tabuisiert wird. Entscheidend dabei ist, die Suizidalität als Ausdruck innerer Not ernst zu nehmen.

Die **Einschätzung des Suizidrisikos** erfolgt anhand von anamnestischen Informationen, auf der Basis des aktuellen psychopathologischen Befunds und nicht zuletzt der Begleitumstände (z. B. soziale Isolation). Spezielle Risikofaktoren müssen erfragt und in der Gesamtbeurteilung gewichtet werden.

Primäres Ziel ist das Herstellen einer vertrauensvollen Gesprächsbasis als Grundlage für eine verlässliche Exploration wie auch eine etwaige Intervention.

Hilfe für den Behandler

Suizidale Patienten tragen ihr Leid vor. Im Sinne des „state dependent reasoning“ nennen sie Gründe für ihren Zustand, woraus sich dann nahezu zwingend die Notwendigkeit zum Suizid zu ergeben scheint. Dies rührt den Betrachter meist sehr an. Im vorliegenden Fall werden das Alter, die Multimorbidität und die Erblindung als Gründe vorgetragen. Das klingt überzeugend, ist fachlich, aber belanglos. Alte Menschen sind nicht verzweifelt, sondern fühlen sich in der Regel psychisch besser als junge Menschen und begehen auch seltener Suizidhandlungen als junge (sog. Altersparadoxon). Alte Menschen sterben allerdings schneller, wenn sie einen Suizidversuch begehen. Wenn ein alter Mensch, wie im vorliegenden Fall, also sagt er sei einsam und krank und wolle sterben, dann ist das sehr ernst zu nehmen. Es ist aber nicht altersabhängig, sondern Ausdruck einer depressiven Erkrankung und eine Indikation für eine konsequente Behandlung und professionelles „Verstehen“ des Krankheitszustands statt falschem „Verständnis“.

Wenn es zu einem Suizid kam, dann kommt es bei Laien zu Verzweiflung, Induktion eigener Suizidgedanken, Trauer, Schuldgefühlen, Ärger über den

Toten, bis hin zur Freude, dass endlich alles vorbei ist. Nichts davon ist professionell.

Auch wenn durch sorgfältiges ärztliches Arbeiten zahlreiche Suizide vermieden werden können, gibt es immer wieder Fälle, in denen es zum Tod kommt. Es gehört zum ärztlichen Alltag, dass Menschen sterben, sei es an körperlichen oder seelischen Erkrankungen. Ärzte haben mit ihren Patienten keine Werkverträge, sondern nur Dienstverträge. Sie sind für das Ergebnis ihrer „Bemühungen" nicht verantwortlich, sondern nur dafür, ob sie getan haben, was die „medizinische Kunst" verlangt. Nach einem Suizid ist also nüchtern und kritisch zu prüfen, ob ärztlicherseits getan wurde, was sinnvollerweise medizinisch zu tun war. Im Nachhinein sind zudem immer alle klüger und man kann sich immer vorstellen, dass irgendwer alles viel besser gemacht hätte. Faktisch ist das aber „ex ante" und nicht „post factum" zu beurteilen.

Bei Suizidalität, wie auch nach einem Suizid gehört es auch zu den ärztlichen Aufgaben, sich um die Hinterbliebenen zu kümmern. Sie sollten ein Verständnis für das Tun des Verstorbenen bekommen und sollten Hilfe erhalten zu trauern, wozu auch gehört, den Blick wieder nach vorne zu lenken.

Exkurs: Suizidalität

Suizidalität kann sich über einen längeren Zeitraum entwickeln. Sie ist in der Regel nicht Ausdruck von Freiheit oder Wahlmöglichkeiten, sondern das Ergebnis von kognitiver und emotionaler Einengung und innerer Not. Auch suizidales Verhalten möchte etwas verändern. Dies kann sich auf die eigene Person, auf die Umwelt oder die eigene Beziehung zur Umwelt beziehen. Damit hat Suizidalität häufig auch einen kommunikativen Aspekt, der von der zugrunde liegenden Motivation abhängig ist. Diese kann auto- oder fremdaggressive Elemente, aber auch appellative bis hin zu manipulativen Aspekte beinhalten.

Die **Diagnostik der Suizidalität und die Abklärung einer Suizidgefahr** basieren auf mehreren Kriterien:

1. Wie ist das Lebensgefühl des Patienten? Zu unterscheiden sind allgemeiner Lebensüberdruss, Todeswunsch, Suizidphantasien, konkrete Suizidplanungen, Suizidintentionen und akute Suizidalität.
   Fragen an den Patienten können sein:
   - Wie geht es Ihnen insgesamt?
   - Macht das Leben noch Freude?
   - Denken Sie daran, nicht mehr leben zu wollen?
   - Haben Sie sich überlegt, ihr Leben zu beenden?
   - Denken Sie aktiv darüber nach oder drängen sich die Gedanken auf?
   - Gibt es Ideen, wie Sie sich das Leben nehmen würden?
   - Haben Sie bereits Vorbereitungen getroffen?
   - Waren Sie schon mal kurz davor, sich etwas anzutun?
2. Wie ist der Zustand des Patienten?
   - Welches psychopathologische Syndrom liegt vor, wie sind Stimmung, Antrieb, Denken, Wachheit usw.?
   - Welche Krankheit liegt vor (Depression, Hirnorganik, Persönlichkeitsstörung usw.)?
   - Gibt es eine Substanzeinnahme (Antidepressiva, Tranquilizer, Alkohol, Cannabis, usw.)?
   - Wie ist die Kommunikationsbereitschaft oder -fähigkeit?
3. Wie sind die Rahmenbedingungen?
   - Gab es früher schon einmal einen Suizidversuch?
   - Gab es in der Familie oder der näheren Umgebung Suizide oder Suizidversuche?
   - Spielt Suizid aktuell in der Öffentlichkeit/Presse eine Rolle?
   - Hat der Betroffene schon mit jemandem darüber gesprochen?
   - Wer lebt mit dem Patienten?
   - Gibt es aktuelle negative Lebensereignisse?
4. Gibt es **Risikofaktoren und Warnhinweise?**
   - Suizidversuch in der Vorgeschichte
   - Akute Lebensbelastungen (Arbeitsplatz, nahestehende Personen, finanzielle Verluste)
   - Psychiatrische Erkrankung (vor allem Depression und Substanzabusus)
   - Positive Familienanamnese für Suizid
   - Suizid in der näheren Umgebung (Freundes-/Familien-/Bekanntenkreis)
   - Sexueller Missbrauch oder Gewalterfahrungen in der Vorgeschichte
   - Schwere und chronische körperliche Erkrankung, chronische Schmerzen

5. **Gibt es akute Warnzeichen?**
   - Suiziddrohungen
   - Bestehende und/oder geäußerte Suizidpläne
   - Äußerung von Suizidgedanken/Todeswünschen
   - Hoffnungslosigkeit
   - Zorn, Wut, Rachegedanken
   - Rücksichtsloses Verhalten, impulsive und riskante Verhaltensweisen
   - Äußerung eines Gefühls der Ausweglosigkeit
   - Vermehrter oder exzessiver Substanzabusus
   - Sozialer Rückzug
   - Ängste, Unruhe, ausgeprägte Schlafstörungen
   - Ausgeprägte Stimmungsschwankungen
   - Äußerungen, keinen Sinn mehr im Leben zu sehen
   - Vorkehrungen hinsichtlich des Ablebens (Verschenken von Gegenständen, Regelung der „letzten Dinge“)
   - Beschaffung von Mitteln (Waffen, Medikamente etc.)
   - Ausgeprägte Schuldgefühle oder Selbstvorwürfe
   - Gefühl der Wertlosigkeit
6. Gibt es **protektive Faktoren?**
   - Soziale Bindungen und Unterstützung (Familie, soziale Gemeinschaft)
   - Gute Problemlösefähigkeiten, Copingstrategien
   - Selbstbewusstsein, Gefühl der Zugehörigkeit, gefestigte Identität
   - Kulturelle, spirituelle und religiöse Einbindung und Überzeugungen
   - Freudvolle und erfüllende Freizeitgestaltung
   - Verlässliche und wirkungsvolle medizinische und psychosoziale Unterstützung-
   - Selbstwirksamkeitserleben
   - Zukunftsorientierung und klare Ziele

Wenn es gelingt, das kommunikative Angebot, das in der Suizidalität liegt, aufzugreifen, kann das ein Zugangsweg sein, um in einem vertrauensvollen Gespräch negative Denkmuster zu hinterfragen und Alternativen greifbar zu machen. In der Gesprächsführung ist Empathie wichtig. Es geht nicht darum, den Patienten davon zu überzeugen, sich nicht zu suizidieren. Damit kann es schnell zu einer Kontraposition kommen und der Patient wird sich verschließen. Stattdessen sollte versucht werden nachzuerleben und zu verstehen, wie sich die Verzweiflung anfühlt. In gleicher Weise ist auch empathisch zu verstehen, was an Ideen zu Suizidhandlungen dem Patienten durch den Kopf geht. Dabei sollten Lebensüberdruss- und Suizidgedanken als selbstverständlich angesprochen und geradezu vorausgesetzt werden. Im Fokus stehen dabei nicht äußere Ereignisse, sondern dass Binnenerleben des Patienten, seine Gefühle und die innere Not.

Bei der **Frage nach Suizidplanungen** steht nicht im Vordergrund, diese zu verhindern oder dem Patienten auszureden, sondern die gemeinsame nüchterne Betrachtung ihrer Sinnhaftigkeit und Folgen (Wie sicher ist, dass Sie nach einem Sprung wirklich tot und nicht nur behindert sind? Was wollen Sie dem Lokomotivführer zumuten?). In gleicher Weise werden auch die sonstigen Folgen nüchtern betrachtet (was wollen Sie den Eltern zumuten? Sind Sie sicher, dass sie alles bedacht haben? Sind alle Optionen ausgeschöpft?). Suizidalität erwächst aus innerer Verzweiflung und vor allem Hoffnungslosigkeit. Dem ist eine nüchterne Rationalität und kühle Planung entgegenzustellen, die dem Patienten in der Regel ermöglicht, seine Situation realistischer, differenzierter und in neuem Licht zu sehen.

Akute Suizidalität ist in der Regel kein Dauerzustand, sondern meist die Kulmination eines längeren Prozesses. Daher besteht die Aufgabe einer **Krisenintervention** darin, die Gefahr in der akuten Zuspitzung abzuwenden und im weiteren Verlauf eine erneute Zuspitzung zu vermeiden. In der Akutsituation geht es meist darum, Zeit zu gewinnen, oder auch den Patienten vor sich selbst zu schützen. Ggf. ist eine Einweisung in eine Klinik geboten und manchmal auch eine Zwangseinweisung.

In der Praxis kann gelegentlich ein sogenannter **Antisuizidvertrag** hilfreich sein, der zwischen Therapeut und Patient geschlossen wird. Hierin wird in mündlicher oder besser in schriftlicher Form festgehalten, dass der Patient zusichert, sich für einen definierten Zeitraum nichts anzutun bzw. sich im Notfall Hilfe zu holen. Damit wird die oben angesprochene „Rationalität der Folgenabschätzung“ erhöht. Der Patient hat nun einen Grund, sich nicht umzubringen, weil er den Arzt nicht enttäuschen und ihn nicht in Probleme bringen möchte.

Die Evidenz für die Wirksamkeit eines derartigen Vertrags ist gering. Man kann sich als Therapeut nicht darauf verlassen. Ein solcher Vertrag hat natürlich keine bindende Wirkung. Nichtsdestotrotz kann er im Rahmen eines umfassenderen therapeutischen Konzepts sinnvoll sein.

Von Bedeutung ist schließlich immer eine Dokumentation, aus der hervorgeht, dass man sich über Suizidalität Gedanken gemacht und darauf therapeutisch reagiert hat.

Exkurs: Pseudosuizidalität/Parasuizidalität

Von Suizidhandlungen sind „parasuizidale Handlungen“ abzugrenzen, wie sie z. B. im Rahmen von Borderlinestörungen häufig vorkommen. Dazu gehört, sich zu strangulieren, oder sich Plastiktüten über den Kopf zu ziehen, bis man keine Luft mehr bekommt. Hinzu kommen auch eruptive Selbstschädigungshandlungen im Rahmen eines emotionalen Kontrollverlustes. Der Begriff „parasuizidal“ darf nicht dazu führen, die Erheblichkeit der Handlung zu verharmlosen. Es handelt sich um eine Handlung die nicht den eigenen Tod zum Ziel hat, aber durchaus zum Tod führen kann. Differenzialdiagnostisch ist dran zu denken, dass auch eine tatsächliche Suizidalität vorliegen kann, die verschleiert wird.

Parasuizidale Aktionen sind kein Grund, einen Patienten in eine Klinik einzuweisen. Stattdessen ist der Patient darin zu unterstützen, seine Emotionalität unter Kontrolle zu halten, seine Emotionsregulationsskills anzuwenden und ggf. andere Formen der Selbststimulation einzusetzen.

LITERATUR

Schneider F, Härter M, Schorr S (Hrsg.) S3-Leitlinie/nationale Versorgungsleitlinie unipolare Depression. Heidelberg: Springer, 2017.

Teismann T. Suizidalität. Berlin Heidelberg: Springer, 2022.

Wolfersdorf M, Schneider B, Schmidtke A. Suizidalität: ein psychiatrischer Notfall, Suizidprävention: eine psychiatrische Verpflichtung. Der Nervenarzt 2015; 86:9.

KAPITEL

19 Der Burnout-Patient

Herr S. (38 Jahre) hat Tränen in den Augen und schaut mich sehr angespannt an. „Ja, Scheiße, dann schreiben Sie mich jetzt halt krank. Was soll ich als Selbstständiger damit? Dann geht gar nichts mehr." Eigentlich war er wegen Schwindel, Brustenge, Schlafstörungen und Durchfall in die Praxis gekommen. Der lange bekannte Tinnitus war zurückgegangen. Er wollte Tabletten, die helfen sollten – sonst nichts. Er sieht übermüdet aus und hat sicher Gewicht verloren. Ich frage ihn, ob er noch bei dem Start-up arbeitet, welches er mitbegründet hatte. Er hörte gar nicht zu und war auch schon aus der Tür hinaus, bevor er seine Krankschreibung mitnehmen konnte.

Herr S. war nach der Trennung von seiner Freundin, die ihn verlassen hatte, weil er angeblich zu viel arbeitete, noch mehr in die Arbeit eingestiegen. Die Arbeit schien ihm zu helfen, die Trennung zu überwinden. Er wirkte in der Praxis, die er wegen eines Tinnitus ab und zu aufsuchte, sehr aktiv, belastbar, oft mit Humor und immer festem Händedruck. Sein Rennrad, das wirklich teuer war, stellte er meist im Hausflur der Praxis ab. Er erzählte gerne von der Arbeit, so dass der eigentliche Grund seiner Vorstellung rasch in den Hintergrund trat. Er war der erste in der Region, der ein Cloud-basiertes Personal-Management-System für sehr kleine Firmen verkaufte und ist immer noch ein gefragter Mann. Irgendwann gehe ich an die Börse, sagte er bei einem Besuch im letzten Jahr und vergaß seinen Fahrradhelm in der Praxis. Nach einem Streit der Gründungsmitglieder lag eine Klage in der Luft und insgesamt schien sich seine Situation von „sehr lebendig" auf „sehr angestrengt" zu verändern. Sein Prinzip war es, neue Probleme mit noch mehr Engagement zu lösen. „Schauen sie sich doch Elon Musk, den Chef von Tesla an, der lässt sich sicher nicht krankschreiben." Die Einschlafstörungen nahmen zu und waren irgendwann nicht mehr mit pflanzlichen Mitteln und dem gelegentlichem Rotwein zu beherrschen. Er wollte kein Zolpidem oder andere Schlafmittel, um morgens leistungsfähig zu sein. Sein Blutdruck war seit letztem Jahr erhöht, aber medikamentös gut eingestellt. „Das beste Antihypertensivum ist guter „free cash flow", wobei er lacht.

Dieses Mal stellte er sich wegen „Herzproblemen" in der Praxis vor. Das EKG war, abgesehen von einer leichten Tachykardie, unauffällig. Ein halbes Jahr später war er wieder vorstellig mit weiterhin allgemein verschlechterter Befindlichkeit. Beruflich ging es ihm schlechter, er berichtete, man „hänge ihm Fehler an, um ihn aus der Firma zu vertreiben". Der Tinnitus war lauter geworden, der Schwindel so stark, dass er nicht mehr mit dem Fahrrad kam. Als ich ihn fragte, wie es mit der Arbeit steht, reagierte er sofort wütend. „Fangen Sie auch noch damit an. Wollen Sie mich auch noch aus meiner eigenen Firma treiben? Tragen Sie die Verantwortung über 8 Angestellte?", sagte er fast laut. Außerdem lege er sich nach der Arbeit meist sofort ins Bett, er wisse auch sonst nichts mit sich anzufangen. Ein Besuch bei Prosituierten wurde im Zusammenhang mit einem HIV-Test berichtet. „Viel zu teuer ohne Kondom, es lohnt sich nicht", scherzte er.

Es folgte nach fast einem halben Jahr ohne Besuche in der Praxis ein Anruf seiner Ex-Freundin bei mir mit der Bitte um einen Hausbesuch. „Er liegt einfach nur noch im Bett, ich mache mir große Sorgen um ihn." Ich rufe ihn an und nach sehr langem Klingeln geht er an sein Mobil-Telefon. „Was wollen Sie denn? Ich bin doch schon raus und mache nichts mehr." Ich bitte ihn, mit einem Taxi in die Praxis zu kommen. Ich erlebe einen schwer depressiven Patienten mit psychischen, vegetativen und somatischen Symptomen. Da er seine Antihypertensiva nicht mit eingenommen hatte, war auch sein Blutdruck entgleist. Auf eine Klinikeinweisung wollte er sich nicht einlassen.

Im weiteren Verlauf wurde Herr S. wegen des völligen **depressiven Rückzugs** vorübergehend in eine psychiatrische Klinik eingewiesen. Anfangs reagierte er darauf mit Schamgefühlen. Er konnte keinen Sinn in einer Behandlung an diesem Ort sehen. Gemeinsame Gespräche mit zwei anderen Patienten, die sich in einer vergleichbaren Lage befanden, waren für ihn hilfreich, um sich zu öffnen. In der Klinik fiel Herr S. mit besonderem Perfektionismus in der Ergotherapie auf. Er konnte sich schlecht auf seinen Therapeuten einlassen, der jünger war als er. Durch den Gedanken, dass er zu wenig „Selbstfürsorge" besitze, fühlte er sich in seiner Befindlichkeit offenbar nicht verstanden. Es kam zu einem Streit mit der Pflege, die ihn aufforderte, sein Mobiltelefon am Tag auszustellen, was er nicht wollte, da er depressive Katastrophenfantasien dazu hatte, was Schlimmes mit den wichtigsten Kunden der Firma geschehen könnte.

Allmählich traten auch die ständigen Gedanken über seine weitere berufliche Existenz in den Hintergrund. In den letzten Tagen vor der Entlassung stellten sich jedoch wieder existenzielle Ängste ein, mit denen er nicht gerechnet hatte. Er konnte sich kaum auf einen Arbeitsanfang einlassen und war von der Erinnerung an sein Insuffizienzerleben in der depressiven Phase gefangen. Das Hamburger Modell mit einem Teileinstieg unter Krankschreibung als Angestellter in einer IT-Firma empfand er als unterfordernd, ja fast beschämend. Andere Möglichkeiten konnte er aber nicht für sich als machbar einschätzen. Bei der Entlassung stellte er fest, weiterhin unter einer raschen Ermüdbarkeit und Konzentrationsdefiziten zu leiden.

Bei der Art und Intensität der Störung erschien eine konsequente antidepressive Pharmakotherapie dringend indiziert. Der Patient lehnte dies jedoch entschieden ab, so dass auch im stationären Setting eine entsprechende Behandlung nicht möglich war. Auch wiederholte entsprechende Vorschläge des Hausarztes wurden abgelehnt. Es stellte sich die Frage nach einer ambulanten Richtlinienpsychotherapie, die aber nicht sofort umzusetzen war. Letztlich blieb damit nur die Möglichkeit, den Patienten supportiv-psychotherapeutisch zu führen und auf die Spontanremission der depressiven Episode zu warten. „Dann muss ich wohl mit Ihnen vorliebnehmen", sagte er im ersten Gespräch nach seiner Entlassung. Ich verlängerte die Phase der reduzierten Belastung im Hamburger Modell um einen Monat, was er als Zeichen eines zu geringen Fortschritts erlebte. Das Ziel der Behandlung im Rahmen der psychosomatischen Grundversorgung war, den Patienten über die weitere Zeit zu begleiten, mit ihm ein Verständnis von der phasischen Erkrankung zu entwickeln, ihn für gegebene Therapieoptionen zu öffnen und ihn bei immer wieder zu erwartenden Stimmungsschwankungen supportiv zu unterstützen. Die in der Klinik mit ätiologischem Bezug andiskutierten Probleme mit Eltern oder Freundin könnten in einer Psychotherapie evtl. vertieft werden, was aber wenig zur Erklärung des Krankheitsverlaufs beitragen und die depressive Erkrankung nur psychosozial verkomplizieren kann.

Diagnosen:

- Depressive Episode mit somatischem Syndrom
- Tinnitus
- Essenzielle Hypertonie

Synopsis

Es handelt sich um einen Patienten, der sich initial mit einer Burnout-Problematik vorstellt. Der Patient fühlt sich körperlich und stimmungsmäßig schlecht und schiebt alles auf den Beruf. Hinzu kommt, dass ihn seine Freundin in diesem Zustand verlassen hat, weil er sich ihr nicht mehr richtig zugewendet hat. Für den Patienten und die Umwelt erscheint damit alles klar. Der Stress am Arbeitsplatz führt zu einer Belastungsreaktion. Wie dies für depressive Patienten nicht untypisch ist, war er durch Sorgfalt und Verlässlichkeit und somit auch Verantwortungsübernahme und Einsatz charakterisiert. Der Verlauf zeigt aber, dass die scheinbare Burnout-Problematik Ausdruck einer sich schleichend entwickelnden **depressiven Störung** ist. Bereits die initialen Arbeitsprobleme sind retrospektiv als Ausdruck eines depressiven Insuffizienz- und Überforderungserlebens zu verstehen. Differenzialdiagnostisch ist zudem zu überlegen, ob die vorherige überschießende Leistungsfähigkeit nicht ebenfalls Ausdruck der depressiven Störung im Sinne einer hyperthymen Stimmungsauslenkung war, so dass an eine Bipolar-II-Störung zu denken ist.

Die Krankheitskonzepte des Patienten und des Arztes liegen auseinander. Die Flucht in berufliche Aktivität wirkt passager antidepressiv und ist ärztlicherseits nicht ohne weiteres einzuschränken. Es ist im Gegenteil sogar gefährlich, den Patienten mit einer depressiven Erkrankung krank zu schreiben. Dies kann zu einer phobischen Arbeitsplatzvermeidung und in der Folge überdauernden Insuffizienzerinnerungen führen, die auch fortbestehen kann, selbst nachdem die Depression abgeklungen ist. Die Aufgabe des Arztes ist es in der akuten Phase, den Patienten vor depressionsbedingten Fehlentscheidungen zu bewahren, beispielsweise einer Kündigung oder Partnertrennung.

Falls es sich nicht nur um eine unspezifische berufliche Überlastung und Unzufriedenheit handelt, sondern eine Krankheit zugrunde liegt, dann ist es wichtig, eine konsequente Therapie der Grunderkrankung einzuleiten, bei einer depressiven Störung also eine antidepressive Pharmakotherapie und ggf. Psychotherapie. Dies kann sich schwierig gestalten, da solche Patienten entschieden auf den Beruf als Ursache fixiert und für Alternativerklärungen nur bedingt zugänglich sind.

Hilfe für den Patienten

Ein Burnout-Syndrom ist zunächst einmal keine Erkrankung, sondern ein Leitsyndrom, das differenzialdiagnostisch abzuklären ist. Es können sich dahinter zahlreiche schwerwiegende somatische wie psychische Erkrankungen verbergen, so wie im vorliegenden Fall eine schwere Depression.

Ärztlicherseits sollte der Patient da abgeholt werden, wo er steht. Wenn er meint, unter einem Burnout zu leiden, dann muss er nicht eines Besseren belehrt werden. Dennoch muss das eigentliche Problem abgeklärt und behandelt werden.

Zu warnen ist vor „billigen Ratschlägen" wie „entspannen Sie sich", „reduzieren Sie Stress" usw. Das setzt Patienten ggf. noch mehr unter Stress und erhöht den Leidensdruck. Stattdessen sind beruhigende Versicherungen angezeigt: „So etwas kennen wir", „das werden wir abklären", „das geht vorbei" usw. Wichtig ist, mit dem Patienten zu klären, dass er derzeit in schlechter Stimmung ist, was bedeutet, dass er nachvollziehbar auch Probleme verstärkt wahrnimmt.

Des Weiteren ist der Patient im Falle einer depressiven Störung zu informieren, dass eine konsequente Behandlung angezeigt ist, es etwas Geduld braucht und die Beschwerden in der Regel auch wieder vorbeigehen.

Hilfe für den Behandler

Der Druck, der von Patienten aufgebaut wird, und die gleichzeitige Hilflosigkeit und Hilfeerwartung können zu Gefühlen der Hilflosigkeit beim Hausarzt führen. Es kann auch zu Dissonanzen im Patient-Arzt-Verhältnis kommen, wenn Ansprüche gestellt werden, die der Arzt für fachlich nicht hilfreich hält (z. B. Krankschreibung).

Depressive Patienten lösen beim Gegenüber keine depressiven, sondern eher dysphorisch-ungeduldige Stimmungen aus. Dies kann seitens des Behandlers zur Ablehnung dieser Patienten führen. Dem ist durch eine Haltung mit gebotener therapeutischer Distanz und zugleich mit mitfühlender Zuwendung zu begegnen.

Exkurs: Burnout-Syndrom

Burnout ist keine Krankheit, sondern ein Leitsyndrom, mit dem Gefühl der Erschöpfung, der Überforderung, des Ausgebranntseins, der Abwehr von Anforderungen von außen, der Vorwürflichkeit gegenüber der Lebenssituation und auch des Zynismus. Burnout im engeren Sinne ist als Reaktion auf „Schwierigkeiten bei der Lebensbewältigung (ICD-10 Z 73)" definiert. Es gibt ein „gesundes Burnout". Manager, Wissenschaftler und auch Ärzte sind die Gruppen mit den meisten Klagen über Burnout, die aber zugleich die geringsten einschlägigen Krankheitsraten aufweisen. Es handelt sich um Menschen, denen der Beruf über alles geht, auch über die Familie, die sich lieber mit Kollegen über Fachliches unterhalten, als mit der Ehefrau über die Kinder, die sich für unentbehrlich halten, weshalb sie jeden Posten annehmen, der sich ihnen bietet, die auch Mitarbeitern gegenüber eher kritisch sind und die lieber länger im Büro bleiben, als sich zuhause mit den Kindern herumärgern zu müssen. Das ist keine Krankheit, sondern ein Lebensstil. Diese Menschen kommen auch eher selten zum Arzt, weil sie ja auch nicht krank sind. Sie werden gelegentlich von der Ehefrau geschickt, die sich Sorgen macht, warum der Mann erst nicht nachhause kommt oder ständig unterwegs ist und sich dann erschöpft zurückzieht.

Unabhängig von dieser wissenschaftlich engen Definition von Burnout sind die damit einhergehenden Klagen sehr **unspezifisch** und können im Kontext unterschiedlichster Erkrankungen vorkommen, seien es somatische Erkrankungen wie z. B. eine Krebserkrankung oder eine psychische Störung, z. B. eine Depression. Es bedarf daher einer sorgfältigen differenzialdiagnostischen Abklärung.

Das Burnout-Konzept ist in der Interaktion mit Patienten relevant, weil es häufig als nicht stigmatisierend erlebt wird. Man hat gearbeitet und deswegen ist ein psychischer Zusammenbruch verstehbar. Daher stellen sich auch Patienten beim Arzt vor, die nicht wegen einer psychischen Störung in die Praxis kämen.

Das **Maslach Burnout Inventory** (MBI) kann zur Einschätzung dieses Verhaltensstils herangezogen werden. Es umfasst 22 Fragen zu den drei Dimensionen „emotionale Erschöpfung", „Depersonalisierung/Zynismus" und „persönlicher Erfolg am Arbeitsplatz".

Exkurs: Fahrtüchtigkeit unter Depression und Antidepressiva

Aussagen zur Fahrtüchtigkeit bei **psychischen Störungen** stehen im Spannungsfeld zwischen Erhaltung der freien Lebensgestaltung des Patienten und Abwendung von Gefährdungen. Die Fahrtüchtigkeit kann auch bei Menschen ohne psychische Störungen eingeschränkt sein und obliegt laut Gesetz vor jedem Fahrantritt der eigenen Einschätzung des Fahrers. Bei Patienten mit depressiven Symptomen kann es unter anderem zu Einschränkungen der Vigilanz, der Konzentration, der Reaktionsgeschwindigkeit und der Stresstoleranz kommen. Bei schweren depressiven Episoden gelten Patienten als nicht fahrtüchtig. Bei manischen, depressiv-wahnhaften, depressiv-stuporösen Symptomen und akuter Suizidalität besteht beim Führen eines Fahrzeugs eine akute Eigen- und Fremdgefährdung. Berufliche Personenbeförderung erfordert höhere Anforderungen und Kontrollen bezüglich der psychischen Gesundheit. Im Zweifel sollte von der Führung eines Kraftfahrzeugs abgeraten werden.

Auch die Behandlung mit **Antidepressiva** kann die Aufmerksamkeit und Konzentration des Fahrers auch bei sonst guter Verträglichkeit verringern. Nach Gewöhnung an die antidepressive Medikation ist die Fahrtüchtigkeit meist unbeeinträchtigt und manchmal sogar besser als vor Beginn der Therapie.

LITERATUR

Burisch M. Das Burnout-Syndrom. Berlin, Heidelberg: Berlin Heidelberg: Springer, 2014.

DGPPN, BÄK, et al. S3-Leitlinie/Nationale Versorgungs-Leitlinie Unipolare Depression – Langfassung, 2. Auflage. Version 5. 2015.

Hamann J, et al. Verständnis des Begriffs Burnout in Psychiatrie und Psychotherapie. Der Nervenarzt 2013;84. 7.

Linden M, Hauzinger M. Burn-out. Verhaltenstherapiemanual – Erwachsene. 9. Aufl. Heidelberg: Springer, 2022:501–506.

Nil R et al. Burnout – eine Standortbestimmung. Schweizer Archiv für Neurologie und Psychiatrie 2010;161(2): 72–77.

Kabat-Zinn J. Mindfulness-based interventions in context: past, present, and future. Clinical psychology: Science and practice 2003: 144–156.

Laux G, Brunnauer A. Fahrtauglichkeit bei affektiven Störungen und unter Psychopharmaka. Der Nervenarzt 2014; 85(7): 822–828.

Meyer P. Burn-out: Ärzte scheuen oft davor zurück, Hilfe zu suchen. Deutsches Ärzteblatt-Ärztliche Mitteilungen-Ausgabe 2009; B 106.7: 250.16

KAPITEL

20 Die müde Patientin

Frau M. war 47 Jahre alt, „genau der Durchschnitt für Wechseljahre" wie sie mir berichtete. Sie schaute mich an und schien mein Alter oder mein Gewicht einschätzen zu wollen. Frau M. war schon häufiger mit der Klage über ständige Erschöpfung in die Praxis gekommen. Zudem habe sie 12 kg zugenommen und ihr Blutdruck sei nach Aussage ihres Sohnes, der ein Blutdruckgerät besitzt, stets zu hoch. Sie meinte: „Es ist schön, von ihren Erfahrungen lernen zu können", ich war nicht sicher, was sie damit meinte. Da sie genauso wie ich etwas übergewichtig war, beschloss ich, nicht weiter darüber nachzudenken. Sie berichtete, ihre Arbeit nur mit Mühe zu schaffen. Morgens fühle sie sich wenig ausgeschlafen. Sie berichtete zudem über Kopfschmerzen. Frau M. ging es sichtlich schlecht, sie wirkte müde, hatte rote Augen, wirkte nachdenklich. Die Laborergebnisse waren abgesehen von grenzwertig erhöhten Fettstoffwechsel-Werten normal. Ihr Blutdruck betrug 170/93 mmHg.

Sie berichtete weiter, seit ca. 3 Jahren durchgehend „müder als sonst" zu sein. Dies erklärte sie sich zuerst durch eine Veränderung an ihrer Arbeitsstelle. Sie meinte, deswegen an einem Burnout oder „Chronic Fatigue-Syndrom" zu leiden. Das habe sie im Internet gelesen. „Manchmal schlafe ich bei der Arbeit auf dem Tisch ein." Eine Freundin mit Multipler Sklerose hätte sehr ähnliche Symptome gehabt. Mein Hinweis, dass sie keine Multiple Sklerose habe, erleichterte sie. Dennoch war sie sehr besorgt wegen ihrer Erschöpfung, wechselhaften Stimmung und dem Grübeln. Als sich Hitzewallungen im Herbst einstellten, fragte sie mich auch nach Wechseljahren als mögliche Ursache. Auf anamnestische Nachfrage gab sie an, nach Abschluss der Schule und im Wochenbett an einer Depression gelitten zu haben. Ihre Regelbeschwerden seien ebenfalls mit heftigeren Stimmungsschwankungen einhergegangen. Sie spüre eine reduzierte Libido, aber „das sei ja ganz normal in den Wechseljahren". Ihre Periode war unverändert. Sie war erleichtert, dass ihr Gynäkologe „noch" keine Wechseljahre feststellen konnte, auch wenn es möglicherweise bald so weit sein könnte.

Dann wird es wohl wieder eine Depression sein, wenn man die Vorgeschichte bedenkt. Sie kam dann auch mit der Bitte um Verordnung eines Antidepressivums in die Praxis. Als ich dem nicht sofort entsprechen wollte, schien Frau M. etwas enttäuscht, aber einverstanden.

Sie berichtete dann auch von **Schlafstörungen.** „Mein Mann kann angeblich wegen mir nicht tief schlafen, angeblich würde ich schnarchen oder gar nicht atmen"; dabei schüttelte sie ungläubig den Kopf. Kurze Zeit später saßen Herr und Frau M. gemeinsam im Wartezimmer. Ich war gespannt. Herr M. äußerte seine Sorgen bezüglich der Veränderungen seiner Ehefrau. Er fragte, ob die Schlaftabletten seiner Frau „auch wirklich helfen würden". Frau M. errötete, da sie mir davon nichts erzählt hatte. Herr M. nahm an, ich hätte seiner Frau das Antihistaminikum verschrieben. Sie unterbrach uns und nahm ihm die Schachtel ab. Ohne diese schlafe sie noch weniger, seit Monaten würden 2–3 Tabletten immer wieder „etwas helfen, in den Schlaf zu kommen".

Mit der weiteren **Anamnese** zu ihrer Schlafqualität ergab sich, dass sie seit mindestens einem Jahr lange Atemaussetzer habe. Manchmal wache sie erschrocken auf und sei dann sehr verschwitzt. Die mutmaßlichen Wechseljahre schienen ihr als Erklärung hinreichend zu sein. Herr M. hatte jedoch den Eindruck, dass sie seit der Einnahme der Tabletten noch schlechter schlafe. Er rolle sie öfter auf die Seite, wenn sie „komisch atme". Frau M. schien das Gefühl zu haben, die Kontrolle über das Gespräch zu verlieren. „Worum geht es hier nun eigentlich?"

Ich erläuterte beiden, dass die Beschwerden an ein **Schlaf-Apnoe-Syndrom** denken lassen. Auf ihre Nachfrage fasste ich die diesbezüglichen Symptome zusammen, empfahl ihr, die Schlaftabletten abzusetzen und sich bei einem HNO-Arzt vorzustellen.

Ein Termin im Schlaflabor war leider nicht sofort verfügbar, der HNO-Arzt im Stadtviertel war jedoch einfach zu erreichen. Das Ehepaar wirkte erleichtert, im Flur hörte ich Herrn M. noch sagen „…siehst Du, ich hatte Dir doch gesagt, dass…".

Zwei Wochen später war Frau M. wieder in der Praxis. Sie wirkte wacher. Sie meinte: „Es ist ein komisches Gerät was ich da bekommen habe." Sie berichtet, dass sie eine CPAP-Maske (continuous positive airway pressure) gegen ihre Atemaussetzer zum Test bekommen habe. Sie schlafe damit schlechter ein, aber besser durch. Morgens sei sie spürbar erholter. Sie war erleichtert und dankbar für meine diagnostische Einschätzung. Der rasche Effekt des CPAP-Geräts half sehr, ihre zahlreichen Ängste vor einer Depression oder den Folgen der Wechseljahre zu beseitigen.

Diagnosen:
- Obstruktives Schlaf-Apnoe-Syndrom
- Essenzielle Hypertonie
- Adipositas
- Hypnotika-Abusus

Synopsis

Die Patientin klagt zunächst über ein Erschöpfungssyndrom, wofür es viele Ursachen geben kann, sei es eine MS, eine Tumorerkrankung, eine Depression, eine virale Infektion, ein falscher Lebensstil oder vieles mehr und eben auch eine Schlafstörung. Nach zwei depressiven Episoden in der Vorgeschichte stellt sich die Frage einer larvierten Depression. Wegen des Hypnotika-Gebrauchs könnte die Symptomatik auch eine Überhangmüdigkeit sein. Wegen der Klagen über Probleme am Arbeitsplatz ist auch an ein „Burnout" zu denken, d. h. eine Unzufriedenheit mit der Arbeit.

Eine genaue Schlafanamnese unter Einbezug des Bettnachbarn sprach dann jedoch für eine nächtliche Atemstörung mit der nicht untypischen Folge einer deutlich erhöhten Tagesmüdigkeit. Eine Abklärung in einem Schlaflabor wäre sinnvoll gewesen. Da dies nicht zur Verfügung stand, war probeweise ein Behandlungsversuch mit einer CPAP-Maske der nächste Schritt. Die deutliche Befundbesserung kann nun im Nachhinein als Bestätigung der Diagnose angesehen werden

Hilfe für die Patientin

Eine sorgfältige Anamnese und beharrliche Ursachensuche trotz dezidierter subjektiver Ursachenannahme führten zur richtigen Diagnose. Dabei half es, die Anamnese während mehrerer Sitzungen weiterzuführen und auch eine Fremdanamnese einzuholen. „Thinking outside the Box" erbrachte eine Klärung, an die bei Müdigkeitssyndromen immer auch von Beginn an zu denken ist.

Hilfe für den Behandler

Patienten kommen mit Leitklagen und regelhaft mit Erklärungen. Diese müssen ärztlicherseits ernst genommen werden, dürfen jedoch den differenzialdiagnostischen Blick nicht verstellen. Die Behandlerin hat sich durch das Narrativ der Betroffenen nicht einengen lassen, ohne ihre Sorgen unbegründet „wegzuwischen". Sie hat sich auch nicht mit naheliegenden Gründen zufriedengegeben, so dass eine relevante Diagnose aufgedeckt werden konnte. Die Behandlerin konnte einen anhaltend aufmerksamen Blick und Empathie zusammenbringen, um ein professionelles Handeln zu gewährleisten.

Exkurs: Schlafstörungen

Die meisten Menschen schlafen zwischen 6 und 9 Stunden am Tag. Große epidemiologische Studien zeigen, dass eine regelmäßig extrem kurze oder lange Schlafdauer ($\leq$ 6 bzw. $\geq$ 10 h) das Risiko für Übergewicht, koronare Herzkrankheit, Schlaganfälle und Diabetes signifikant erhöht.

Störungen des Schlafs zählen zu den häufigsten Beschwerden. 30 bis 50 % der erwachsenen Bevölkerung leidet an Schlafstörungen. Chronische Schmerzpatienten und psychiatrisch erkrankte Menschen leiden zu 50–75 % an Schlafstörungen. Schlafstörungen können im Rahmen von einem ruhestörenden Schlafzimmer, einem dysfunktionalen Schlafverhalten, psychosozial belastenden Lebenssituationen, einer psychiatrischen Erkrankung oder aber auch aufgrund von organischen Erkrankungen auftreten. Das diagnostische Vorgehen bei Insomnien beinhaltet neben der allgemeinen und speziellen Anamnese und Diagnostik auch die **Aktigrafie und Polysomnografie.** Die Aktigrafie erfasst die Bewegung des Patienten. Die Polysomnografie wird im Schlaflabor durchgeführt und zeichnet multiple Schlafparameter auf, darunter auch die Atmung, nächtliche Bewegungen und im EEG die Schlafstadien. Moderne tragbare Aufzeichnungsgeräte erlauben auch eine Ableitung zuhause.

Für die **Diagnose einer Insomnie** müssen folgende Kriterien erfüllt sein: Es bestehen über einen Monat hinweg mindestens dreimal pro Woche Einschlafstörungen, Durchschlafstörungen oder eine schlechte Schlafqualität. Die Betroffenen haben aufgrund der Schlafstörungen einen erheblichen Leidensdruck oder sind in ihrer sozialen und beruflichen Funktionsfähigkeit beeinträchtigt.

Es ist zwischen **organischen und nicht organischen Schlafstörungen** zu unterscheiden. Bei nicht organischen Insomnien werden primär Verhaltensregeln empfohlen, die unter dem Begriff **Schlafhygiene** subsummiert werden.

- Keine koffeinhaltigen Getränke mehr nach dem Mittagessen
- Weitestgehender Verzicht auf Alkohol. Kein Einsatz von Alkohol als schlafförderndes Mittel
- Üppige Mahlzeiten am Abend vermeiden
- Regelmäßige körperliche Aktivität
- Allmähliche Verringerung geistiger und körperlicher Anstrengung vor dem zu Bett gehen
- Ein persönliches Einschlafritual einführen
- Im Schlafzimmer für eine angenehme Atmosphäre sorgen (ruhig, verdunkelt)
- In der Nacht nicht auf den Wecker, das Handy oder die Armbanduhr schauen und wenn, dann nur mit der Frage, wie lange man noch im Bett bleiben darf.

Wenn allgemeine Verhaltensregeln und Zuwarten keine Erfolge bringen, ist auch an eine Psychotherapie zu denken mit dem Ziel, schlafassoziierte Stresssyndrome, Angst und dysfunktionale Einstellungen und für den Schlaf ungünstiges Verhalten zu ändern.

Pharmakotherapeutisch kann an „Phytopharmaka“ gedacht werden (z. B. Baldrian, Lavendel). In zweiter Linie kommen sedierende Antidepressiva in niedriger Dosierung infrage (z. B. Doxepin, Trazodon, Mirtazapin), die bei Erfordernis auch längerfristig eingenommen werden können.

Benzodiazepine und auch Benzodiazepinanalogika (z. B. Zolpidem, Zopiclon, Zaleplon) sind aufgrund des Abhängigkeitspotenzials allenfalls kurzfristig zu verordnen. Die Indikation sollte grundsätzlich sorgfältig gestellt und im Verlauf überprüft werden. Es wird empfohlen, nur kleine Packungseinheiten zu verordnen. Die Dosis sollte möglichst niedrig, aber ausreichend gewählt und frühzeitig reduziert werden.

Ursachen organisch bedingter bzw. sekundärer Schlafstörungen sind zunächst einmal unspezifische organische Leiden, wie Schmerzen, Schilddrüsenprobleme oder chronische Darmerkrankungen. Zu bedenken sind auch Medikamente, die als Nebenwirkung Schlafstörungen verursachen können, dazu gehören etwa Antibiotika, bestimmte Antidepressiva (z. B. MAO-Hemmer, SSRI), Blutdruckmedikamente (z. B. Alphablocker), Asthma-Medikamente (z. B. Theophylin), Kortison, Schilddrüsenhormone, Diuretika. Selbst Schlafmittel können nach einiger Zeit oder abruptem Absetzen Schlafprobleme verursachen.

Eine organische Schlafstörung im engeren Sinne ist die **Schlafapnoe,** d. h. Atemaussetzer im Schlaf, z. B. verursacht durch eine Funktionsstörung der Rachenmuskulatur. Es kommt typischerweise zu unregelmäßigem Schnarchen und Luftholen. Besonders adipöse Männer sind betroffen-

Des Weiteren ist an ein **Restless-Legs-Syndrom** mit schlafstörenden unwillkürlichen Beinbewegungen zu denken. Eine Therapieoption ist eine Dopamingabe.

Eine Störung der Schlaf-Wach-Regulation ist die Narkolepsie. Betroffene können mitten am Tag in einen Tiefschlaf fallen. Dieser Schlafzwang kann beispielsweise beim Autofahren zu erheblichen Gefährdungen führen.

LITERATUR

Gerlach M, Sanner B. Leitlinien in der Praxis: Die neue S3-Leitlinie „Nicht erholsamer Schlaf/Schlafstörungen" – Kapitel „Schlafbezogene Atmungsstörungen". Laryngo-Rhino-Otologie 2017; 96(10) 685–690.

Głębocka A, Kossowska A, Bednarek M. Obstructive sleep apnea and the quality of life. J Physiol Pharmacol 2006; 57:111–117.

Heiser C, Eckert D. Pathophysiologie der obstruktiven Schlafapnoe. HNO 2019;67(9): 654–662.

Stuck B A, et al. Teil-Aktualisierung S3-Leitlinie Schlafbezogene Atmungsstörungen bei Erwachsenen. Somnologie 2020: 1–33.

Wiater A. Leitlinie Schlafstörungen: Die obstruktive Schlafapnoe. der junge zahnarzt 2019; 10:40–43.

KAPITEL

21 Die abgemagerte Patientin

Die 15-jährige Lisa stellt sich in Begleitung der Mutter zur J1-Untersuchung bei der Hausärztin vor. Lisa ist im Kontakt recht wortkarg und macht durch ihre Haltung und Mimik immer wieder deutlich, dass sie diesem Untersuchungstermin sehr ablehnend gegenübersteht. Die Mutter ergreift das Wort für ihre Tochter und antwortet an ihrer Stelle. Die Untersuchung zeigt regelrechte Befunde, nur hinsichtlich des Körpergewichts fällt auf, dass der Body-Mass-Index (BMI) von zuvor um die 50. Perzentile (153 cm, 45,1 kg) nun auf die 9. Perzentile (156 cm, 36,5 kg) abgefallen ist. Außerdem sei die Regelblutung zuletzt ausgeblieben. Die Hausärztin spricht Lisa und die Mutter auf die Befunde an und fragt nach Auffälligkeiten im Essverhalten. Lisa dreht sich daraufhin weg und die Mutter berichtet, dass Lisa in den letzten Monaten sehr auf eine gesunde Ernährung geachtet habe. Schon seit ihrem 10. Lebensjahr sei sie Vegetarierin. Das habe sie aus der Schule mitgebracht. Nun habe sie jedoch auch begonnen, Süßigkeiten wegzulassen und esse sehr viel Rohkost. Sie sei immer schon sportlich gewesen und sehr engagiert ins Ballett-Training gegangen. Seit einigen Wochen würde sie zusätzlich täglich joggen. Der Mutter sei diese Veränderung schon aufgefallen, sie habe sich bisher jedoch keine großen Sorgen gemacht, da sie dies der Pubertät zugeschrieben habe. Die Ärztin erläutert Lisa und der Mutter, dass ein Gewicht unter der 10. BMI-Perzentile als Untergewicht zu werten ist und der Gewichtsverlauf beobachtet werden müsse. Lisa solle versuchen zuzunehmen. Es wird ein Termin zwei Wochen später vereinbart.

Zu diesem Termin erscheint Lisa in Begleitung des Vaters. Dieser erklärt seine Anwesenheit damit, dass es sehr schwierig gewesen sei, Lisa zu diesem Termin zu bewegen. Die Mutter habe deshalb einen massiven Konflikt mit ihr gehabt und letztlich sei es dem Vater gelungen, sie zu überzeugen. Die Ärztin geht mit der Jugendlichen in das Untersuchungszimmer. Bereits beim Entkleiden fällt auf, dass Lisa nochmals abgenommen hat. Das Gewicht liegt nun unter der 5. BMI-Perzentile. Die Hausärztin spricht Lisa, die ihr mit gesenktem Kopf und starrem, auf den Boden gerichteten Blick gegenübersitzt, darauf an. Nach langem Schweigen antwortet sie, dass sie nicht verstehe, warum sich plötzlich alle so viele Sorgen machen würden. Sie habe den Eindruck viel zu dick zu sein und ertrage es nicht, sich im Spiegel anzusehen. Außerdem ernähre sie sich doch nur „gesund" und treibe Sport. Auf die Frage, ob sie schon einmal etwas von einer **Magersucht** gehört habe, antwortet sie nicht. Die Hausärztin erklärt ihr die Symptome und Gefahren dieser Erkrankung und wie gefährlich die Abwärtsspirale in das zuletzt lebensbedrohliche Untergewicht sein kann. Sie fragt Lisa, wie es ihr sonst gehe, ob sie Probleme habe, in der Schule, in der Familie? Lisa reagiert zunächst nicht. Als die Ärztin jedoch insistiert, spricht sie von Konflikten zwischen ihr und ihren Eltern. Insbesondere mit ihrer Mutter komme sie nicht zurecht, sie fühle sich eingeengt und kontrolliert. „Da es der Mama aber auch oft nicht gut geht, fühle ich mich jedes Mal schlecht, wenn ich mit ihr streite." Die Hausärztin äußert Verständnis und erklärt ihr, dass sie wohl spezialisierte Hilfe suchen sollte, damit sie sich wieder besser fühle. Sie werde die Diagnose und die entsprechenden Empfehlungen mit dem Vater besprechen. Sie fragt Lisa, was sie darüber hinaus mit dem Vater thematisieren solle und sichert auf Wunsch Lisas zu, nicht die von Lisa geschilderten Probleme mit der Mutter anzusprechen.

Dem Vater wird die Problematik erläutert. Lisa leidet unter einer Magersucht mit einer Körperschemastörung, einem restriktiven Essverhalten, Bewegungsdrang und deutlichem Untergewicht. Dem Vater wird empfohlen, Lisa zeitnah bei einem Kinder- und Jugendpsychiater vorzustellen. Zusätzlich werden ihm spezialisierte Beratungsstellen genannt und es werden regelmäßige Kontakte in der Praxis vereinbart.

Diagnose:
- Anorexia nervosa

Synopsis

Im Fallbeispiel fällt zunächst das Leitsymptom des Gewichtsverlusts ins Auge. Neben somatischen Ursachen, die zu einem unwillkürlichen Gewichtsverlust führen, ist für die Anorexia nervosa kennzeichnend, dass dieser intendiert ist und selbst herbeigeführt wird. Häufig beginnt dies, wie im Fallbeispiel, mit selektivem Essverhalten (z. B. Weglassen von Süßigkeiten oder Fett). Aber auch andere Maßnahmen, z. B. exzessiver Sport oder Erbrechen oder Laxanzienabusus, können vorkommen. Die Exploration der Patientin ist erschwert. Belastungsfaktoren im familiären Umfeld scheinen zu bestehen, wobei zunächst offenbleiben muss, ob diese mit der Anorexie in Beziehung stehen. Von Relevanz sind Diät- und Schönheitsideale, die über Peers, Zeitschriften, das Internet oder sogar Lehrer vermittelt werden. **Differenzialdiagnostisch** ist an eine depressive Symptomatik zu denken, die ebenfalls zu Appetitlosigkeit und Gewichtsverlust führen kann. Lisa leidet jedoch unter einer verzerrten Körperwahrnehmung, denn sie erlebt sich trotz des objektiven Untergewichts subjektiv als „zu dick". Dies ist kennzeichnend für eine Magersucht. Die Anorexia nervosa ist eine lebensgefährliche psychische Erkrankung.

Die größten Herausforderungen bei der Anorexie sind eine fehlende Krankheitseinsicht und der „Suchtcharakter" der Erkrankung, der zu Verheimlichung und Täuschungsmanövern führt. Auch bei anderen Essstörungen (Bulimie, Binge-Eating-Störungen) ist dies zu beobachten, wobei auch Schuld- und Schamgefühle eine Rolle spielen. Daher ist ein Behandlungsauftrag in Abstimmung mit den Patienten oft nur schwer zu erreichen.

Hilfe für die Patientin

Die Patientin hat keinen Behandlungsauftrag an die Hausärztin, außer dass sie in Ruhe gelassen werden will. Sie zeigt sich im Kontakt wenig zugänglich und hinsichtlich der Symptomatik uneinsichtig. Bei Jugendlichen ist essentiell, die Sorgeberechtigten zu informieren und zu beraten. Dabei ist aus juristischer Perspektive zu berücksichtigen, dass auch Minderjährige ein Recht auf Geheimnisschutz nach § 203 StGB haben, jedoch die Eltern das Recht auf Erziehung und die Pflicht zur Personensorge (Art. 6 Abs. 2 S.1 GG; §§ 1626 ff. BGB). Auch aus therapeutischen Überlegungen ist es wichtig, den Jugendlichen Vertraulichkeit zuzusichern, um eine Vertrauensbasis zu ermöglichen. Im geschilderten Fall sichert die Ärztin Lisa zwar zu, die Informationen über die für Lisa belastenden familiären Konflikte nicht weiterzugeben, aber die Eltern über den Verdacht auf eine Magersucht und die Notwendigkeit einer Behandlung zu unterrichten.

Hilfe für den Arzt

Die Diagnose ist im Falle der Anorexie häufig auf den ersten Blick zu stellen, was aber den Gedanken an Alternativerklärungen nicht ausschließen darf. Die Lösung erscheint im Fall der Anorexie vordergründig einfach. Die Patientin soll sich „normal" ernähren. Damit beginnt jedoch das Problem. Es handelt sich nicht um ein isoliertes Gewichtsproblem, sondern eine komplexe Krankheit, die bis zum Tod führen kann. Sie macht den Behandler oft hilflos. Die Patienten sind abwehrend, negierend und sogar aggressiv. Sie „wollen" keine Hilfe und sie unterscheiden sich darin oft nicht von anderen Suchterkrankungen. Dies führt auch unweigerlich zu Konflikten mit den Eltern, die oft verzweifeln. In dieser Gemengelage ist die Aufgabe der Ärztin, zunächst das Umfeld zu beraten. Es ist wichtig, die Eltern darin zu bestärken, adäquate Therapie und Unterstützung für ihr Kind zu organisieren und bei einer lebensbedrohlichen Gewichtsabnahme ggf. auch eine Behandlung gegen den Willen der Betroffenen einzuleiten. Zudem muss der weitere Gewichtsverlauf engmaschig überwacht werden.

Im Umgang mit der Patientin geht es um das **Herausarbeiten einer Krankheitseinsicht und Behandlungsbereitschaft.** Die Diagnose Anorexie und die damit einhergehenden Symptome müssen benannt werden. Insbesondere Bagatellisierungstendenzen sollte entgegengewirkt und der Patientin die potenzielle Gefährdung durch den Gewichtsverlust erläutert werden. Die Angst vor einer Gewichtszunahme ist so groß, dass sie für die Betroffenen absolut handlungsleitend ist und sie ggf. auch eine vitale Gefährdung in Kauf nehmen. Strategien des Motivational Interviewings, das sich auch bei Abhängigkeitserkrankungen bewährt hat, können hier hilfreich sein. Dabei werden bestehende Ambivalenzen und kognitive Dissonanzen aufgegriffen, z. B. einerseits die Angst vor der Gewichtszunahme und die damit verbundenen Verhaltensweisen des Hungerns und exzessiven Sports und andererseits der Verzicht auf freudvolle Dinge im Leben oder die gesundheitlichen Risiken.

Der Hausarzt ist im ambulanten Gesamttherapiekonzept vor allem auch zuständig für die somatische Überwachung und Behandlung der vielfältigen Folgestörungen. Der Hausarzt hat die Chance, mit den Patienten darauf aufbauend ein Arbeitsbündnis zu etablieren. Dabei kann sich ein Vertrauensverhältnis herausbilden, das ermöglicht, auch offen über die Magersucht zu reden.

Bei Verlaufskontrollen des Gewichts ist zu beachten, dass Anorexie-Patientinnen nicht selten versuchen, beim Wiegen ein höheres Gewicht vorzutäuschen. Die häufigste Methode ist das „Zutrinken". Deshalb kann es sinnvoll sein, das spezifische Gewicht im Urin zu messen. Bei < 1 010 g/l sollte das Gewicht in Zweifel gezogen werden. Ggf. kann auch eine Blasensonografie Hinweise geben. In jedem Fall sollten die Patienten immer wieder einmal vollständig entkleidet untersucht werden.

Exkurs: Anorexia nervosa

Als Anorexia nervosa oder Magersucht wird eine psychische Störung bezeichnet, bei der Patienten willentlich und suchtmäßig ihr Gewicht immer weiter reduzieren. Die Patienten betreiben eine Nahrungsrestriktion, essen nur kalorienarme Nahrungsmittel, betreiben exzessiv Sport oder nutzen auch andere kompensatorische Strategien wie Erbrechen oder Laxanzien, um einer Gewichtzunahme entgegenzuwirken bzw. weiter abzunehmen. Selbst in Extremfällen, in denen die Patienten nur noch Haut und Knochen sind, finden sie sich selbst zu dick, was als Körperschemastörung bezeichnet wird. Das suchtartige Streben nach Gewichtsabnahme bringt die Betroffenen dazu, ihre Krankheit zu verheimlichen und die Umwelt ggf. gezielt zu täuschen. Da die Umwelt, wenn sie erst einmal für die Essstörung sensibilisiert ist, vermehrt auf die Nahrungszufuhr der Betroffenen achtet, werden zahlreiche Strategien eingesetzt, um der Kontrolle zu entkommen. Es gibt Anorexie-Internetseiten, die hierzu Tipps und Tricks verraten:

- Verstecken von Lebensmitteln im Ärmel
- Kauen und Ausspucken von Essen in die Serviette
- Verteilen von Butter oder Aufstrichen unter den Fingernägeln
- Getoastetes, noch warmes Brot, um die Butter schmelzen und durchsickern zu lassen
- Verteilen des Essens auf dem Teller oder Kumulieren auf einer Tellerseite, um den Anschein zu erwecken, dass weniger auf dem Teller liegt als vorher
- Abführmittel
- Exzessiver Sport
- Exzessives trinken vor dem Wiegen
- Bleigewichte in den Haaren, um ein höheres Gewicht vorzutäuschen

Das Gewicht wird nach Empfehlung der WHO anhand des Body-Mass-Index (BMI) in Klassen eingeteilt. Der BMI wird berechnet als kg/m^2. Ein BMI von 18,5 bis 24,9 kg/m^2 kann als gesundes Gewicht angesehen werden. Patienten mit einem BMI < 18,5 kg/m^2 sind untergewichtig und < 17 kg/m^2 stark untergewichtig. Bei einer Person von 170 cm entspricht ein BMI von 17,0 kg/m^2 beispielsweise einem Körpergewicht von 49 kg. Für Minderjährige werden alterskorrigierte Perzentilen verwendet, da die als Normalgewicht anzusehenden BMI-Werte altersabhängig sind. In der ICD-11 wird für die Anorexia nervosa ein Gewicht unter der 5. BMI-Perzentile als diagnostisches Kriterium angegeben. Das ist sehr niedrig angesetzt, die S3-Leitlinie Essstörungen gibt daher die 10. BMI-Perzentile als Grenze zum Untergewicht an.

Risikofaktoren für eine Anorexia nervosa sind:

- Positive Familienanamnese (hohe Heretabilität von ca. 50–70 %)
- Vorgeschichte mit auffälligem Essverhalten (z. B. Fütterstörung im Säuglingsalter)
- Schwierigkeiten in der Affektregulation
- Prämorbide Persönlichkeitsstruktur mit überwiegend negativen Affekten

- Kulturelles Schönheitsideal
- Hoher Medienkonsum mit Schwerpunkt auf schlanke Schönheitsideale
- Leistungssport, klassisches Ballett, Sportarten mit Fokus auf das Gewicht
- Unzufriedenheit mit dem eigenen Körper in der Kindheit
- Weibliches Geschlecht (Verhältnis Frauen/Männer: 10 : 1)
- Familiäre Dynamiken scheinen vor allem den Schweregrad und Verlauf der Anorexie zu beeinflussen (z. B. hohes Ausmaß elterlicher Kritik)

Das wesentliche Therapieziel ist eine Gewichtszunahme, da ein Teil der Symptomatik durch das Untergewicht ausgelöst bzw. verstärkt wird (z. B. ein exzessiver Bewegungsdrang, kognitive Einengung). Ein ambulanter Therapieversuch ist vertretbar, solange das Gewicht über einem BMI 15 kg/m^2 bei Erwachsenen bzw. über der 3. BMI-Perzentile bei Kindern und Jugendlichen liegt.

Therapeutisch bedeutsam sind auch die durch die Mangelernährung ausgelösten somatischen Folgeprobleme, wie Hypotonie, Hypoglykämie, Elektrolytentgleisungen, Herzrhythmusstörungen, Anämie, Nierenversagen, Hormonstörungen, Perikarderguss und Ausbleiben der Regelblutung bei Frauen sowie im längeren Verlauf eine Osteoporose. Ein erniedrigter T3-Wert, der bei ansonsten normalen Schilddrüsenparametern als Low-T3-Syndrom bezeichnet wird, ist durch das Untergewicht bedingt und darf nicht mit Schilddrüsenhormonen substituiert werden.

Auch spezialisierte Beratungsstellen versuchen niedrigschwellige Angebote zu machen. Bei ausgeprägter Symptomatik, mit sehr niedrigem Gewicht oder raschem Gewichtsverlust oder vollständiger Essensverweigerung kann es notwendig werden, die Patienten in eine stationäre Behandlung einzuweisen.

LITERATUR

Frey M, Wermuth I. Anorexia nervosa – Diagnostik und Therapie. MMW Fortschritte der Medizin 2022; 164(5): 52–56.

Keel PK, Forney KJ. Psychosocial risk factors for eating disorders. Int J Eating Disord 2013; 46(5): 433–439.

Kaye WH, Wierenga CE, Bailer UF, Simmons AN, Bischoff-Grethe A. Nothing tastes as good as skinny feels: the neurobiology of anorexia nervosa. Trends Neurosci 2013; 36(2): 110–120.

Herpertz S, Fichter M, Herpertz-Dahlmann B, Hilbert A, Tuschen-Caffier B, Vocks S, Zeeck A (Hrsg.). S3-Leitlinie Diagnostik und Behandlung der Essstörungen. AWMF-Registernummer 051-026. Stand: 5/2018; www.awmf.org/leitlinien/detail/ll/051-026.html (letzter Zugriff: 01.4.2023).

NICE – National Institute for Health and Care Excellence (ed.). National Guideline Alliance UK. Eating Disorders: Recognition and Treatment. NICE Guideline No. 69. London: NICE 2017.

Van Eeden, A. E., van Hoeken D, Hoek HW. Incidence, prevalence and mortality of anorexia nervosa and bulimia nervosa. Current opinion in psychiatry 2021; 34(6): 515.

KAPITEL

22 Der Patient mit sexuellen Problemen

Herr B., 48 Jahre, präsentierte die Lösung: „Mein Urologe hat mir Viagra verschrieben. Nun werde ich bestimmt eine Familie gründen können." Ich war nicht sicher, wie ernst es gemeint war. Herr B. ist schon über 20 Jahre in meiner Praxis. Er ist Bauer bzw. hilft seinem Vater und dem Bruder, der sein Arbeitgeber ist, auf dem Hof. Im Dorf ist Herr B. als besonders höflicher Mann bekannt. Da ihn alle kennen und er auch in der Gemeinde sehr aktiv ist, haben sich die meisten daran gewöhnt, dass seine Situation auch etwas Tragisches hat. Herr B. hatte noch nie eine Freundin, hat nie den Hof seiner Eltern verlassen und immer eine etwas eigene Art, die man nicht genau in Worte fassen konnte. Auf der Straße wirkte Herr B. stets fröhlich und offen, in der Praxis schien er eher bedrückt, manchmal verschämt. Er war in der Praxis immer sehr genau mit allen Dingen, notierte sich alles, hatte oft einen Aktenordner dabei. Trotz seiner Beflissenheit verzettelte er sich oder stand sich selbst im Wege. Manchmal spürte man ihm seine Anspannung an, es gab Momente, in denen er ein wenig stotterte.

Das **Thema Sexualität** schien er mit niemandem besprechen zu können. Die ärztliche Situation gab ihm einen gewissen Raum dazu. Manchmal bedurfte es etwas Unterstützung, insgesamt war er aber froh, hier einen Ansprechpartner zu haben. Mit jedem Jahr wuchs seine Sorge darum, keine Freundin oder Frau zu finden. Dazu hatte er einige Erklärungsmodelle, warum es nicht funktionierte. Es ging ihm um ein Thema, das für ihn von besonderer Wichtigkeit war: Sein zu kleines Genital. Sein Urologe, den er auch in dieser Angelegenheit und wegen seiner erektilen Dysfunktion seit einigen Jahren aufsuchte, beschrieb normale Verhältnissen ohne auffällige Befunde. Auch fand sich kein Grund für seine erektile Dysfunktion. Herr B. war in einem spürbaren Spannungsfeld aus Schamerleben und einer Fixierung auf dieses Thema.

In supportiven Gesprächen unterstütze ich ihn bezüglich seiner Beziehungsfähigkeit und seines „ganz normalen Aussehens und guter Ausstrahlung", wenn er aus unterschiedlichen Gründen in die Praxis kam. Dies waren meistens muskuläre Verspannungen oder gelegentliche Spannungskopfschmerzen. Depressive Gedanken verneinte er stets. Tatsächlich hatte er immer viel Motivation und beteiligte sich an zahlreichen religiösen und ehrenamtlichen Aktivitäten. Die Dating-Apps, über die er gelesen hatte, brachten für ihn kein Ergebnis. Er hatte bisweilen Treffen mit Frauen, für die er auch ein Begehren spürte, aus denen dann aber keine Beziehung hervorging. Insgesamt schien dies für ihn sehr bedauerlich. Seine Erklärungen drehten sich dann um seine Penisgröße. Selbst ein Treffen mit einer Prostituierten „sei schief gegangen", gestand er mir. Er sei zuerst ohne Erektion geblieben, und dann „sofort gekommen". Er habe sich geschämt und das Gefühl, ein „totaler Versager zu sein". In einem weiteren Gespräch berichtete er dann, bereits beträchtliche Mengen an Geld für „Genital-Vergrößerungen" ausgegeben zu haben. Diese hätten alle nicht funktioniert. Er habe im Gegenteil nach solchen Misserfolgen das Gefühl, „alle sehen mir an, dass ich ein kleines Genital habe". An solchen Tagen bleibe er dann zuhause, aber das Gefühl bleibe irgendwie immer an ihm hängen. Trotz der Offenheit blieb mir Herr B. ein Rätsel. Es fiel mir auf, dass er exzessiv an seinen Nägeln kaute. Sein Bruder berichtete in einem Gespräch, dass sein Zimmer zwar extrem ordentlich sei, aber auch völlig überladen an nutzlosen Dingen. Wenn es dann um ein Date mit einer Frau ging, sei sein Zimmer dann ungeeignet und er habe seinen Bruder um einen Raum in seiner Wohnung gefragt. „So bekommst Du nie eine Frau", sagte ihm sein Bruder öfter.

Die Situation verschlechterte sich, als er auch mit Viagra keine Erfolge erzielte. „Irgendwie fühlt es sich falsch an", sagte er. Außerdem habe er keine Treffen, wo er es einsetzen könnte. Er nahm ein gefaltetes Stoff-Taschentuch aus der Tasche und wischte sich seine Tränen ab. Es war der erste Gefühlsausbruch, den ich so bei Herrn B. sah. In den Wochen danach wurde es wieder etwas ruhiger um ihn. Herr B. hatte sich ein neues Hobby zugelegt, von dem er vermehrt berichtete und das seine privaten Sorgen in den Hintergrund rücken ließ. Mein Hinweis auf eine psychotherapeutische Behandlung wurde abgewehrt mit dem Einwand, der könne ja auch nichts an seinem zu kleinen Genital ändern.

Daraus ergibt sich nun als neuer Ansatz, dem Patienten ein „Behinderungsmodels mit Behinderungsmanagement“ zu vermitteln. Der Patient ist auf dem Hintergrund seiner vielfältigen Versuche der Penisvergrößerung bereits zu der Einsicht gekommen, dass sein Penis nun einmal so ist, wie er ist. In weiteren Gesprächen ist das Thema, was nun getan werden kann, um mit der Situation optimal umzugehen. Wie ist es mit platonischen Kontakten zu Frauen? Klappt das, oder wo gibt es diesbezüglich Probleme? In einem schrittweisen über längere Zeit laufenden therapeutischen Prozess, kann der Patient so zum eigentlichen Problem hingeführt werden und angeleitet werden, neue Perspektiven und Verhaltensansätze zu entwickeln. Als Hausarzt hat man die Möglichkeit im Kontakt zu bleiben, da das Krankheitskonzept des Patienten ja somatisch ist. Dies bietet dann auch weitere therapeutische Ansätze im Rahmen der supportiv-psychotherapeutischen Grundversorgung.

Diagnosen:
- Körperdysmorphe Störung oder Dysmorphophobie
- Erektile Dysfunktion, Ejaculatio praecox

Synopsis

Es wird der Fall eines Mannes geschildert, der quälende Probleme mit der Sexualität und der Beziehung zu Frauen hat. Dabei spielt seine Sorge um einen zu kleinen Penis eine entscheidende Rolle im Sinne einer verzerrten Körperwahrnehmung bzw. Dysmorphophobie. Dies behindert auch die Beziehungsaufnahme zu Frauen. Es kommt zu einer unglücklichen Verkettung von (vermeintlichen) körperlichen Defiziten, Misserfolgen in Kontakten und dysfunktionalen Bewältigungsstrategien, was die sexuelle (erektile) Dysfunktion und seine körperdysmorphen Ängste noch wechselseitig verstärkt. Die schambehaftete Thematik, die im Grunde genommen keine typische sexuelle Dysfunktion darstellt, erschwert es ihm, sich offener mit der Thematik auseinanderzusetzen. Die gute Arzt-Patienten Beziehung ist eine wichtige Voraussetzung, um sich zu öffnen und Hilfe in Anspruch nehmen zu können. Der Einfluss des Hausarztes kann als lindernd und Schutz gegen akute Komplikationen gewertet werden. Die körperdysmorphen Symptome bilden trotz Prävalenz von bis zu 5 % einen eher seltenen Grund für eine hausärztliche Konsultation.

Der Patient erhofft sich Hilfe bei der „Penisproblematik“ und nur bedingt bei der Bearbeitung seiner Beziehungsprobleme. Aus ärztlicher Sicht ist das zentrale Thema die Korrektur einer verzerrten körperlichen Wahrnehmung. Körperdysmorphe und hypochondrische Störungen können nicht im Sinne des Patienten gelöst werden. Das tatsächliche Problem ist psychischer Natur, was nicht dem Anliegen oder Auftrag des Patienten entspricht.

Erforderlich sind:
- Sorgfältiger Ausschluss somatischer Ursachen
- Konstruktiver Umgang mit belastendem Erleben
- Motivierung des Patienten, sich mit seinen psychischen Konflikten auseinander zu setzen.

Hilfe für den Patienten

Im geschilderten Fall leidet der Patient unter einer vielfältigen „bio-psycho-sozialen“ Notsituation, die sich über viele Jahre bis zur aktuellen Akuität verschlimmert hat. Daher muss sich auch die Hilfe mit allen **drei Dimensionen** befassen:
- „Bio“: Diagnostik, Ausschluss oder Behandlung akuter oder chronischer organischer Ursachen, z. B. organischer oder urologischer Erkrankungen.
- „Psycho“: Erkennen, Ausschluss oder Behandlung psychischer Störungen, z. B. Wahn, Suizidalität, Depression, Zwangsstörung oder sexueller Identitätsstörung.
- „Sozial“: den sozialen Folgen entgegenzuwirken, d. h. Einsamkeit, Isolierung, Verelendung seiner Wohnung

Das langjährige Vertrauensverhältnis zum Hausarzt ist eine gute Grundlage, um erste Hilfe in all diesen Aspekten leisten zu können und darauf entsprechende diagnostische und therapeutische Schritte aufzubauen. Auch wenn die geklagten Probleme von außen gesehen nicht die Brisanz wie für die Betroffenen haben, muss der subjektive Leidensdruck behutsam und möglichst ehrlich erfasst und aufgefangen werden. Grade bei zwanghaften Fixierungen auf bestimmte körperliche Störungen können erhebliche Eigenschädigungen im Sinne von Suizidalität aber auch Manipulation oder chirurgischen Eingriffen die Folge sein.

Hilfe für den Behandler

Der Betroffene bietet ein schwer zu fassendes Leidensbild. Der Hausarzt kann dabei weder eine zufriedenstellende urologische Diagnostik und Therapie anbieten, noch eine tiefergehende psychische Intervention. Die Chronizität, die Schamhaftigkeit und die Vielfältigkeit der Problematik scheinen den Hausarzt zum besonders geeigneten ersten Anlaufstelle zu machen. Im Weiteren ist dann zu versuchen adäquate urologische und psychische Behandlungen zu ermöglichen.

Ein besonderes Problem ist, das psychische Störungen beim Gegenüber oft eigene Reaktionen hervorrufen. Dies kann je nach Art der Störung Angst, Ungeduld, Betroffenheit, Unverständnis, oder im vorliegenden Fall auch leichter Spott sein. Dass man sich „das Lachen verkneifen muss", weil man die Probleme des Patienten für „komisch" oder „grotesk" hält, ist kein Grund, sie nicht ernst zu nehmen oder gar zu bagatellisieren. Der Arzt muss eine hinreichende Erfahrung in der Beherrschung seiner eigenen Emotionen haben. Das wird in Balint-Gruppen oder der interaktionellen Fallarbeit gelernt.

Exkurs: Körperdysmorphobe Störung

Die Dysmorphophobie, körperdysmorphe Störung, die Körperschemastörung oder das körperliche Entstellungssyndrom sind charakterisiert durch eine Störung der Wahrnehmung und Beurteilung des eigenen Leibes. Dies kann eine Akne, das Gewicht, die Muskulatur, die Körpergestalt oder die Geschlechtsteile betreffen. Typische Symptome sind die unverrückbare Überzeugung, von einem körperlichen Defekt betroffen zu sein, die ständige Beschäftigung mit dem vermeintlichen Körperfehler, die Scham gegenüber Mitmenschen und oft auch sexuelle Hemmungen. Die Betroffenen beschäftigen sich ununterbrochen mit ihren Defiziten und suchen manchmal auch dysfunktionale Lösungen, wie z. B. chirurgische Interventionen. Es besteht nur eine eingeschränkte Krankheitseinsicht. Die Beschäftigung mit dem Körperfehler verursacht klinisch signifikanten Stress und eine Beeinträchtigung in sozialen Funktionsbereichen. Dysmorphophobie kann zum Rückzug aus dem gesellschaftlichen Leben führen, bis hin zur vollständige sozialen Isolation. Die Prävalenz beträgt etwa 2,0 % bei Frauen und 1,5 % bei Männern. Ätiologisch spielen sowohl biologische als auch soziokulturelle Faktoren eine Rolle. Dazu gehört auch der Einfluss sozialer Medien, der die Unzufriedenheit mit dem eigenen Körper und damit zusammenhängend die Entwicklung einer körperdysmorphen Störung fördern kann.

Betroffene begeben sich nur bedingt in fachgerechte Therapie, sei es wegen ihres speziellen Störungsverständnisses, aus Scham oder Unwissenheit. Eine Behandlungsoption bietet die kognitive Verhaltenstherapie, für die es einige Wirksamkeitsbelege gibt.

LITERATUR

Buhlmann U, et al. Die körperdysmorphe Störung. Zeitschrift für Klinische Psychologie und Psychotherapie 2013.

Grau K, Fegert JM, Allroggen M. Körperdysmorphe Störung. Zeitschrift für Kinder-und Jugendpsychiatrie und Psychotherapie 2014.

Hartmann AS, Grocholewski A, Buhlmann U. Körperdysmorphe Störung (Vol. 72). Göttingen: Hogrefe, 2019.

Lahousen T, Linder D, Gieler T, Gieler U. Körperdysmorphe Störung. Der Hautarzt 2017; 68(12), 973–979.

KAPITEL

23 Der verunsicherte Patient

Herr S., 37 Jahre alt, saß ganz ruhig auf dem Stuhl in der Praxis. Da ist es, dieses Gefühl. „Ganz komisch und aus dem Nichts." Es hatte bei einem Kundenkontakt morgens angefangen, ihn sehr verunsichert und er war dann mit einer anhaltenden Symptomatik direkt in die Praxis gekommen. Sein Puls lag bei fast 100 Schlägen pro Minute, obwohl er still dasaß. Ein Ruhe-EKG zeigte einen tendenziell tachykarden Sinusrhythmus. Er berichtete, dass er seit ca. 3 Wochen wiederholt ein plötzlich einschießendes Gefühl der Brustenge, Unruhe und Klopfen in den Schläfen wahrgenommen habe. Ein Freund habe seinen Puls gemessen und sich erstaunt über einen „rasenden Puls" geäußert. Dies habe seinen Verdacht bestärkt, dass bestimmt etwas nicht in Ordnung ist.

Herr S. erinnerte mich erneut daran, dass sein Großvater und sein Vater an einem Herzinfarkt gestorben waren, und wie schlimm der plötzliche Tod seines Vaters gewesen sei.

Ähnlich war die Situation bei unserem ersten Arzt-Patienten-Kontakt: Vor ungefähr einem Monat war Herr S. erstmals „mit einem wahnsinnigen Herzklopfen" zu mir in die Praxis gekommen. Im Unterschied zu unserem heutigen Termin hatte damals ein unverzüglich angefertigtes Ruhe-EKG eine schmalkomplexe regelmäßige **Tachykardie** mit Frequenzen um 180 gezeigt, was am ehesten für eine AV-Knoten-Reentrytachykardie (AVNRT) sprach. Auch damals äußerte er die Sorge, einen Herzinfarkt Erlitten zu haben. Ich erläuterte ihm die nächsten Schritte zur weiteren Abklärung im Krankenhaus und dass mit der geeigneten Diagnostik jegliche kritischen Zustände rasch erkannt werden können. Während der EKG-Ableitung schilderte ich ihm, dass es mehrere tachykarde Rhythmusstörungen gebe, die unangenehm, aber nicht bedrohlich seien. Die Diagnostik schien eine AV-Knoten-Reentrytachykardie zu bestätigen. Ich erläuterte, dass eine Katheter-Ablation eine gut verträgliche und wirksame Intervention darstellen kann und dass eine Behandlung fast immer zu einer anhaltenden Remission führe. Da er in klinischer Hinsicht ansonsten kreislaufstabil und kardial gut kompensiert war, der Troponin-Schnelltest in der Praxis unterhalb der Nachweisgrenze lag und er sich weigerte, per RTW-Transport ins Krankenhaus gefahren zu werden, verließ er mit einer Einweisung und EKG-Kopien in Begleitung seiner Ehefrau die Praxis, die ihn zum Krankenhaus fahren wollte.

Der weitere **Ablauf in der Klinik** war völlig unproblematisch: Nach der Bestätigung einer AVNRT erhielt Herr S. noch in der Notaufnahme unter Monitorkontrollen Adenosin i. v., wodurch die Rhythmusstörung beendet wurde und er im weiteren Verlauf im stabilen Sinusrhythmus blieb. Weitere Herzenzymkontrollen waren negativ, bei bleibenden Angina-pectoris-ähnlichen Beschwerden sowie der positiven Familienanamnese entschied man sich jedoch zur Durchführung einer Koronarangiografie, die völlig blande Herzkranzgefäße zeigte. Noch im gleichen stationären Aufenthalt wurde die elektrophysiologische Untersuchung mit Katheter-Ablation durchgeführt, die ebenfalls komplikationslos verlief.

Und trotzdem war das Leben nach diesem Ereignis nicht mehr wie es vorher gewesen war. Es folgten wiederholte Vorstellungen in der Praxis mit der Bitte um EKG-Kontrollen, weil sich das Herz so anders anfühle. Herr S. traute sich fast keine Belastungen mehr zu und erkundigte sich wiederholt, was er nun nicht mehr machen dürfe und wie gefährlich Sport sei. Ich riet ihm, extreme Belastungen vorübergehend zu vermeiden, aber im Allgemeinen „normal" zu leben.

Um sein Vertrauen in eine normale Belastbarkeit zu stärken, schlug ich vor, ein **Belastungs-EKG** durchzuführen, das wie zu erwarten unauffällig war. Dies beruhigte den Patienten ein wenig, er traute sich jedoch kaum, bis an die Belastungsspitze zu gehen: „Nur wenn Sie dabei sind, Dok." Seine Leistung lag deutlich unter der zu erwartenden, aber er brach in Schweiß aus und konnte nicht mehr leisten.

Da er wiederholt über subjektiv empfundenes Herzrasen berichtete, legten wir ein Langzeit-EKG an, das mit einem durchgehenden und tendenziell tachykarden Sinusrhythmus sowie vereinzelten supraventrikulären und ventrikulären Extrasystolen einen altersentsprechenden Normalbefund aufwies.

Ich stellte ihn mit 5 mg Bisoprolol ein, um durch den Betablocker die evtl. auch durch Stress induzierten tachykarden Frequenzen etwas zu reduzieren. Er erkundigte sich zudem nach einem harmlosen Schlafmittel und erhielt von mir Baldrian-Tabletten.

Bei einem seiner weiteren Besuche zeigte er mir seine neue Fitness-Uhr. „Hier sehe ich den Puls ständig und kann auch am Ende des Tages jede Ungewöhnlichkeit erkennen." Obwohl ich tatsächlich mal mit ihm über Fitnessuhren und Apps, die sogar recht zuverlässig Rhythmusstörungen erkennen können, geredet hatte, riet ich ihm dennoch von der Benutzung einer solchen Uhr ab und erläuterte ihm, es sei nicht sinnvoll, die eigenen Symptome zu detailliert zu beobachten. Im weiteren Verlauf kaufte er sich dennoch ein Blutdruck-Messgerät und koppelte seine Uhr an sein Mobiltelefon. In weiteren Terminen wurden schematische Grafiken von Herzfrequenz- und Blutdruckverläufen präsentiert und diskutiert.

Die **Aufmerksamkeit des Patienten** kreiste zunehmend um sein Herz. Sein Lebensstil wurde herzschonend verändert. Jegliche thorakale Wahrnehmung löste Verunsicherung und Angst aus. Er begann auch, zumeist ohne Absprache, verschiedene kardiologische Praxen und Spezialisten aufzusuchen. Meine Aufgabe bestand zunehmend darin, einen Überblick über die verschiedenen spezialärztlichen Kontakte zu behalten. Der Patient sah ein, dass es wichtig sei, alle Untersuchungsergebnisse zu bündeln und in der Zusammenschau zu interpretieren. Danach bekam ich auch die meisten Arztbriefe zu Gesicht, die teilweise diagnostische Vermutungen enthielten, die eher beunruhigten, ohne faktenbasiert zu sein. Es bedurfte immer wieder Gespräche, um dem Patienten deutlich zu machen, dass seine Angst „herzschädlich" wäre und daher neben der kardiologischen Überwachung auch eine Psychotherapie kardiologisch indiziert sei. Über diese Schiene konnte der Patient dann in eine Verhaltenstherapie vermittelt werden.

Diagnosen:
- Supraventrikuläre Tachykardie
- Hypochondrische Herzangst

Synopsis

Es wird die Entwicklung einer Herz-assoziierten Angststörung beschrieben. Der psychisch gesunde Patient erleidet eine spontane, gutartige Rhythmusstörung, die erfolgreich behandelt wird. Dennoch führte die Erkrankung dazu, dass der Patient verunsichert wurde und nun eine **erhöhte Selbstbeobachtung** durchführt. Bereits geringfügige Symptome triggern bei ihm eine Kaskade aus Angsterleben, weiterer Sympathikus-Aktivierung und damit einhergehenden verstärkten Beschwerden bis hin zu Panikattacken mit Annahme einer ernsthaften kardiologischen Erkrankung. Obwohl der Patient verstand, was ablief, ist er stark durch diesen Circulus vitiosus beeinträchtigt und benötigt eine psychologische Intervention. In seinem Fall bestand diese Intervention zunächst in einer Aufklärung über seine kardiologische Erkrankung, über die damit einhergehende Verunsicherung und die daraus folgende Sensibilisierung für kardiale Ereignisse. Um diese wieder zu „entwöhnen" und einen angemessenen Umgang mit kardialen Symptomen zu haben, braucht es ein „Training", d. h. Entspannungstechniken bei reaktiver Angst, reduzierte Selbstbeobachtung und Wissen um seine generell vorhandene körperliche und psychische Belastbarkeit. Bei Generalisierung der Ängste mit Einschränkungen im Alltagsleben ist dann die Überweisung zu einem Psychotherapeuten indiziert, was aber Probleme machen kann, da der Patient meint „eigentlich nur herzkrank" und nicht „psychisch gestört" zu sein.

Wichtig ist sich klar zu machen, dass das Vorliegen einer somatischen Krankheit eine hypochondrische Entgleisung nicht ausschließt, sondern sogar einen Risikofaktor für eine zusätzliche psychische Problematik darstellt.

Hilfe für den Patienten

Jede akute kardiologische Symptomatik muss fachgerecht abgeklärt werden. Auch bedrohliche Situationen sollten mit Ruhe und Sicherheit begleitet werden. Auch nicht ischämisch-kardiale Herz-Kreislauf-Ereignisse, z. B. eine Lungenembolie, sollten nicht als Panikattacke mit Luftnot verkannt werden. Nach Ausschluss einer akuten behandlungsbedürftigen Symptomatik steht der Umgang mit ängstlichen oder bedrohlichen Gefühlen im Vordergrund. Belastungssituationen, die mit einer starken Sympathikus-Aktivierung einhergehen, können eine perpetuierende Angststörung anstoßen. Daher ist eine gute Aufklärung über die grundsätzliche Harmlosigkeit von ängstlichen und panischen Symptomen eine Grundlage der Behandlung. Werden die eigenen Symptome wiederholt als bedrohlich wahrgenommen, fängt der Betroffene an, seinen Fokus auf diese Beschwerden zu richten. Mit der erhöhten Selbstbeobachtung beschleunigt sich die Spirale der Angst und ihren Symptomen. Der Patient muss darin unterstützt werden, seine Angst als etwas Eigenständiges wahrzunehmen („Ich und meine Angst"). Es muss lernen, mit der Angst zu reden und gezielt die Verantwortung zu übernehmen, seine Angst „zu beherrschen".

Hilfe für den Behandler

Der Hausarzt ist mit zahlreichen Unsicherheiten und Ängsten konfrontiert. Er ist derjenige, der ein klares Konzept zum Umgang mit somatischen Störungen, aber auch zur Angstbewältigung haben sollte. Er muss stets abwägen zwischen somatomedizinisch gebotenen Maßnahmen und Angstbewältigungsmaßnahmen. Ein EKG ist beides. Viel Diagnostik kann sowohl beruhigen wie aber auch verunsichern, weil danach sofort erneut das Bedürfnis nach weiterer diagnostischer Überwachung entsteht.

Ängstliche Patienten können auch „anstecken" und beim Arzt Unsicherheit hervorrufen. Dies gilt insbesondere, wenn die Beschwerden sehr prononciert vorgetragen werden. Es kann auch zu Interaktionsstörungen kommen, da der Patient das Gefühl entwickeln kann, nicht verstanden oder gar belächelt zu werden. Es kann auch zur Aggravation der Situation kommen, wenn der Arzt unkonkrete Andeutungen macht, Differenzialdiagnosen erörtert oder potenziell schlimme Entwicklungen diskutiert, um den Patienten zur Mitarbeit zu bewegen.

Bei ausbleibenden Erfolgen sollte sich der Behandler nicht provoziert fühlen, sondern das Leiden wie auch die Widerstände des Patienten akzeptieren und abklären. Der Behandler sollte auch dysfunktionale Formen der Emotionsregulierung im Blick behalten, z. B. Alkohol- und Medikamentenabusus, Nahrungskonsum oder impulsives Einkaufen.

Exkurs: Angsterkrankungen und „pathologische Realangst"

Es gibt eine Reihe unterschiedlicher Störungsbilder, die mit Ängsten einhergehen, bei denen sich Genese, Verlauf, Symptomatik und Therapieerfordernisse unterscheiden.

- **Phobische Störungen** (Agoraphobie, soziale Phobie und isolierte Phobien, z. B. Spinnen-Phobie): Angstanstieg bei Konfrontation mit bestimmten Stimuli und Entspannung bei Vermeidung
- **Panikstörung:** attackenartige kurzfristige Angstanfälle
- **Posttraumatische Stresserkrankungen:** überdauernde Ängste und Erinnerungen nach dem Erleben einer angstauslösenden, ggf. traumatisierenden Situation
- **Generalisierte Angststörung (GAS):** ständiges Besorgtsein wegen konkreter Alltäglichkeiten
- **Ängstlich-depressive Störungen:** eher unkonkretes Überforderungsgefühl
- **Somatisierungsstörungen und hypochondrische Störungen:** Angst um die körperliche Unversehrtheit bzw. Gesundheit
- **Zwangsstörungen:** repetitives, zumeist unsinniges Verhalten zur Vermeidung von Gefahren, z. B. intensives Händewaschen und Vermeidung der Berührung von potentiell ansteckenden Gegenständen
- **Ängstliche und abhängige Persönlichkeitsstörungen:** habituell ängstliche und selbstunsichere Menschen
- Fast alle **psychischen Erkrankungen sonstiger Art** können mit Ängsten einhergehen, z. B. schizophrene Psychosen, Demenzerkrankungen u. a.
- Viele **somatische Erkrankungen** können mit Angst einhergehen, z. B. Angina pectoris oder Erkrankungen mit Atemnot.

Alle genannten Störungen können parallel zu somatischen Erkrankungen auftreten, unabhängig davon oder als Reaktion darauf.

Es gibt zwei Konzepte der krankheitsbedingten pathologischen Angstreaktion. Unter der **ängstlichen Anpassungsstörung** versteht man eine kurzzeitige überschießende Angstreaktion, die nach Wochen oder Monaten wieder abklingen sollte, da ansonsten von einer anderen psychischen Grunderkrankung auszugehen ist.

Die „**pathologische Realangst**" bezeichnet eine pathologische Angstentwicklung bei Vorliegen einer „echten" Bedrohung. Es ist ein gelegentliches Missverständnis, dass pathologische Ängste auszuschließen seien, wenn ein objektiv angstauslösender Stimulus vorliegt, so als ob ein Herzinfarkt, der üblicherweise und normalerweise Angst auslöst, ausschließen würde, dass es zu einer pathologischen Angstentgleisung kommen kann. Eine solche Situation kann geradezu als Risikofaktor für die Entwicklung einer Angststörung angesehen werden. Die Diagnose einer pathologischen Realangst leitet sich nicht vom Auslöser ab, sondern von der Verarbeitung der Bedrohung und der Art der Angstbewältigung. Ängste werden dann krankhaft, wenn sie in Intensität und Dauer über das übliche Maß hinausgehen, das Leben des Patienten einschränken und zu dysfunktionalem Verhalten führen. Dies ist abzugrenzen von lebensüblichen Ängsten, z. B. Besorgtheit über den weiteren Verlauf einer Krebserkrankung. Die pathologische Realangst ist eine Variante der hypochondrischen Störungen.

Aufklärung und Psychoedukation: Jeder Patient mit Angst- und Panikstörungen sollte durch eine formlose oder strukturierte Methode lernen, dass

- Angst und Unruhe sehr unterschiedliche und ausgeprägte somatische Symptome verursachen können (z. B. Schwitzen, Muskel-Krämpfe, Brustenge),
- diese Beschwerden häufig sind und primär keinen Krankheitswert haben,
- nach spätestens 20 Minuten jede Panikattacke nachlässt,
- eine übertriebene Selbstbeobachtung von Beschwerden kontra-produktiv ist,
- Vermeidungsverhalten langfristig zur Ausweitung der Angsterkrankung führt,
- es einfache gedankliche und körperbezogene Übungen gibt, die die Angst lindern.

Es gibt Manuale für Patienten zu dieser Thematik, die in Teilen auch hausärztlich eingesetzt werden können. Wie lange und geduldig der Arzt dem Patienten durch Untersuchungen beweisen muss, dass keine bedrohlichen somatischen Befunde vorliegen, kann nicht einfach beantwortet werden. Eine sorgfältige Diagnostik ist notwendig, insbesondere bei Veränderungen der Symptome und Befunde. Dennoch kann die zugrunde liegende Angst in der Regel nicht durch Diagnostik aufgelöst werden, sondern nur durch ein „Verlernen" des dysfunktionalen Verhaltens der Patienten.

Ängste aushalten (Exposition): Es wird postuliert, dass Angst „durchlebt" werden muss, um sie zu reduzieren. Dass rechte Maß an überwindbarer Angst zu finden, ist nicht einfach: übertreibt der Behandler die Konfrontation mit den angstauslösenden Situationen, wird der Patient möglicherweise die Behandlung abbrechen oder geschädigt aus ihr hervorgehen. Wenn der Behandler das natürliche Vermeidungsverhalten des Patienten fördert, wird sich die Angsterkrankung konsolidieren. Um einen angemessen „mutigen" Umgang mit Ängsten zu finden, ist es sinnvoll in kleinen Schritten vorzugehen. Bei der geschilderten Herzphobie kann schon die Verlängerung der Untersuchungsintervalle eine Angstexposition sein. Expositionen sollten häufig stattfinden und vor und nach besprochen werden. Angstauslöser können auch „in vitro" geprobt werden, z. B. dass sich Herr S. vorstellt, er laufe rasch zum Bus und spüre sein Herzrasen. Diese Imagination kann durch den Behandler gelenkt werden. Als nächstes können dann „In vivo"-Versuche stattfinden. Dazu gehört auch das ärztlich begleitete Belastungstraining.

Wie lange und geduldig der Arzt dem Patienten durch Untersuchungen beweisen muss, dass keine gefährlichen somatischen Befunde vorliegen, kann nicht einfach beantwortet werden. Eine sorgfältige Diagnostik ist notwendig, insbesondere bei Veränderungen der Symptome und Befunde. Dennoch kann die zugrunde liegende Angst in der Regel nicht durch Diagnostik aufgelöst werden, sondern nur durch ein „Verlernen" des dysfunktionalen Verhaltens der Patienten. Da Angst und Panik die häufigsten Beschwerden erwachsener Patienten sind, hat die Psychologie ein großes Repertoire an Therapie-Optionen entwickelt. Die angewandten Methoden sind überwiegen verhaltenstherapeutisch orientiert. Dies liegt darin begründet, dass sich Verhaltenstherapie an biologisch begrünbarem Lernverhalten orientiert.

Es wird nach Auslösern und Reaktionen des verhaltensgesucht und wie diese zu ändern sind.

Entspannungsstechniken: Bei chronischem Stress ist immer auch an Entspannungstechniken zu denken, wie z. B. Autogenes Training, Meditation, Bio-Feedback, Achtsamkeitstraining, Progressive Muskel-Relaxation (PMR), Hypnose, Aroma-Therapie, Yoga und einfache Atem-Übungen. Es ist wichtig, ganz unterschiedliche Techniken zu kennen, um den individuellen Vorlieben der Patienten gerecht zu werden.

Pharmakotherapie: Angststörungen können auch pharmakotherapeutisch behandelt werden. Mittel der ersten Wahl sind selektive Serotonin-Wiederaufnahmehemmer (SSRI; z. B. Citalopram, Escitalopram, Paroxetin, Sertralin) und SSNRI (Duloxetin, Milnacipran und Venlafaxin) oder Benzodiazepinanalogika wie Pregabalin. Weitere Optionen sind Opipramol, Buspiron oder niederpotente Antipsychotika (z. B. Dipiperon). Schließlich sind auch Phytopharmaka einen Versuch wert (z. B. Baldrian, Lavendel).

Exkurs: Generalisierte Angststörung (GAS)

Die GAS ist eine in der Allgemeinheit weniger bekannte, aber verbreitete Störung (12-Monats-Prävalenz ca. 2 %), mit der insbesondere Hausärzte häufig konfrontiert sind. Viele GAS-Fälle bleiben unerkannt, da die Belastungen von den Patienten oft nur vage oder als somatische Symptome beschrieben werden. Das Erscheinungsbild der GAS kann daher sehr heterogen ausfallen.

Das **Leitsymptom der GAS** sind ständige Befürchtungen, dass irgendetwas Negatives passieren könnte. Dies betrifft Bagatellen, wie z. B. der sorgfältige Umgang mit dem Verfallsdatum von Lebensmitteln oder dem sorgfältigen Schließen von Fenster und Türen vor Verlassen des Hauses. Sorgen können sich ebenso auf schwere potentielle Ereignisse beziehen, z. B. Unfall des verspäteten Kindes oder eben körperliche „Bedrohungen".

Die „beständige" Sorge steht stärker im Vordergrund des Erlebens als ein akutes Angstgefühl (im Gegensatz zu einer Phobie oder Panik). Patienten fühlen sich unter Stress wegen der vielen nicht zu kontrollierender Alltagsanforderungen. Sie klagen über die äußeren Rahmenbedingungen was das eigentliche Problem überdeckt.

Ein therapeutischer Ansatz, der auch in der Hausarztpraxis umsetzbar ist, besteht darin, mit den Patienten zwischen wichtigen und überflüssigen Sorgen zu unterscheiden. Wie oft kommt das eine oder andere vor. Anhand von Bagatellereignissen ist zu verdeutlichen, dass die Patienten eine Neigung haben, sich ständig „einen Kopf zu machen", was sie häufig dann auch selbst bereits wissen. Daraus folgt dann ein Alternativdenken. Was spricht dafür, dass etwas schief geht, was dagegen, wie groß ist die Wahrscheinlichkeit für das eine oder andere? Dann sind die Patienten anzuhalten, mit sich selbst zu reden und „sich selbst zur Vernunft zu bringen".

LITERATUR

Bandelow B et al. S3-Leitlinie: Kurzfassung der Empfehlungen zur Behandlung von Angststörungen. S3-Leitlinie Angststörungen. Berlin, Heidelberg: Springer 2015: 1–22.

Bandelow B, Aden I, Alpers GW, Benecke A, Benecke C, Deckert J, et al. S3-Leitlinie Behandlung von Angststörungen: Version 2. 2021.

von Bary C, Kriatselis C. Diagnostik und Therapie der AV-Knoten-Reentrytachykardie. In Invasive Elektrophysiologie für Einsteiger. Berlin, Heidelberg: Springer Berlin Heidelberg, 2023: 63–71.

Beutel ME, Wiltink J, Werner AM, Bandelow B. Überarbeitete S3-Leitlinie: Behandlung von Angststörungen. PiD-Psychotherapie im Dialog 2022;23(03), 64–68.

KAPITEL

24 Der verspannte Patient

Herr M. (54 Jahre) leidet an chronischen Schmerzen im LWS-Bereich. Er ist von seinem vorherigen Hausarzt nach einem akuten Beginn der Schmerzen sehr ausführlich untersucht worden. Ein MRT hatte eine Bandscheibenprotrusion, eine Spinalkanalstenose und eine Spondylolisthesis sowie entzündliche Ursachen ausgeschlossen. Nachdem der Vorbehandler keine schwerwiegenden Ursachen finden konnte, riet er ihm zu normaler Belastung und speziellem Rückentraining. Herr M. war dennoch beunruhigt und erlebte den Schmerz im unteren Rückenbereich eher noch vermehrt.

Da der Vorbehandler ihn bei seiner zunehmenden Arbeitsunfähigkeit nicht unterstützen wollte und bereits eine Berufsunfähigkeitsprüfung ins Gespräch brachte, wechselte Herr M. in meine Praxis. Als weitere Probleme zeigten sich eine leichtgradige Stimmungsbeeinträchtigung, eine Adipositas Grad I und Extrasystolen. Im ausführlichen Arztbrief des vorherigen Hausarztes wurden „ernstzunehmende Pathologien" ausgeschlossen, insbesondere (osteoporotische) Frakturen, Infektionen, Radikulo- und Neuropathien, Tumore und axiale Spondyloarthritis.

Herr M. klagte zudem über häufige Kopfschmerzen, für die ebenfalls keine Ursachen gefunden worden waren. Er war bereits frustriert und seine Erwartungshaltung bezüglich einer Heilung deutlich reduziert. Er war seit drei Monate krankgeschrieben, obwohl lange Arbeitsunfähigkeitsbescheinigungen bei unspezifischen Rückenschmerzen fast ein Kunstfehler sind und sein Arbeitsplatz als Bäcker dadurch bereits gefährdet war. Er empfand seine Arbeit in den letzten Jahren als belastend, sowohl das frühe Aufstehen als auch die rückläufigen Umsätze seiner Filiale. Die Wünsche der Kunden stressten ihn zusehends und er hatte zuletzt das Gefühl, nur noch mit ständigem Abstützen durch den Tag zu kommen. Er selbst wusste aus einer Broschüre, „dass eine Chronifizierung der Rückenschmerzen unbedingt vermieden werden solle".

Der Schweregrad seiner Beschwerden entsprach dem **Grad III („mittlere schmerzbedingte Funktionsbeeinträchtigung") nach Korff,** der sowohl die Schmerzintensität wie die Funktionseinschränkung im Selbstrating erfasst. Vor ca. 10 Jahren hatte er eine ähnliche Kreuzschmerz-Symptomatik, die ohne Behandlung abklang. Herr M. zeigte einen hohen Konsum von Schmerzmitteln (Ibuprofen, Novaminsulfon) und ein anhaltendes Schonverhalten. Oft blieb er an schlechten Tag „einfach im Bett", wie sein vorheriger Arzt es ihm empfohlen hatte. Er war sich auch unsicher, ob die Bandscheibe dann nicht erst recht verrutschen würde. Beim zweiten Termin entsprach ich seinem dringenden Wunsch nach einer raschen Entlastung mit einer facettengelenksnahen Infiltrationstherapie mit Dexamethason-Lidocain. Zudem riet ich ihm, verspannungslösende Bewegungsübungen und Wärme anzuwenden, z. B. in Form eines Kirschkernkissens. Ich klärte ihn auf, dass die vermutliche Ursache seines Schmerzes chronische muskuläre Verspannungen wegen Fehlhaltungen, dysfunktionalen Belastungen und Schonverhalten sind, dem durch kluge und stetige Bewegung zu begegnen ist.

Im weiteren Verlauf kam es zu einer ersten Linderung der Beschwerden unter Wärmetherapie und „Bettverbot". Es wurden die Zusatzprobleme thematisiert, wie die berechtigte Angst um seinen Arbeitsplatz und das Problem der Kundenabwanderung. Er fühlte sich aggressiven Kunden hilflos ausgesetzt, verrichtete monotone schwere körperliche Arbeit, hatte Einschlafstörungen und mäßiges Übergewicht. Er befürchtete, aufgrund von Schmerzen berufsunfähig zu werden und sah in absoluter Schonung die „letzte Rettung". Herr M. konnte die Rolle nicht-somatischer, aber krankheitsfördernder Bedingungen rasch anerkennen. Er sah seine Antriebsschwäche und vermehrte Ängste jedoch eher als Folgen seiner Kreuzschmerzen an und äußerte die Einsicht, dass das Verweilen im Bett tatsächlich deutlich zur

Stimmungsverschlechterung beiträgt. „Je länger ich liege, umso mehr grübele ich und fühle mich schwach.“ Seine Arbeit empfand er mit durchschnittlich 45 Stunden pro Woche als zu viel.

Auf eine Erfassung durch **standarisierte Instrumente** (z. B. „STarT Back Tool, Örebro Musculoskeletal Pain Screening Questionnaire, Heidelberger Kurzfragebogen, Risikoanalyse der Schmerzchronifizierung“) wurde verzichtet, weil sie in der Regel keine über die klinische Untersuchung hinausgehenden Informationen erbringen. Wie verwiesen Herrn M. auf die Internet-Adresse www.kreuzschmerz.versorgungsleitlinien.de, sodass Herr M. sich detailliert in die Thematik einlesen konnte. Für Herrn M. zeichneten sich nun vermehrte Möglichkeiten ab, an denen er selbst arbeiten konnte, um seinen Zustand zu bessern. Damit stieg seine Zuversicht spürbar. Herrn M. gelang es, seine Fitness erst durch Spaziergänge, dann durch Schwimmen und Nordic-Walking zu bessern. Einfache Übungen zur Rückenstärkung empfand er als recht langweilig und einen Besuch im Fitnessstudio als zu teuer. Er wollte aber darüber nachdenken. Als Ziel für sein Training wurde entsprechend der Leitlinie „Leistungssteigerung ohne Schmerzsteigerung“ definiert, nicht jedoch als Beseitigung der Schmerzen. Der Leitsatz half ihm, trotz Beschwerdepersistenz an seinem Bewegungsprogramm festzuhalten. Er profitierte von einer Reizstrom-Therapie und lernte, wie vielfältig sich die Behandlung gestalten kann.

Nach 4 Wochen kehrte Herr M. an seinen Arbeitsplatz mit 50 % Stundenreduktion zurück. Seine sportlichen Aktivitäten fielen ihm im Arbeitsalltag schwerer und ließen rasch nach. Auch empfand er sich für die Gereiztheit einiger Kunden noch empfindlicher als zuvor, so dass er insgesamt unsicherer und missmutiger wurde. Nach 2 Wochen brach er seinen Arbeitsversuch ab und präsentierte sich mit Schlafstörungen, spürbarer Erschöpfung, aber nur leichtgradigen Kreuzschmerzen. „Immerhin“, bemerkte er dazu. Eine durch seine Frau vorgeschlagene Überweisung an einen Psychotherapeuten lehnte er ab. Herr M. schätzte den hausärztlichen Kontakt und war offen für Hilfe. Eine eindeutige Indikation für eine Psychotherapie war nicht erkennbar. Wir einigten uns jedoch darauf, etwas Zeit für eine weitere Analyse von belastenden Faktoren einzuräumen. Eine entscheidende Wendung nahm die Behandlung in einem Gespräch über seinen Umgang mit unangenehmen Kunden. Er hatte das Gefühl, es jedem recht machen zu wollen, um keine Kunden zu verlieren. Seit die Bäckerei rückläufige Umsätze machte, wollte er „um jeden Preis“ jeden Kunden zufrieden stellen. Die Frage nach dem wirtschaftlichen Schaden seiner Krankheit im Vergleich zum möglichen Verlust einiger Kunden brachte ihn ins Grübeln. Herr M. begann wieder, sich gezielt zu bewegen. Dass einige Kunden ihn förmlich „krank machen“, ließ sie nun in einem anderen Licht dastehen. „So schmecken Franzbrötchen halt“, erwiderte er der Kundin, die ihm ihr halbes Gebäck mit Stirnfalten im Gesicht über die Theke streckte.

Für Herrn M. zeichneten sich auch in anderen Lebensbereichen Erleichterungen ab. Er zog nun Parallelen zu seinem Verhalten gegenüber Kunden und konnte negative Emotionen auch bei Freunden und in der Familie besser aushalten, ohne in Aktionismus zu verfallen. Nach einem Jahr war sein Kreuzschmerz auch bei voller Arbeitsbelastung kaum mehr feststellbar. Er lernte in einer Fortbildung, bestimmte körperliche Tätigkeiten anders auszuführen und bestimmte Unzulänglichkeiten am Arbeitsplatz in Kauf zu nehmen. Es gelang ihm nun besser, sportliche Aktivität und Beruf zu vereinbaren, insbesondere nachdem er seine Überstunden reduzierte und keine weiteren anhäufte. Seine bessere körperliche Fitness stärkte sein Vertrauen in seine Belastbarkeit.

Bei seinem neuen Hobby Nordic Walking zog er sich bei einem Bergabstieg einen Bänderanriss im oberen Sprunggelenk zu. Ich sah Herrn M. zum ersten Mal nach einigen Monaten wieder. Er hatte erneut ambivalente Befürchtungen und Krankheitserwartungen, vertraute aber auch mehr auf seine Selbstheilungskräfte. Er nahm wiederum hohe Mengen an Schmerzmitteln ein, kehrte aber sehr rasch zur Arbeit zurück. Nach der Verletzung meldete sich Herr M. auch in einem medizinisch orientierten Sport-Studio an, um seine Rückenmuskulatur zu kräftigen. Eine weitere Behandlung für seinen Rücken oder das Fußgelenk wurde nicht notwendig.

Diagnosen:

- Lumbago
- Adipositas Grad I

Synopsis

Es stellt sich ein Patient mit Kreuzschmerzen vor, die nach Ausschluss sonstiger Krankheitsursachen als unspezifische Lumbago mit muskulärer Verspannung zu interpretieren waren. Er hat kein adäquates Krankheitsverständnis und weiß nicht, dass Muskelverspannungen weh tun können und es beim Heben oder sonstigen Bewegungen zu Muskel- oder Bänderzerrungen kommen kann, die sogar sehr schmerzhaft sind und ggf. Wochen brauchen, bis sie sich zurückbilden. Es kann dann auch zu Fehlhaltungen führen, mit der Folge von Muskel- und Bänderkontrakturen, die dann wiederum neue Beschwerden verursachen. Ebenso wurde offenbar versäumt, ihm mitzuteilen, dass dies schmerzhaft ist, aber keine bedrohliche Erkrankung. Es wurde erst recht versäumt, ihm frühzeitig Hilfen an die Hand zu geben, um sich selbst zu helfen. Dazu gehört der Verzicht auf Analgetika oder bestenfalls ein passagerer Einsatz. Stattdessen sind ständige geschmeidige Bewegungen der unteren Wirbelsäule und der gesamten Rückenmuskulatur angezeigt. Ohne derartige Informationen muss der Patient die argen Schmerzen als Zeichen einer bedrohlichen Erkrankung sehen. Dies wird gelegentlich ärztlicherseits verstärkt durch bedrohlich wirkende Informationen („Noceboeffekt") mit Aussagen zu Bandscheiben, die vorfallen, möglicher Querschnittslähmung usw. Der Patient merkt, dass an ihm „herumgedoktert" wird und wird zunehmend skeptisch. Er weiß es nicht besser, als dass gemäß ärztlichem Rat Schonung und Schmerzmittel angezeigt sind, um „Schlimmeres zu vermeiden". Er hat nachvollziehbar Angst und befürchtet mit Recht eine Chronifizierung seiner Beschwerden und erlebt sich zunehmend ängstlich, niedergeschlagen und initiativlos.

Hilfe für den Patienten

Zunächst sind medizinisch relevante Ursachen („red flags") auszuschließen. Grundsätzlich ist eine eher zurückhaltende Diagnostik angezeigt. Psychische, soziale oder arbeitsplatzbezogene Risikofaktoren sollten früh im Behandlungsverlauf berücksichtigt werden. Das Ziel der Behandlung ist die Verhinderung einer Chronifizierung der Beschwerden, d. h. insbesondere die Entwicklung von Fehlhaltungen und dysfunktionalem Schonverhalten. Dem Patienten ist Verständnis für sein Leiden entgegenzubringen.

Der Patient kann seine Schmerzen im Rücken eindeutig wahrnehmen. Er weiß als Laie wenig über auslösende Faktoren und attribuiert seine Beschwerden auf den Verdacht eines „Bandscheibenvorfalls", weil das das Einzige ist, was Laien als Begriff kennen, ohne zu wissen, was damit medizinisch genau gemeint ist. Sie stellen sich darunter häufig ein schlimmes beeinträchtigendes Leiden vor. Der Auftrag von Patienten mit Rückenschmerz ist verständlicherweise die Rückbildung der Beschwerden. Der Weg dahin braucht aber Zeit, während der Patient eine sofortige Beschwerdelinderung wünscht. Deshalb lieben Patienten Spritzen, was jedoch dysfunktionale Heilungserwartungen verstärken kann.

Fachlich korrekt ist zunächst die **Erfassung und angemessene Gewichtung** aller biologischen, psychologischen und sozialen Faktoren. Dann ist eine klare Diagnose zu stellen und auch zu vermitteln. Der Auftrag und die weiteren Interventionen müssen sich an der Art der Störung und ihrer Ätiologie orientieren.

Falls, wie im vorliegenden Fall, eine unspezifische muskulo-tendinöse Schmerzstörung vorliegt, ist es falsch von „medizinisch nicht erklärbarem Rückenschmerz" zu sprechen, weil ein MRT keinen wesentlichen Befund erbracht hat. Die Mehrzahl aller muskulären oder bänderbezogenen Schmerzen ist im MRT oder auch mit sonstigen apparativen Untersuchungen nicht zu entdecken, wohl aber durch eine sorgfältige klinische Anamnese und Untersuchung. Im nächsten Schritt ist dem Patienten ein funktionales Verständnis seiner Beschwerden zu vermitteln und ihm Möglichkeiten zur Selbsthilfe an die Hand zu geben, um das Problem akut wie mittel- und langfristig in den Griff zu bekommen. Es braucht auf Seiten des Arztes Verständnis dafür, dass Schmerzen wehtun. Es ist despektierlich anzudeuten, dass der Patient sich die Schmerzen nur einbildet, weil das MRT ohne Befund war.

Zurückhaltung geboten ist bzgl. längerer Arbeitsunfähigkeitsatteste oder gar der Empfehlung zu einer Änderung des Arbeitsplatzes. Dies kommt nur dann in Frage, wenn am Arbeitsplatz eindeutig einseitige Belastungen oder Haltungsfixierungen gegeben sind.

Hilfe für den Behandler

Der Hausarzt sollte sich darüber klar sein, dass es „unspezifische Schmerzen" nicht gibt. Schmerzen haben immer eine Ursache und sind auch klinisch einzuordnen. Wichtig ist, dass Schmerzen subjektiv sehr belastend sind, auch wenn ihnen medizinisch eine Bagatellproblematik, z. B. eine Muskelzerrung, zugrunde liegt. Es hilft dem Behandler, sich nicht in einen Streit mit dem Patienten über die „Ernsthaftigkeit" der Schmerzen einzulassen, sondern ihm stattdessen mit empathischem Verständnis zu begegnen. Dazu gehört auch, zu akzeptieren, dass Menschen unterschiedlich schmerzempfindlich und klagsam sind. Eine beruhigende Haltung mit sachgerechter Aufklärung ist zu kombinieren mit Vertrauen in die vorhandenen Ressourcen und Fähigkeiten des Patienten. Das ist meist ausreichend, um z. B. (Kreuz-)Schmerzen zu reduzieren. Mit der positiven Haltung sollte auch die für den Patienten nachvollziehbar gemachte Entscheidung einhergehen, keine übertriebene Diagnostik anzustreben. Eine iatrogene Verstärkung und ggf. sogar Chronifizierung des Kreuzschmerzes durch problemverstärkende Informationen ist zu vermeiden. Der Hausarzt kann seinen ganzheitlichen Blick einsetzten, um die vielfältigen auslösenden Faktoren einer Chronifizierung von Schmerzen zu erkennen. Er hat eine Lotsenfunktion im interdisziplinären Management der Kreuzschmerzen.

Exkurs: Risikofaktoren für die Chronifizierung von Lumbago

Schmerzerleben und Schmerztoleranz sowie eine erhöhte „Dünnhäutigkeit" können durch eine Reihe von Faktoren verstärkt werden. Im Blick zu halten sind vor allem **psychosoziale Faktoren:**

- Depressivität
- Stress und allgemeine Unzufriedenheit, vor allem berufs-/arbeitsplatzbezogen
- Schmerzbezogene Kognitionen: z. B. Katastrophisieren, Hilf-/Hoffnungslosigkeit, Angst-Vermeidungs-Überzeugungen (fear-avoidance beliefs)
- Passives Schmerzverhalten: z. B. ausgeprägtes Schon- ,Angst- und Vermeidungsverhalten
- Überaktives Schmerzverhalten: beharrliche Arbeitsamkeit (Task Persistence), suppressives Schmerzverhalten
- Neigung zur Somatisierung
- Berufliche Unzufriedenheit oder Kränkung am Arbeitsplatz, chronischer Arbeitskonflikt (Mobbing)

Arbeitsplatzbezogene Faktoren, die Beschwerden verursachen oder verstärken können, sind:

- Überwiegend körperliche Schwerarbeit (Tragen, Heben schwerer Lasten)
- Überwiegend einseitige Körperhaltung
- Vibrationsexposition
- Geringe berufliche Qualifikation;

Auch **ärztliches Verhalten** kann Schmerzen verstärken:

- Mangelnde Berücksichtigung der multikausalen Genese
- Überbewertung somatischer/radiologischer Befunde bei nicht-spezifischen Schmerzen
- Lange, schwer begründbare Krankschreibung
- Förderung passiver Therapiekonzepte
- Übertriebener Einsatz diagnostischer Maßnahmen
- Nocebointeraktion

LITERATUR

Engel K, Seidel W, Niemier K, Beyer L. Myofasziale Dysfunktion in der S2k-Leitline Spezifischer Kreuzschmerz. Manuelle Medizin 2018; 56(3), 215–221.

Hillier S, Worley A. The effectiveness of the feldenkrais method: a systematic review of the evidence. Evidence-Based Complementary and Alternative Medicine 2015.

Nationale Versorgungs-Leitlinie „Nicht-spezifischer Kreuzschmerz." AWMF-Registernr.: nvl-007 (2017).

KAPITEL 25 Gesundes Leiden

Frau M. (62 Jahre) saß wie immer tadellos auf der Untersuchungsliege. Eine Strickjacke über einem Blouson und eine goldene Kette darüber. „Herr Doktor, stellen Sie sich vor, ich war seit 5 Tagen nicht zur Toilette". Ich tastete ihren Bauch ab und sie berichtete, dass sie seit dem letzten Besuch vor einem Monat 5 kg abgenommen habe und nun bei 1,71 m bei 60 kg angekommen sei. Ihre Obstipationen waren häufiger Grund von Konsultationen und der Verdacht auf einen Laxantienabusus stand im Raum. Sie wusste sonst genau, was sie dafür wollte. Diesmal schien sie unsicher, fast ratlos. Ich hatte den Eindruck, sie sei kleiner geworden. Auf die Frage, wie es „sonst so gehe" berichtete sie, dass ihr Sohn beruflich befördert wurde und dass ihr Mann in seinem Verein für alte Traktoren den Vorsitz übernommen hatte. Frau M. zeigt mir auf dem Handy die Bilder ihrer Enkel. Hier hat eins eine Geige in der Hand, das andere ist beim Ice-Skating. Sie selbst habe mit der Nachbarin eine kleine Reise an die Ostsee unternommen, das sei „ein schönes Wochenende gewesen". Ich nehme diese Berichte als Zeichen für unsere gute Beziehung.

Nach einem Monat stellt sie sich erneut vor, um ein Rezept für Vitamin D zu erhalten, weil es Winter werde und sie dies gegen schlechte Gefühle im Winter benötige. Die dunklen Tage seien bereits jetzt unangenehm für sie. Sie beklagt sich auch wieder über die anhaltende Obstipation und dass die Mittel alle Unfug und Betrug seien. Sie klagt zudem, dass die Nachbarn so laut sind und sie oft keinen tiefen Schlaf finde. Auf der Waage hat sie 10 kg abgenommen. Im Labor gibt es keine Hinweise für Infekte, konsumierende Prozesse, Schilddrüsen-Erkrankungen oder andere relevante Erkrankungen. „Das Essen schmeckt einfach nicht". Sie bittet mich, ihr ein Mittel zum Schlafen zu verschreiben. Ich empfehle Baldrian-Tropfen und ein Lavendel-Präparat.

Den nächsten geplanten Termin verpasst sie. Sie entschuldigt sich telefonisch am Folgetag. Es sei ihr wegen anderer Termine nicht möglich gewesen zu kommen. Zudem habe ihr Mann den Terminkalender verlegt. Auf Nachfrage bestätigt sie, dass ihr Appetit akzeptabel ist, sie würde vorerst keine weiteren Termine brauchen. Sie seufzt, sagt nach einem Moment Stille „schon gut" und legt auf.

Als sie acht Wochen später wieder in die Praxis kommt, meint sie etwas vorwurfsvoll: „Sie haben mich wohl vergessen." Ich bin etwas unsicher, was sie meint, da wir keine weiteren Absprachen abgemacht hatten. „Aber ich bin ja auch nicht so wichtig." Ich denke, dass sie älter aussieht als letztes Mal. Sie beklagt abermals Obstipation, aber auch Schwindel und gelegentliches „Ohrensausen". Ich frage nach belastenden Faktoren: „Nein, ich habe mein Leben im Griff. Aber es ist sehr anstrengend." Ob sie denn auch mal Freude habe? „Selbstverständlich." Sie fügt hinzu, ihrem Ehemann gehe es sehr gut und er habe eine Kreuzfahrt für sie beide im April gebucht. Die Kabine sei mit Ozean-Blick. Das Schiff habe beste Kritiken. Sie beklagt dann die überhöhten Preise und dass ja überhaupt alles so teuer geworden sei. Ich empfehle hochkalorische Kost und biete ihr an, dass sie auch ihren Ehemann zu einem Termin mitbringen könne. „Dazu hat er keine Zeit, er ist sehr beschäftigt." Sie berichtet zum Schluss noch, dass ihre Brille nicht mehr ausreiche und ihr Lesen schwerfalle und beklagt, dass ja alles aktuell zu Lesende ja nur noch auf dem Computer oder Handy stattfinde. Ich bitte sie den Beck-Depressionsfragebogen auszufüllen. Sie kommt auf 26 Punkte, was einer mittelgradigen Depression entspricht und mich verwundert. Ein weiteres Gespräch über ihre psychische Verfassung vermeidet sie.

Sie bittet nach vier Wochen um einen neuen Termin wegen einiger Impfungen für die Kreuzfahrt. Es werde Landgänge in Ägypten und Tunesien geben, da sei doch alles sehr verschmutzt und es gebe bestimmt bissige Hunde. Sie wünscht eine Tollwut Impfung und was sonst nötig wäre. Sie hat 2 kg zugenommen. Ob sie sich freue auf die Kreuzfahrt?

„Natürlich", sagt sie, ohne dass ihr Gesichtsausdruck dafür spricht. Ich frage sie, ob sie sich schlecht fühle. „Das kann ja nicht sein, in meinem Leben ist alles in Ordnung." Sie beendet das Gespräch mit einem bemühten Lächeln. Sie wolle sich nach dem Urlaub melden.

Bei nächsten Mal berichtet sie, die Kreuzfahrt sei wunderbar gewesen, doch sie habe sich bestimmt mit irgendeiner Krankheit in Ägypten angesteckt. Es sei fast immer feucht und heiß gewesen. Sie sei auffällig müde seit der Rückkehr. Oft fehle ihr morgens die Energie aufzustehen. Sie habe bereits aus der Apotheke homöopathische Mittel bekommen, die hätten auch schon etwas geholfen. Dennoch „stecke etwas in ihren Knochen". Auch sei die Miete erhöht worden, dass sei nun „kaum noch zu bewältigen, aber es geht uns sehr gut". Die gewonnenen 2 kg sind verschwunden. Sie kramt in ihren Taschen. „Ich wollte ihnen einen Artikel über Verdauungsbeschwerden bei Stressbelastung zeigen." Sie kramt lange in ihren Taschen und findet ihn nicht. Ihr Mobil-Telefon klingelt. „Darf ich?", fragt sie etwas hektisch. Es fällt ihr nicht leicht, das Gespräch anzunehmen. Erst nach mehreren Versuchen hält sie das Handy richtigrum in der Hand und streicht mit dem Finger über die Oberfläche. Ich höre ihr zu, wie sie den Enkeln verspricht sie abzuholen und „Burger" mitzubringen. Dann schaut sie mich an: „Ich werde jetzt gebraucht, ich melde mich wieder bei Ihnen." Die vorgebrachten Beschwerden sind nun nicht mehr so wichtig und sie vergisst ihre Einkäufe. Die Sprechstundenhilfe ruft sie später an und erinnert sie.

Als nächstes kommt Frau M. ohne Termin in die Praxis: „Ich halte es nicht mehr aus. Ich führe seit einer Woche nicht ab. Auch ist meine Familie enttäuscht von mir, weil ich kaum noch putze oder koche." Sie hält die Hände vor das Gesicht und atmet tief ein. Hinter den Händen schluchzt sie nun tief. Ich sitze neben ihr und höre zu. Sie berichtet über ihre Einsamkeit und Enttäuschung über ihre Partnerschaft. Sie befürchtet, betrogen zu werden. Das mache sie auch an den sexuellen Problemen (auf Nachfrage: erektile Dysfunktion) mit ihrem Mann fest. Auch habe sie das Gefühl, nur eine Arbeitskraft für ihre Enkelkinder zu sein, aber nicht wirklich gemocht zu werden. Kurz nach dem Ausbruch schämt sie sich bereits und wiegelt alles wieder ab, während sie ihren Mantel anzieht. Ich mache nun einen Folgetermin am Ende der Sprechstunde aus, zu dem ich ihr empfehle, ihren Ehemann mitzubringen. Ich teile ihr mit, dass ich sie in Krisensituationen auch hausärztlich unterstützen kann. Sie scheint dankbar dafür.

Die Patientin kommt nun mit ihrem Mann in die Praxis. Ziel ist, Hilfe bezüglich ihrer sexuellen Probleme zu finden, sowie Ursachen und Lösungen für aktuelle Belastungen. Jedem Partner wird Zeit eingeräumt sich zu äußern. Der Ehemann äußert seine Sorgen um ihren Rückzug, um ihre „Erstarrung" und emotionaler Kühle. Ich denke differenzialdiagnostisch an eine depressive Störung. Seine Ehefrau blockt den Bericht über ihren Zustand ab und flüchtet sich in „Harmonien", die es aber nicht zu geben scheint. Zu seiner erektilen Dysfunktion berichtet der Ehemann, dass er Schwierigkeiten habe, libidinöse Gefühle zu seiner Partnerin zu empfinden. Die letzten sexuellen Erlebnisse vor ca. 6 Monaten seien für ihn befremdlich gewesen, da er seine Frau so verändert und „leblos" empfand. Die anwesende Ehefrau schämt sich zunächst sichtlich, anfangs widerspricht sie ihrem Ehemann noch leise bis sie ganz stumm ist. Sie bricht schließlich in Tränen aus. Ihr Ehemann ist verunsichert und die Patientin ringt um Fassung. Nach einer Weile berichtet sie selbst über ihren Gefühlszustand. Hier zeigt sich eine beschämte und überforderte Ehefrau. Das Gespräch muss nach ca. 40 Minuten aus Zeitgründen abgeschlossen werden. Es wird ein Folgetermin für die darauffolgende Woche vereinbart. Die Patientin lehnt das Angebot, sich zusätzlich an die örtlichen Ehe- und Familienberatung zu wenden ab. „Es müssen ja nicht noch mehr wissen".

Frau M. kommt alleine in die Praxis. Im Gespräch stellt sie zum ersten Mal Augenkontakt her und ist im Gespräch spürbar. Sie klagt nun auch erstmals nicht über Obstipation oder Vergleichbares, sondern über die Probleme mit ihrem Mann. Nach dem letzten Paarkontakt in der Praxis führe sie wieder mit ihrem Mann Gespräche, wie es „lange nicht mehr möglich war". Allerdings spüre sie eine große Erschöpfung und wisse nicht wie es weitergehen soll. Die Beziehung zu ihrem Mann sei ausgebrannt. Sexualität kaum noch ein Thema. Er ziehe sich von ihr zurück. Sie fürchte sich vor einer Trennung und sehe keinen Ausweg.

Sie äußert Befürchtungen, „nun einem Psychologen alles erzählen zu müssen" oder gar „Tabletten nehmen zu müssen, die abhängig machen würden". Ich kläre sie auf, dass offene Gespräche über ihre Beziehungen zum Ehemann und zu ihrer Familie ihr bestimmt guttun würden. Wir rufen gemeinsam bei einer Beratungsstelle an, mit der ich bereits gute Erfahrungen gemacht habe. Sie bekommt einen ersten Termin in der Folgewoche. Sie ist erleichtert, nun über die aufgeworfenen Themen sprechen zu können. Wir vereinbaren einen kurzen Folgetermin zur Gewichtskontrolle.

Frau M. berichtet davon, dass ihr die Gespräche in der Beratungsstelle wirklich viel bringen. Sie sei mir sehr dankbar für diesen Kontakt. Sie habe gelernt, sich besser abzugrenzen, auf ihre Gefühle und Körper zu achten und „auch mal fünf gerade sein zu lassen". Das entspanne auch die Beziehung zu ihrem Mann.

Diagnosen:

- Gesundes Leiden bei protrahiertem Eheproblem

Synopsis

Es wird ein Fall geschildert, bei dem sich mehrere und nicht ganz einfache Differenzialdiagnosen stellen. Da ist zunächst die Frage eine Somatisierungsstörung, gekennzeichnet durch eine erhöhte Aufmerksamkeit auf die Obstipation, das Gewicht, Infektionen usw. Da ist die Differenzialdiagnose einer Depression. Es gibt Verläufe mit initial leichten Symptomen, mit dem Gefühl eines allgemeinen Unglücklichseins und Überforderungsgefühlen und mit somatischen Begleitsymptomen. In der Anfangsphase können Patienten, negative Gefühle kaum zulassen und sich daran festhalten, dass in ihrer Welt doch alles in Ordnung ist. Differenzialdiagnostisch ist auch an eine Persönlichkeitsstörung zu denken. Diese Menschen haben über die Lebensspanne hin einen Stil, sich ständig zu beklagen, zu jammern und der Umwelt Vorwürfe zu machen, weil man sich nicht genug um sie kümmert.

Zu bedenken ist aber auch die „Diagnose Gesundheit", die nach der ICD mit einem Z-Code zu verschlüsseln wäre. Blande und unspezifische Symptome, wie im vorliegenden Fall, sind häufig nicht diagnostisch spezifisch, sondern Ausdruck einer Lebensunzufriedenheit, wie im vorliegenden Falle Ausdruck von Problemen in der Partnerschaft. Hier gilt „aktives Abwarten" und supportive Begleitung.

Frau M. ist klagsam, fühlt sich unwohl, ist hilfesuchend und schätzt offenbar den Kontakt zum Arzt. Es braucht Zeit, bis sie erkennbar macht, was sie belastet und auch diesbezüglich Hilfe annimmt. Die aktive Unterstützung beim Umgang mit der „erkalteten Beziehung" lenkt die weitere Entwicklung in die richtige Richtung.

Hilfe für die Patientin

Die erste Hilfe besteht im Vertrauen und Austausch mit dem Behandler: Zuhören, Entlasten, nicht genervt reagieren und „dabei bleiben" sind grundlegende Maßnahmen. Diese Interventionen gehören zur „psychotherapeutischen Grundversorgung", die zugleich auch den Ausschluss somatischer Ursachen umfasst. Die Patientin ist ggf. vor einer dysfunktionalen weiteren Inanspruchnahme des Gesundheitswesens mit potenziell zunehmend verunsicherndem Effekt zu schützen. Dann bedarf es eines behutsamen Ansprechens der Grundprobleme. Die hausärztliche Beratung kann bereits eine wesentliche Entlastung bringen. Falls erforderlich ist dann auch ein Verweis an spezialisierte Helfer anzubahnen. Dem Hausarzt kommt dabei eine wichtige Lotsenfunktion zu.

Hilfe für den Behandler

Patienten, bei denen lange unklar ist, was eigentlich das Problem ist, gehören zu den häufigen Behandlungsanlässen in der Hausarztpraxis. Im Sinne des „Stepped care"-Modells ist hier primär die hausärztliche Behandlung geboten. Spezialisten können sogar schaden. Diese kommen erst bei spezieller Indikation ins Spiel.

Viele Patienten bewahren eine Fassade. Der Arzt muss sich immer bewusst bleiben, dass er nicht alles berichtet bekommt und manches auch verzerrt dargestellt wird, sei es im Sinne einer Dissimulation oder Aggravation oder auch erwartungsorientierten Verzerrung.

Patienten mit unspezifischen Klagen können schwer krank sein. Alle Symptome müssen also ernst genommen und kritisch durchleuchtet werden. Differenzialdiagnosen sind nicht mit dem Patienten zu diskutieren. Diagnosen sollten nicht vorschnell gestellt werden. Wenn übliche somatische Abklärungen kein Ergebnis bringen, dann ist das kein Beweis, dass nichts Ernstes vorliegt.

Das Gebot der Stunde ist eine aufmerksame Verlaufsbeobachtung. Gefordert ist „Reassurance", d. h. die emotionale Vermittlung, dass man den Patienten in seinen Klagen annimmt und sich um ihn kümmert. Zwingend ist eine sorgfältige spezielle Anamnese: Wann im Leben sind erstmals Symptome aufgetreten und wie war der Verlauf über die Zeit hin? Schließlich kann der Arzt auch schambesetzte Themen von seiner Seite zur Sprache bringen, um dem Patienten eine „Erlaubnis" oder Brücke zur Problemschilderung vorzugeben.

Exkurs: Gesundes Leiden

Kriterien für psychische Gesundheit sind vor allem das Fehlen spezifischer psychopathologischer Symptome. Allgemeine Klagen über schlechte Stimmung, Lustlosigkeit oder Überforderung sind keine spezifischen Krankheitszeichen. Hinzu kommen der Kontextbezug (wer nachts nicht durch dunkle Straßen geht hat keine Angststörung), die Angemessenheit der Art der Reaktion (Verzweiflung oder Einschlafstörungen bei Eheproblemen sind keine Krankheit), die Angemessenheit der Intensität der Reaktion (Todesangst bei einer Karzinomerkrankung ist keine Krankheit), Individuelle und soziale Ansprüche (Unzufriedenheit mit der Selbstverwirklichung oder beruflichen Entwicklung sind keine Krankheit), gesellschaftliche Normen (emotionale Ausbrüche von Menschen aus dem Nahen Osten bei einer Beerdigung sind keine Krankheit), Ich-Syntonie statt Ich-Dystonie krankhafter Zustände (wiederholter Schuhkauf oder Kaufhausdiebstahl sind Besitzgier und keine Krankheit), Steuerbarkeit (Trauer als normaler Affekt kann jederzeit durch Lächeln gegenüber einem Kind unterbrochen werden), Nutzen (vor einer Prüfung eine „Krankschreibung" zu wollen ist keine Krankheit), professioneller Konsens (Burnout wegen zu viel Arbeit ist keine Krankheit).

So ist unbefriedigender Sex oder Unzufriedenheit mit dem Gewicht und der Verdauung, wie im vorliegenden Fall, bedauerlich, aber ein lebensübliches Problem. Eine Pathologisierung verschärft das Problem und untergräbt die Selbstwirksamkeit.

Exkurs: Depressive Störungen

Es gibt hunderte Formen der schlechten Stimmung, Lustlosigkeit und Hoffnungslosigkeit, die nicht mit Depression verwechselt werden dürfen. Leitsymptom der Depression ist der depressiv-anhedone Affekt, das „sich nicht freuen können", die innere Emotionsabgestorbenheit und eine eingeschränkte Modulationsfähigkeit der Stimmung und Mimik. Sekundärsymptome wie unterschiedliche somatische, vegetative und psychische Symptome, Gewichtsschwankungen, Verdauungsbeschwerden, Schlafstörungen, Konzentrationsbeschwerden, eine Antriebsschwäche und Schuld- und Schamerleben können als Kriterien für die Einschätzung der Schwere einer akuten depressiven Episode herangezogen werden, sind ansonsten aber ubiquitäre Symptome ohne eigentliche differentialdiagnostische Wertigkeit.

Wenn im Verlauf zusätzlich zu einer depressiven Phase eine manische Phase oder auch Zeiten deutlichen Hochgefühls und ausgeprägter Dynamik auftritt, spricht man von einer bipolaren affektiven Störung oder einer zyklothymen Störung.

Die Schwere der Depressionen kann variieren, von kaum merkbarer Stimmungseinschränkung bis hin zu einer wahnhaften Ausprägung. Die Fähigkeit, alltägliche soziale und berufliche Aktivitäten wahrzunehmen, nimmt mit dem Schweregrad der depressiven Episode ab. Diese Fähigkeit ist entweder nur mit großer Mühe möglich (leichte depressive Episode) oder bereits spürbar eingeschränkt (mittelschwere depressive Episode) oder größtenteils nicht mehr vorhanden (schwere depressive Episode).

Die Schwere der Depression kann mit **Depressionsskalen** abgeschätzt werden, z. B. dem Beck-Depressionsinventar (BDI). Der BDI ist ein Screening-Instrument für Depression, erlaubt jedoch keine Diagnose.

Die **Lebenszeitprävalenz** für unipolare Depressionen wird auf ca. 10 % geschätzt, für bipolare Depressionen auf ca. 3–5 %. Die Ursache von depressiven Erkrankungen ist nicht bekannt. Man geht von einer Vulnerabilitäts-Stress-Interaktion aus, d. h. einer Interaktion von genetischer Vulnerabilität und umweltbedingten Risikofaktoren. Vorhandene Kompetenzen im Umgang mit belastenden Situationen spielen eine wichtige Rolle als Resilienzfaktor.

Da es bei einer Depression zu dysfunktionalen Denk-, Gefühls- und Verhaltensmustern kommt (z. B. „ich bin nichts wert", „ich kann das sowieso nicht"), die dazu führen, dass die Umwelt problematisiert und sogar als Depressionsursache fehlinterpretiert wird, gilt die Regel, dass während einer depressiven Phase keine irreversiblen Lebensentscheidungen getroffen werden dürfen (z. B. mein Mann liebt mich nicht mehr, ich trenne mich).

Es gibt auch **somatische Erkrankungen,** die Depressionen auslösen können, z. B. demenzielle Veränderungen, akute oder chronisch entzündliche Prozesse (multiple Sklerose), neurotoxische Schädigungen (z. B. durch Drogen), Raumforderungen (z. B. Blutungen, Hydrozephalus oder Malignome), Schädigungen durch Hypoxie (z. B. Insult, Reanimation) und Traumata (Schädel-Hirn-Trauma). Auch Medikamente können depressive Symptome verursachen, beispielsweise Kortikosteroide, Betablocker, Interferone, Isotretinoin und Zytostatika. Bei Depressionen wird eine Überprüfung der aktuellen Medikation, aber auch enge Indikationsstellung und Vorsicht bei depressiogenen Substanzen empfohlen.

Bei jeder Abklärung und Behandlung einer Depression sollte eine sensible **Einschätzung des Lebenswillens** erfolgen. Diese kann bei Angabe von Lebensüberdrussgedanken weiter in der Frage nach Suizidgedanken konkretisiert werden. Auch sollte geklärt werden, ob eine wahnhafte Symptomatik besteht, im Sinne eines Schuld- oder Verarmungswahns, Gedanken wertlos und überflüssig zu sein oder eine Strafe oder gar den Tod verdient zu haben.

Behandlungsziele sind die Remission der akuten Symptomatik und die Prophylaxe von Rückfällen (Erhaltungstherapie und Rezidivprophylaxe). Die Elemente der Behandlung umfassen ein therapeutisches Bündnis, Psychoedukation, die Vermittlung von Hoffnung und Entlastung, die Förderung von Compliance, ein geregelter Aktivitätsrhythmus sowie Kontrolluntersuchungen und den Aufbau von Bewältigungsstrategien. Dies ist eine klassische Aufgabe für den Hausarzt. Eine Richtlinien-Psychotherapie ist dann zu erwägen, wenn eine chronifizierte Störung vorliegt.

Eine **pharmakologische Behandlung** ist bei einer erstmaligen leichtgradigen depressiven Episode nicht angemessen. Handelt es sich um eine erneute Phase einer rezidivierenden depressiven Erkrankung, kann je nach Erfahrungen und Vorbehandlungen auch schon bei leichten Symptomen eine pharmakologische (Wieder-)Behandlung erfolgen. Serotonerge Wiederaufnahmehemmer (SSRI, z. B. Escitalopram, Sertralin) und serotonerge und noradrenerge Wiederaufnahmehemmer (SSNRI, z. B. Venlafaxin, Milnacipran und Duloxetin) sind in den meisten Fällen Mittel erster Wahl bei mittleren und schweren Depressionen in Kombination mit psychotherapeutischen oder supportiven (bei schweren Depressionen) Gesprächen. Daneben gibt es noch eine Reihe weiterer Antidepressiva. Wenn mit Antidepressiva allein keine ausreichende Remission eintritt, dann ist eine Augmentationstherapie indizieret, d. h. eine Kombination von Antidepressiva mit Lithium, Quetiapin oder Thyroxin.

Zusammenfassend wird dem hausärztlichen Behandler in der Behandlung von Patienten mit einer unipolaren Depression empfohlen, dass er

1. Suizidalität und wahnhafte Gedanken exploriert und beurteilt,
2. organische (Mit-)Ursachen und psychische Komorbiditäten (z. B. Abhängigkeitserkrankungen, Angststörungen) exploriert,
3. Informationen/Psychoedukation zum Thema Depression und dessen Behandlungsmöglichkeiten leistet,
4. krankheitsauslösende und aufrechterhaltende Faktoren (z. B. Mobbing, Ehekonflikte oder andere Lebenskrisen) identifiziert,
5. konservative Behandlungsmethoden ausschöpft (Bewegung, Intensivierung sozialer Kontakte, Stress-Management, Licht-Therapie bei saisonaler Depression),
6. eine supportive Psychotherapie durchführt,
7. Namen und Adressen von lokalen psychologischen Beratungsstellen vermittelt,
8. eine Verlaufsbeurteilung leistet,
9. bei entsprechender Indikation eine Richtlinien-Psychotherapie und/oder Antidepressivum anregt/verschreibt,
10. eine Delegation/Einweisung bei Beschwerdepersistenz oder Verschlimmerung sichert.

LITERATUR

Hautzinger M, Linden M. Klinische und verhaltenstherapeutische Diagnostik. Verhaltenstherapiemanual–Erwachsene 2022, 3–12.

Mottram PG, Wilson K, Strobl JJ. Antidepressants for depressed elderly. Cochrane database of systematic reviews 2006;1.

Muschalla B, Kampczyk U. Über die relative Bedeutung(slosigkeit) von Lebensereignissen als Ursache für psychische Erkrankungen und die Normalität von Reaktionen auf außergewöhnliche Umstände. Prax Klin Verhaltensmed Rehab 2020; 110:219–22.

Schneider F, Härter M, Schorr S (Hrsg.). S3-Leitlinie/Nationale VersorgungsLeitlinie Unipolare Depression. Heidelberg: Springer, 2017.

Wickens CM., Smart RG, Mann RE. The impact of depression on driver performance. International Journal of Mental Health and Addiction 2014;12(4): 524–537.

Register

Praxisrelevante Therapieformen und Behandlungsstrategien für die Hausarztpraxis

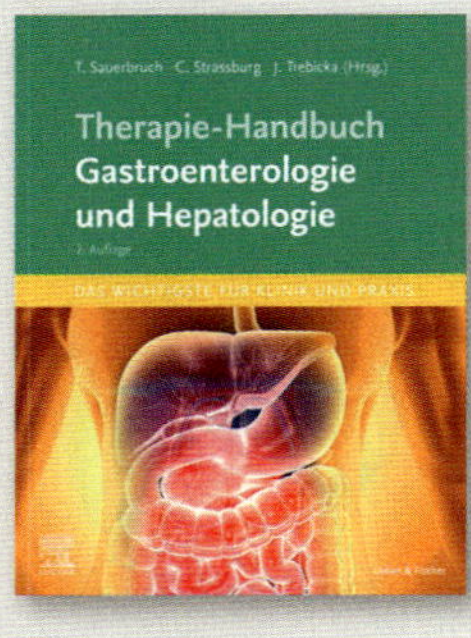

2. Aufl. 2024.
ISBN 978-3-437-21005-1
oder als E-Book,
ISBN 978-3-437-05514-0

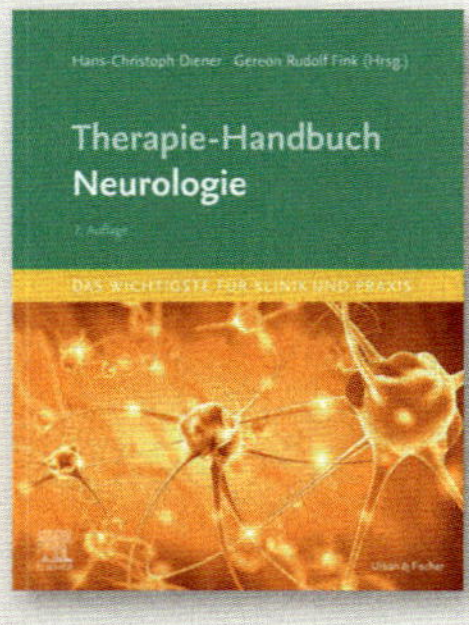

2. Aufl. 2023.
ISBN 978-3-437-21004-4
oder als E-Book,
ISBN 978-3-437-05513-3

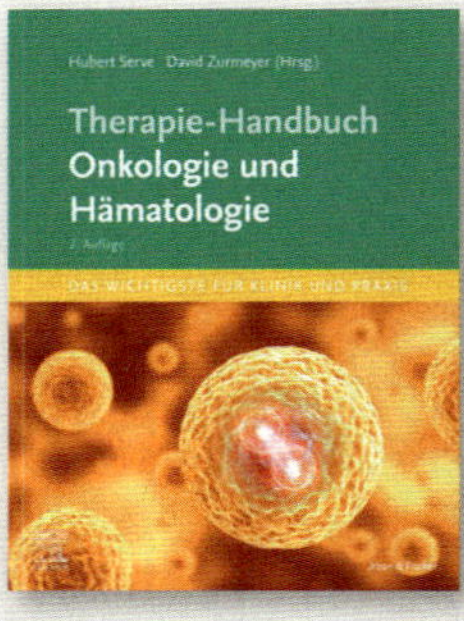

2. Aufl. 2024.
ISBN 978-3-437-21011-2
oder als E-Book,
ISBN 978-3-437-05498-3

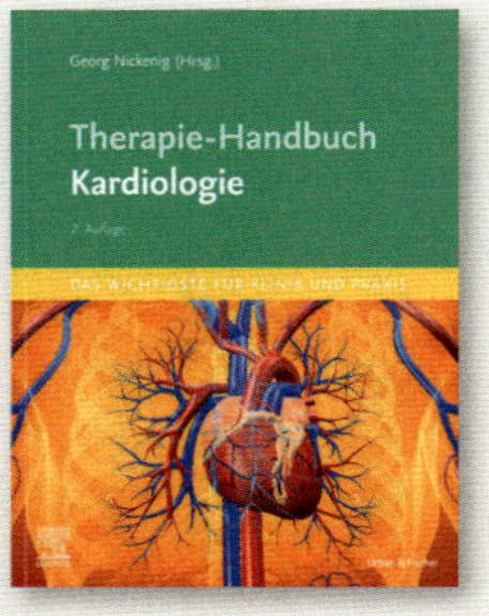

2. Aufl. 2023.
ISBN 978-3-437-21003-7
oder als E-Book,
ISBN 978-3-437-05512-6

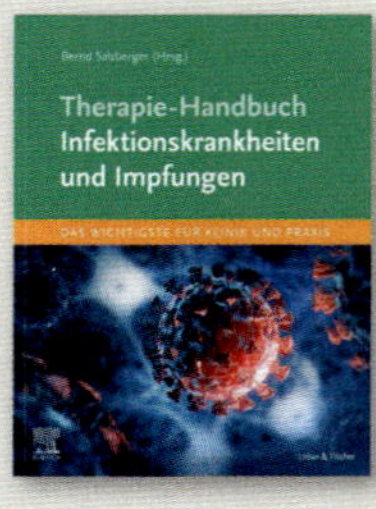

2023.
ISBN 978-3-437-23817-8
oder als E-Book,
ISBN 978-3-437-17179-6

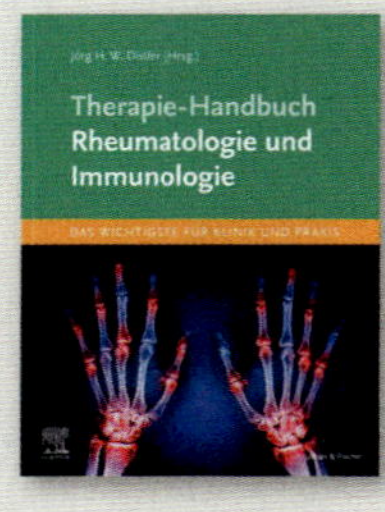

2022.
ISBN 978-3-437-23884-0
oder als E-Book,
ISBN 978-3-437-06025-0

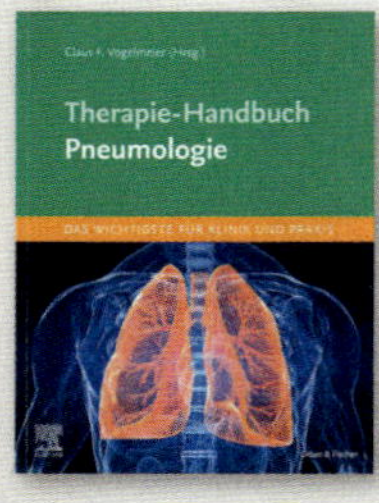

2022.
ISBN 978-3-437-23814-7
oder als E-Book,
ISBN 978-3-437-06262-9

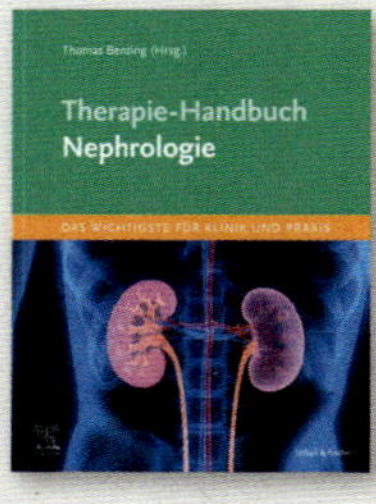

2022.
ISBN 978-3-437-23854-3
oder als E-Book,
ISBN 978-3-437-18332-4

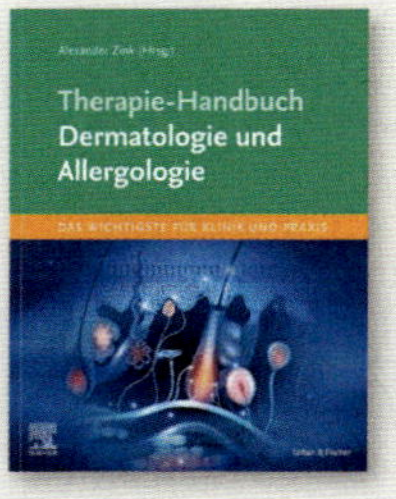

2022.
ISBN 978-3-437-23837-6
oder als E-Book,
ISBN 978-3-437-09668-6

20240708a2 Irrtümer vorbehalten. Stand 07/2024

ELSEVIER

Informieren Sie sich über aktuelle Preise und weitere Angaben zu den Büchern in Ihrer Buchhandlung oder unter **shop.elsevier.com.**

Unter **shop.elsevier.de/arzte/fachgebiete-a-z** finden Sie das komplette Buchprogramm für die Fachgebiete Allgemeinmedizin und Innere Medizin.